DVD目录

视频编辑：Kristin A. Boehm

- 应用Restylane®（瑞蓝）丰唇
  Trevor M. Born
- 面部充填技术
  © Allergan
- 应用Juvéderm®充填矫治鼻唇沟
  © Allergan
- 应用Radiesse®进行面部塑形
  © Miles H. Graivier
- Radiesse®手部注射充填
  Barry E. DiBernardo
- Sculptra®的应用
  Cheryl M. Burgess
- 应用自身组织扩增进行注射充填
  © Cytori Therapeutics
- Atléan®的应用
  Ute U.I. Bauer

美容整形技术丛书

注射充填颜面美容

Facial Rejuvenation with Fillers

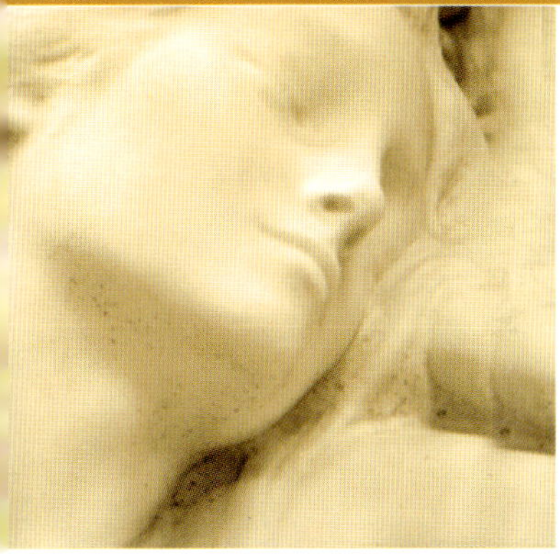

注　意

医学在不断进步。由于新的研究和临床经验在不断拓展我们的知识，在治疗、用药方面做出某种改变也许是必需或适宜的。建议读者核对本书所提供的：（1）有关手术操作过程的最新信息；（2）每种药品的生产厂商的最新产品信息，确认推荐剂量、服用方法与时间及相关的禁忌证。确定诊断、决定患者的最佳服药剂量和最佳治疗方式以及采取适当的安全预防措施是经治医师的责任，这有赖于他（她）们的个人经验和对每一位患者的了解。在法律允许的范围内，出版商和编著者对于本书所包含的资料相关而引起的任何人身损伤或财产损失，均不承担任何责任。

出版者

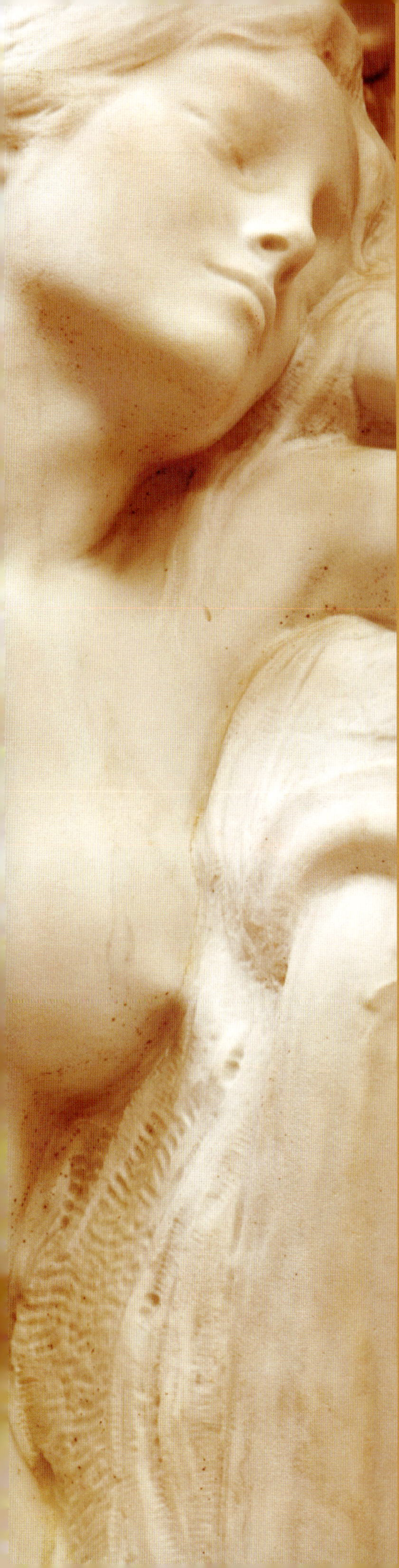

美容整形技术丛书

注射充填颜面美容

Facial Rejuvenation with Fillers

主　　编　Steven R. Cohen
　　　　　Trevor M. Born
丛书主编　Mark A. Codner
主　　译　谷廷敏　郑永生　杨蓉娅

北京大学医学出版社
Peking University Medical Press

ZHUSHE CHONGTIAN YANMIAN MEIRONG

图书在版编目（CIP）数据

注射充填颜面美容/（美）科恩（Cohen，S.R.），（美）伯恩（Born，T.M.）主编；谷廷敏等译.
—北京：北京大学医学出版社，2011.6（2015. 11重印）
（美容整形技术）
书名原文：Facial Rejuvenation with Fillers
ISBN 978-7-5659-0175-1

Ⅰ. ①注… Ⅱ. ①科… ②伯… ③谷… Ⅲ. ①注射—美容术 Ⅳ. ①R622

中国版本图书馆CIP数据核字（2011）第079545号

北京市版权局著作权合同登记号：图字：01-2011-2793

Facial Rejuvenation with Fillers
Steven R. Cohen and Trevor M. Born
ISBN-13: 978-0-7020-3089-5
ISBN-10: 0-7020-3089-9

Elsevier （Singapore） Pte Ltd.
3 Killiney Road, #08-01 Winsland House I, Singapore 239519
Tel: (65) 6349-0200, Fax: (65) 6733-1817
First Published 2011
2011年初版

注射充填颜面美容

主　　译：谷廷敏　郑永生　杨蓉娅
出版发行：北京大学医学出版社
地　　址：（100191）北京市海淀区学院路38号　北京大学医学部院内
电　　话：发行部 010-82802230；图书邮购 010-82802495
网　　址：http://www.pumpress.com.cn
E-mail：booksale@bjmu.edu.cn
印　　刷：北京画中画印刷有限公司
经　　销：新华书店
责任编辑：马联华　**责任校对**：金彤文　**责任印制**：张京生
开　　本：889mm × 1194mm　1/16　**印张**：11.5　**字数**：316千字
版　　次：2011年7月第1版　2015年11月第4次印刷
书　　号：ISBN 978-7-5659-0175-1
定　　价：156.00元

目　录

译者前言

人类对美的执着追求是推动社会进步的动力之一，永葆靓丽的青春形象是无数人的梦想，是人们对美好人生的追求。医者以解除求医者的病痛为己任，而整形美容外科医生以整形美容患者的形象更加正常和美丽为己任。

现代医学研究证实，颜面老化既有局部动力肌肉过度运动和重力作用的综合原因，也有局部容积减少、组织松垂、皮肤弹性纤维和胶原纤维减少以及组织水分减少的问题。通过手术方法，切开剥离、上提固定，可以解决一些问题而达到颜面年轻化效果；但面部老化的其他问题，如容积减少、动力皱纹等，仍需通过注射充填予以解决。

随着整形美容实践的发展，现代医学美容技术已经提供了多种可以帮助人们达成心愿的手段。通过注射充填方法达到颜面年轻化越来越多地得到了患者的青睐。全世界每年有超过千万人次的美容患者通过注射充填方法促进颜面年轻化。我国患者对非手术整容尤其是面部充填整形的需求量也越来越大，国内专家急需此类专业文献和专著，以指导注射充填治疗的规范化操作及并发症的防治。这也是我们乐意翻译此书的目的所在。

本书著者由国际团队组成，在注射充填颜面年轻化治疗方面具有丰富的经验，并已对有关目前世界范围内开展的注射充填颜面年轻化治疗的许多问题进行了专题研究。本书对目前应用的注射充填材料进行了全面详细的介绍，详细介绍了鼻唇沟、眶周等特殊部位的注射方法，对未来颜面注射充填的前景进行了展望，还对脂肪干细胞的应用及其并发症和防治进行了介绍。因此，本书在指导注射充填、颜面美容的临床应用方面显示出了其独有的价值。

由于我们水平的原因，本书翻译中有关内容不妥之处在所难免，恳请读者赐教和指正，在此表示由衷的谢意。

北京军区总医院全军皮肤病中心激光美容整形中心
谷廷敏

丛书前言

作为《美容整形技术》丛书的主编，我首先借此机会感谢读者，希望你们在阅读这套包含五本图书的丛书后，能同我一样感受到这套丛书内容翔实并充满趣味性。作为医生，我们有许多职责，包括医治患者及促进医患之间的相互了解。事实上，本丛书正是为了更好地履行这两种职责而以信息共享的方式出版的。《美容整形技术》丛书的目标是将诸如面部整形外科、眼部整形外科和皮肤整形外科这类相互交叉的学科所使用的各种技术融合在一起。我很高兴，参与编写本丛书的杰出的、享有国际声誉的同事们为了这一目标毫无保留地同读者分享了自己的想法、经验和技术。

《美容整形技术》丛书的编纂方式是非常独特的，每个章节都是由编者亲自向相关专业中最优秀的外科大夫约稿写成。我们的目的是将这套丛书打造成独一无二的、易于阅读的综合性图书。虽然过去十年中整形外科领域在迅猛发展，但是我们这个专业的基本优势仍然围绕着那些传承最好的技术，因此，在编写过程中我们还是强调最规范的技术。

在此，我感谢编者们的努力，一方面他们提供了整形外科中最先进的技术素材，另一方面他们加快了出版速度，确保了本丛书的内容是最新的。

在此，我还要感谢各位著者，他们编写的每一个章节都非常精彩。Bucky和Mottura博士负责编写了《乳房美容外科》一书，对乳房外科进行了概述，从切口的选择、术前评估到增乳术、缩乳术的实施，包含许多重要的题目。由于患者对非手术整容的需求量越来越大，尤其是面部充填整形，《注射充填颜面美容》一书有可能成为本丛书中最受读者欢迎的图书。在此，我祝贺Cohen和Born博士，他们为此书的组织编写做了极好的工作，此书不仅讨论了常用的和不常用的充填剂，还介绍了未来的充填剂在整形领域的应用前景。

DiBernardo博士和Pozner博士主编的《激光和非手术整形》一书是一本有关患者面部和身体整形的最有效和最流行的激光与非有创性治疗书籍。书中讨论的所有方法都是非专业报刊中非常受欢迎、患者咨询最多的。对于患者来说，此书是一个很好的信息来源。我还要感谢我的助手Farzad Nahai博士和Foad Nahai博士，他们协助我主编了《面部微创整容术》一书。此书讨论了最新的和最受欢迎的手术与非手术方法。其中有些技术尚处于出版阶段，因此，可为读者提供可用于改善疗效并把并发症的可能性降到最低限的新概念。最后，我希望读者读一下由我本人、de Castro博士和Boehm博士合作主编的《颜面中部整形术》一书。本人一直认为眼睑及眶周的整形是脸部整形的重点。因此，本书除了提供了一些标准的整形外科程序外，还列举了一些眼部整形的步骤。本书的独特之处在于：将眼部整形和整形外科相结合，这种结合不仅是内容上的，还包括作者之间的结合，而且这是一次国际范围内作者之间的结合。

本丛书的另一个特点是：读者可根据个人喜好选择购书，可以是一两本，也可以是一整套。本丛书并非一部整形专业方面的百科全书，其目的是向读者介绍最实用的和最新的整形技术。每本书的主编都是各自领域的专家，在编写过程中他们尽可能使所有章节有机结合，以向读者展现各自领域的全貌。

最后，我还要感谢丛书的DVD编者——我的助手，从亚特兰大来的Kristin Boehm博士。她收集、整理和编辑了高质量的手术录像，充实了每本书的内容，使本书描述的一些术式能够更生动、更形象地呈现给读者。我衷心希望《美容整形技术》丛书能对您有所帮助，无论您是医学生、住院医生还是有一定经验的整形医生。同时也希望这套实用的手术技术不仅能使外科医生从中受益，对患者也有很大的帮助。

Mark A. Codner

著者前言

软组织充填剂已对美容外科产生了巨大影响。美容外科实践必定包含充填剂和肉毒素，在某种程度上，《美容整形技术丛书》这样的出版物有助于建立充填剂使用标准。新的充填剂将不断上市，一些老的充填剂则会被淘汰。而充填剂应用技术将不断进步完善。

近年来，无论是应用手术方法还是应用非手术方法，面部年轻化治疗都取得了很大进展。激光已用于治疗光老化。手术技术的改进也使深层次软组织和骨骼成形的确定性治疗成为可能。充填剂的使用——从最初的除皱到现在的面部软组织塑形——已成为对患者的综合性治疗。

在本书中，我们给读者带来了应用充填剂的一些最新技术。我们介绍了美国以外市场上非常有希望的新充填剂。此外，我们还介绍了有关利用脂肪干细胞再生功能的信息，其可作为面部、乳房以及身体其他部位的永久性软组织充填剂，现在已有产品上市。最后，我们还介绍了与充填剂应用相关的不良反应以及由此引发的并发症的处理方法。

本书对目前在欧洲和北美市场上应用最广泛的充填剂进行了概述。在此，提醒读者在使用注射用软组织充填剂时，一定要了解其进展情况。

Steven R. Cohen MD和Trevor M. Born MD

致　谢

在奉献本书之前，首先我要感谢本书的所有编者和著者，感谢他们为本书奉献了他们的宝贵时间、聪明才智，打造出了一部反映当今整形外科领域中最先进的技术的书籍。我还要感谢Sue Hodgson、Devika Ponnambalam和Martin Mellor，是他们发起了这次国际性合作，使这套丛书得以出版。

我还要借此机会把这套丛书献给我的整形老师——Jurkiewicz、McCord、Bostwick、Nahai、Hester、Baker、Gordon和Stuzin博士，以及我的朋友和家人。我非常感激他们，我从他们身上学到了很多东西。

MAC

感谢我的妻子Lisa Airan博士，感谢她对学问的热情和专心致志；感谢我的父亲Gunter Born博士，即便在繁忙的编辑过程中，每天都对生活充满了期望。

TMB

我愿将本书献给我的妻子Sheri，献给我的孩了Josh、Hannah和Kate，献给我的父母Adele和Mickey，感谢他们对我的关爱和支持以及使我牢记生命全部意义的能力。

SRC

著者名单

Ute U.I. Bauer MD
Plastic Surgeon, Private Practice, Casa di Cura Diaz, Padua, Italy; Private Practice, Aesthetic Plastic Surgery, Bad Wiessee, Germany

Trevor M. Born MD, BSc, FRCS(C)
Private Practice, Toronto, ON, Canada and New York, NY, USA; Lecturer, Department of Plastic and Reconstructive Surgery, University of Toronto, ON, Canada

Cheryl M. Burgess MD, FAAD
Medical Director, Center for Dermatology and Dermatologic Surgery; Assistant Clinical Professor of Dermatology, Georgetown University Hospital, Washington, DC, USA

Steven R. Cohen MD, FACS
Private Practice, FACESplus Aesthetic Facility, San Diego, CA; Clinical Professor, Division of Plastic Surgery, University of California, San Diego, CA; Director, Craniofacial Surgery, Rady Children's Hospital of San Diego, CA, USA

David M. Duffy MD, FAAD
Clinical Professor of Medicine, Department of Dermatology, University of Southern California; Assistant Professor of Medicine, Department of Dermatology, University of California, Los Angeles, CA, USA

Steven Fagien MD, FACS
Aesthetic Eyelid Plastic Surgeon, Private Practice, Boca Raton, FL, USA

John K. Fraser PhD
Principal Scientist, Cytori Therapeutics Inc., San Diego, CA, USA

Nelly Gauthier MD
Stomatologist, Private Practice, Paris, France

Miles H. Graivier MD, FACS
Private Practice, North Atlanta Plastic Surgery, Roswell, GA, USA

Marc H. Hedrick MD
President, Cytori Therapeutics Inc., San Diego, CA, USA

Kevin C. Hicok MS
Manager, Regenerative Cell Therapeutics Research, Cytori Therapeutics Inc., San Diego, CA, USA

John M. Hilinski MD
Owner and Medical Director, San Diego Face and Neck Specialties; Clinical Instructor, Department of Surgery, Division of Otolaryngology Head and Neck Surgery, UCSD School of Medicine, San Diego, CA, USA

Rebecca A. Kazin MD, FAAD
Medical Director, Johns Hopkins Cosmetic Center, Lutherville, Assistant Professor of Dermatology, Johns Hopkins University; MD, USA

Val Lambros MD, FACS
Clinical Instructor of Plastic Surgery, University of California Irvine, CA, USA

Gottfried Lemperle MD, PhD
Voluntary Clinical Professor, Division of Plastic Surgery, University of Californa, San Diego, CA, USA

Rhoda S. Narins MD
Director Dermatology Surgery and Laser Center of New York, Clinical Professor of Dermatology, New York University Medical School, New York, USA

Woffles T.L. Wu MBBS, FRCS(Edin), FAMS (Plastic Surg)
Consultant Plastic, Craniofacial and Aesthetic Surgeon, Private Practice, Woffles Wu Aesthetic Surgery and Laser Centre, Singapore

译者名单

主　译　谷廷敏　郑永生　杨蓉娅

副主译　刘　强　杨　杰　隋志甫

译　者（按姓氏拼音排序）

常冬青　杜建龙　谷廷敏　韩新鸣　李　比

李　蠡　刘　刚　刘　强　罗　谦　石成方

隋志甫　杨　杰　杨蓉娅　张　华　张君毅

张宗学　赵志力　郑永生

引　言

即使时光已经转入21世纪，外科整形术已经经历了将近90个春秋，人们对面部老化过程的理解仍然远远谈不上清楚。但在过去十多年间，整形美容界对面部老化的认识和治疗还是有长足的进步——部分是由于科技的进步，部分是由于我们不断从过去的做法中吸取了经验教训。

对于某些领域，人们有一种根深蒂固的看法：古代人比现代人更接近绝对真理，并且我们现在生活的年代是一个缺乏古代智慧的年代。

从19世纪90年代到20世纪初，软组织充填剂就已广泛应用于充填由于年龄老化或畸形导致的面部凹陷，与现在的情况非常相像。不幸的是，那时应用的充填剂是石蜡及其衍生物，使用后会产生一些严重问题。虽然如此，这些事实可以说明那时的医生对充填治疗是有一些感性认识的。

那时由于软组织充填剂失宠了，20世纪20年代以来，外科整形术开始不断发展，并从此成为面部整容的首选。几十年来，治疗面部老化的唯一方法是手术方法，如进行面部皱纹缩小或"拉紧"以及去除组织（主要是脂肪）。因此，几十年来面部充填剂都不再是人们的关注点。纯粹的手术方法的应用相当广泛，从20世纪20年代到90年代已被全盘接受，以至于当充填剂作为整容的"新概念"——作为人们所熟悉的手术方法的补充时，有很长一段时间人们都不确定、不愿意接受。

如果患者面部适合传统的手术除皱，只要不是反复多次，手术效果是令人满意的；但如果患者面部不是很丰满，则手术会使患者面部皮肤更贴近骨头，结果是有失圆润，面部骨骼轮廓显现，眶周凹陷、轮廓突出，反而形成年龄老化的外观。由于外科医生只有这一种方法使患者面部拉紧，并且用这种方法治疗所有的面部老化问题，患者术后畸形很常见。

我们认为，事情的转折点是脂肪抽吸术——当外科医生们看到从患者身上抽吸下来了大量脂肪时，他们开始考虑如何利用患者的自身脂肪作为充填剂这个问题。

医生们在发现使用方法方面相当老练，注射脂肪的应用使他们开动脑筋重新发现了古代人已经知道的东西，即面部组织不仅可以去掉某些东西，也可以根据需要进行充填。

认识到既往临床上没有注意到颜面老化后局部容积有变化这一点非常重要。因为以前没有很好的充填剂，因此即使发现了局部容积有变化也没有办法处理，也就忽视了这个问题。

治疗面部老化实际上是在创造一种复合幻想，即用一种自然方式改善老化的面部。显年轻可以作为改善面部老化的标准，但我们不认为其目标是重新打造一张年轻的面孔。虽然人们常用"返老还童"这个词，但只要患者的面部看上去比未接受美容整形之前好，就可以了。因为人们的直觉是：面部只要有所改善，看上去就会显得年轻。

整形医生们已逐渐形成了共识：面部老化既可以采用手术方法来改善，也可以采用充填剂充填面部的皱褶、"拉紧"及改善皮肤质量来改善，不只需要一种方法。

脂肪充填面部现已广泛应用，虽然它们还有许多缺点。现在市场上已有很多在检查室就可以应用的现成的充填产品。它们是高度通用的，可以放置于真皮下、皮下组织，也可以放置于骨膜上。它们越来越安全，各有不同的特性，因而可以解决广泛的临床问题，从充填皱褶到改善面部轮廓。透明质酸类充填剂可长期放置于面部表情不很丰富的地方，并且如果效果不满意，可以全部取出。它们也可以放置于皮下及真皮处。有些充填剂，如聚乙烯乳酸类充填剂，可用于充填皮下。总之，具有不同特性的新的充填剂层出不穷。

对于面部美容来说，这些充填剂不过都是工具。像在任何其他领域一样，充填剂本身并不是成功改善面部的关键，如何使用才是关键。如嘴唇可以通过充填增厚，鼻唇沟皱褶可以通过充填消除，但是与这些部位的治疗相比，面部其他部位的充填需要更巧妙的技术。

如果不能发现问题，也就不能去解决问题。无论是从形态上来说还是从感觉上来说，面部都不是一个简单的结构。其上线条都有其特定的含义，其位置、形状以及皱褶和阴影也是如此。这些面部因素之间是以一种不可捉摸的方式相互影响的。研究的越多，越了解实际情况，也就越可以通过手术方法、注射方法和换肤术更好地改善面部老化状况……因为我们能够发现用这些方法可以解决的问题。

1

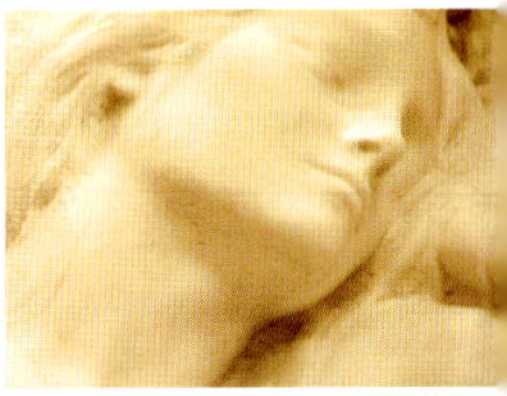

暂时性和半永久性充填剂概述

Ute U.I. Bauer 著

关键点

- 非侵入性软组织充填
- 充填剂
- 效用持续时间
- 结果
- 安全性

引言

在过去五年中，面部轮廓塑形与皮肤年轻化的非侵入性治疗研究已取得了显著进步，形成了各种各样的方法并研发了多种新产品。理想充填剂的适应证取决于患者的基本状况和他们对远期效果的期望值。面部年轻化治疗通常是联合应用多种方法，例如，应用肉毒素与透明质酸的联合治疗。

虽然不同患者对每种产品的反应有差异，但每种产品的效用持续时间主要取决于产品本身。胶原（除Evolence®和Evolence Breeze™这两种产品外）和透明质酸是中短效产品；左旋聚乳酸、羟基磷灰石钙和磷酸钙是半永久性产品；含有聚甲基丙烯酸酯和硅胶成分的产品可以发挥永久性效果。

治疗方法的选择主要取决于患者安全性、较好的矫正治疗效果、可接受的创伤程度、经济能力和身体健康状况，在此基础上还要考虑要有相对长久的效果。

患者选择

应对所有接受年轻化治疗的患者进行全面评估。评估内容包括：患者关注的问题、不同治疗方法的选择以及治疗计划的制订。在这个过程中，要了解患者面部的老化程度、皱纹的分布情况、面部动态和静态时的差别、光损伤程度、皮肤松弛度、脂肪损失量和骨萎缩情况。每一个患者的治疗方案都要与患者进行沟通。患者了解这些情况后会更便于接受治疗，也更容易接受治疗结果。一旦治疗方案确定了，就要同患者探讨和交流几种可选择的方案，并且要向患者解释治疗后可能出现的不良反应，如挫伤、红肿。

了解以上情况后，要询问患者的完整服药史、过敏史。对患者服用过的任何药品都应进行认真讨论。同所有外科治疗一样，任何近期服用过非甾体抗炎药物或抗凝药物的患者都不可以接受治疗。重度吸烟者也应被告诫长期吸烟可能会影响治疗效果，特别是治疗效果持续时间会缩短。为了避免疱疹病毒的周期性复发，患者可以预防性口服金刚烷胺。最后，一定要拍摄患者治疗前的照片，以便可以向对治疗效果不甚满意的患者解释治疗前后的差异。

适应证

由于对每一种面部问题可以选择不同的治疗方法，充填剂有着多种适应证。面部上1/3的充填剂注射治疗（除应用肉毒素治疗外）可以改善面部老化萎缩造成的颞部凹陷，也可以改善外侧的眉下垂，眉间、额部和眼周的皱纹也可以得到改善。

眉间的充填应选择黏滞性小的充填剂，这样可以避免坏死和最严重的不良反应——失明的发生。鱼尾纹的治疗需选择具有光滑结构的充填剂，如低交联的透明质酸或光滑的胶原组织。下睑区域的充填效果也是很显著的，能够矫正松弛的皱纹，但在血管丰富的区域，注射需谨慎，因为有注射物进入血管内的高风险。充填治疗可以使面部上、中部结构变得平整，从而改善由于组织萎缩和泪沟造成的高颧骨。面中部的轮廓可以应用各种充填技术改善。最需要解决的问题是鼻唇沟问题，其次是颧骨部分。创伤后的瘢痕或痤疮瘢痕也可以改善。

鼻唇沟问题也常出现在年轻人，鼻唇沟问题改善后可以具有愉悦、柔和的表情而不是气愤、严肃的表情。面部老化后，鼻唇沟会加深，可以通过注射坚韧的充填剂［如Radiesse®（瑞得喜）、Perlane®和Juvéderm®等］加以改善，也可选择充填面颊中部解决问题。

通过充填整个面颊部区域可以很容易地改善颧部外观，使其呈现圆润、年轻的形态。颊部脂肪萎缩的患者可以通过充填得到矫正。这个区域的充填剂常选择左旋聚乳酸，如Sculptra®，也可以选择Radiesse®（瑞得喜），它们都具有生物吸收性，是可以长期存在的充填剂，需要在深部注射。在面中部，鼻整形的缺陷也可以通过注射充填加以矫正。同样面下部的唇、木偶线和下颌轮廓都是可以加以改善的区域。

唇部充填可以选用多种不同浓度的交联透明质酸，矫正红唇和黏膜面选择是不同的。对于上唇细小的皱纹，需选择比较光滑的充填剂；对于老化而延长的红唇，可选择比较坚韧的充填剂。Allergan公司生产了含有三种不同浓度的利多卡因的透明质酸（Juvéderm® Ⅰ、Ⅱ、Ⅲ），可用于所有区域的无痛治疗。Q-Med公司生产了一种被称为Restylane Lipp™的产品，专门用于丰唇。

木偶线是由先天因素和组织松弛两者造成的，尤其是在骨骼发育不理想的患者会更加明显。这种活动度较大的区域是不适宜应用充填剂的，因为需要对包括下颌部和颏部在内的整个面部缺陷进行矫正。由于该区域活动度较大，为了使效果持续时间更长，通常需要联合应用充填剂和神经毒素。注射充填可以改善由于松弛或潜在的骨吸收造成的缺陷，从而获得完美的下颌线条。

操作技巧

术前准备

术前需要了解患者的服药史，包括既往的过敏反应、是否曾经接受过软组织充填。如果患者为瘢痕体质，应告诫患者近期的注意事项，明确患者最终选择何种充填剂。治疗前为了预防疱疹病毒或挫伤，可以应用山金车花或维生素K软膏。也应就患者关心的问题同患者做一次交流。通常情况下患者会很满意应用某种产品充填一次后的效果，所以他们必须很好地了解皮肤充填能够解决的问题。他们还应十分清楚：治疗分几个疗程进行，哪些材料是可以选用的，这样可以避免患者失望。还要建议重度吸烟患者减少吸烟量。向患者解释治疗后可能出现的诸如红肿、疼痛、挫伤等不良反应也同样是非常重要的。

理想的组织充填材料的选择是最重要的。欧洲市场提供了各种各样的充填材料。在永久性充填剂还是暂时性充填剂之间进行的最初选择最为重要。在欧洲，几乎不使用永久性充填剂。仅在病理性脂肪萎缩或创伤后缺损量非常大的情况下、为求得一个持久性效果时才选用永久性充填剂。液态硅胶是禁止使用的，所以充填剂需含有永久性的粒子结构（如Aquamid®、Artefill®和Dermalife®）。最值得关注的是后期可能发生的不良反应，如异物性肉芽肿或材料的排异反应。

美容治疗首选非永久性的且已证实是安全的充填剂。这类充填材料的缺点是：大多数充填效果维持时间较短，通常为1年。治疗通常是尊重患者的需求，并且治疗应是可以复原的。因为患者的想法或许将来会改变。例如，以前流行的不自然的厚唇在今天已经不被接受了。

最早用于充填的是自体脂肪（本章暂不介绍），随后是牛胶原（Zyderm®和Zyplast®）。牛胶原的不足之处在于：需要过敏检测，存在迟发过性敏反应的可能。近年来，人胶原（CosmoDerm®和CosmoPlast®）已成为充填剂的最佳选择，不需要做过敏检测。这两种充填剂都非常顺滑，适用于唇部或口周矫形。自2007年欧洲开始使用Evolence®和精细的Evolence Breeze™修复细小皱纹，它们是来源于猪的纯度非常高的胶原，效果可以持续1年。

近十年来，透明质酸已成为欧洲最常用的充填剂，它来源于细菌发酵或鸡冠。透明质酸不需要进行过敏检测。其效果持续时间主要取决于底物的交联程度，通常比胶原的长。精细的透明质酸适用于细小的皱纹，高度交联的透明质酸适用于鼻唇沟或颧部的立体充填。Q-Med［Restylane®（瑞蓝）和Perlane®］、Allergan、Merck（Belotero®）和几乎所有大型制药厂都可提供可改善深部皱纹的不同成分的透明质酸。在欧洲和美国，最新使用的透明质酸混有利多卡因（Juvéderm®），可以减轻矫治过程中的疼痛，当然这需要更详细地了解患者的用药史，包括局部麻醉过敏史。

2006年以来，欧洲市场上出现了被称为Atlean®的产品，它是非交联的透明质酸与β-磷酸三钙的复合物。这种产品注射后比胶原或hylans更强韧，是充填颊部、下颌深部皱纹或加强眶周皮肤强度的最佳产品。这种产品中的透明质酸可起到快速充填作用，而β-磷酸三钙的生物刺激效应可促进组织后期生长。注射应间隔2、3或6周进行，主要取决于患者的代谢水平，效果可持续12个月或更长。

半永久性充填剂的效果可以持续很久，但不要被它的名字所误导而认为其含有某种永远不能代谢的物质。事实上，所有材料都会在 2～3 年后全部被吸收。在欧洲和美国，最流行的两种半永久性充填材料是羟基磷灰石钙（Radiance®）和左旋聚乳酸（Sculptra™）。这两种材料已经使用了20多年，它们由于具有良好的生物相容性和生物可吸收性，在普通外科已作为植入物或缝合材料广泛应用。这类充填剂可用于长久、立体地全面矫治面部轮廓。如缺损量很大，可以进行深层注射，每1～2个月重复注射一次，直至最终获得满意效果。这要求操作者必须是注射治疗专家，因为如果操作有误、注射过快或层次过浅，可形成结节和（或）后期发生异物包裹性肉芽肿（图1.1）。

方法

注射方法主要取决于充填剂，几种特殊的注射方法会在后面几章介绍。患者取坐位，拍摄照片后，还需进行最后的沟通。患者可能会要求行局部麻醉或神经阻滞麻醉。因为大部分充填注射使用非常细小的

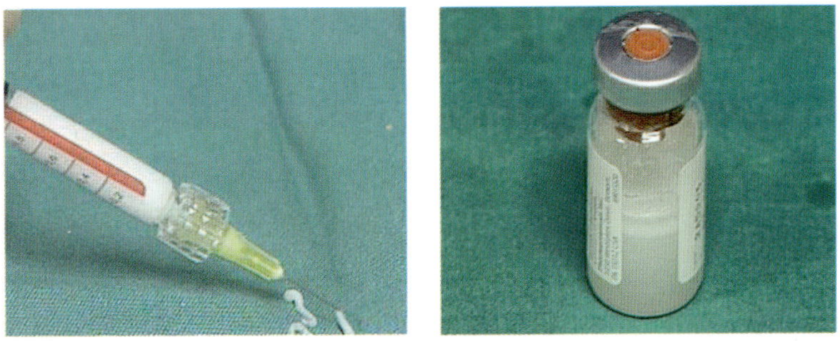

A　　B

图1.1　A. β-磷酸三钙；B. 左旋聚乳酸。

$30\frac{1}{2}$号的针头，所以通常不进行麻醉。只有半永久性和永久性充填剂需要用较大的27号的针头。

面部皮肤清洁、消毒后即可进行注射。胶原和透明质酸的注射可选择不同的方法进行，如线状注射或多点注射。线状注射是选择少数几点进针后按照线路注射充填剂，常用于真皮深层的充填。注射后可立即进行适度按摩以避免充填不平整。多点注射适用于浅层充填，注射后因充填剂聚集，近期局部可能会出现小的隆起。两种方法联合使用可以取得很好的效果。注射深度取决于充填剂的浓度，较柔软的充填可充填在真皮浅层，较坚韧的充填剂应充填在真皮深层。

不同浓度的充填剂可同时注射。半永久性充填剂的应用需要更多的注射技巧。在鼻唇沟处应用Radiance®时需采用真皮下线状注射方法，而在颧部则需在骨膜表面注射。左旋聚乳酸为粉末状，可用无菌盐水稀释为不同倍数。在皮肤较厚但脂肪萎缩或创伤造成的凹陷较明显的病例，可用4～5ml盐水进行稀释，行皮下线状或扇状注射。充填眶周或口周部位，可用6～8ml的盐水和利多卡因进行稀释，注射平面选择在皮下或骨膜表面，这样生物刺激导致的异物包裹反应不会在表浅处形成纤维结节或刺激新胶原形成。

唇部矫正只能选择胶原或透明质酸。经验丰富、大量的尝试和准确的判断是避免唇部充填矫枉过正的重要因素。红唇充填适合选择线状注射法，黏膜充填可在多个平面深层注射。唇部充填材料如Surgiderm®lips和Restylane Lipp™的注射需要技术熟练的医生，因为这些材料不容易通过按摩扩散，容易造成矫枉过正（图1.2和1.3）。

注射后护理

大部分患者可通过按摩加外用抗生素软膏或维生素K乳膏或山金车精油以及24小时内冷敷（每次20分钟，中间间隔20分钟）来减轻疼痛、肿胀和发红。一般不需要包扎。选用半永久性或永久性充填剂的患者或油性皮肤、痤疮性皮肤的患者需口服抗生素预防感染。感染疱疹病毒的患者可预防性采用抗病毒治疗。24～48小时后，患者很少会再反复出现并发症。提醒患者治疗后至少10天内应避免阳光照射，2个月内避免接受激光、放射治疗。术后一天可以开始化妆。

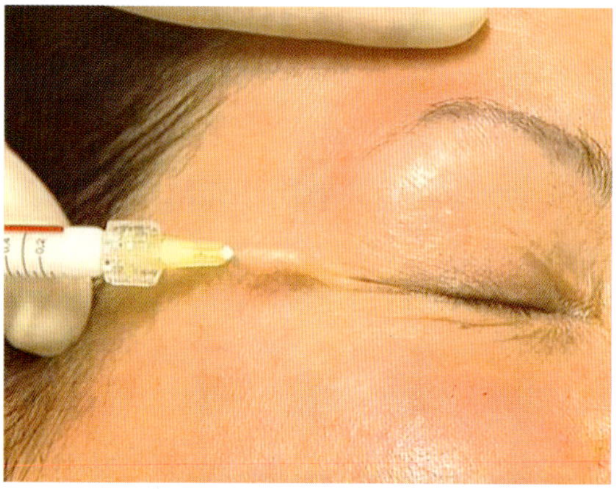

A

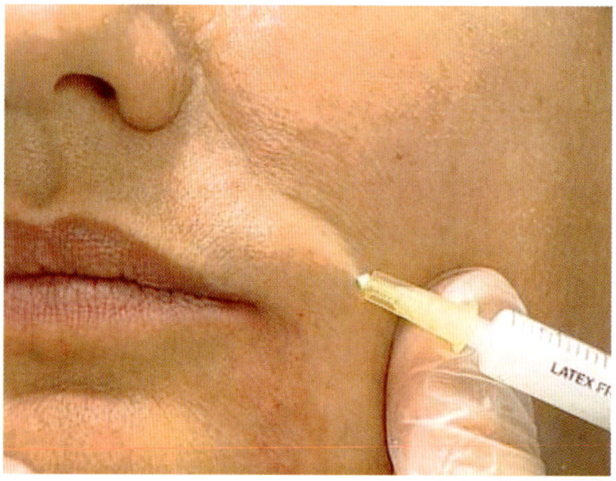

B

图 1.2 A. 真皮内β-磷酸三钙注射。B. 皮下左旋聚乳酸注射。

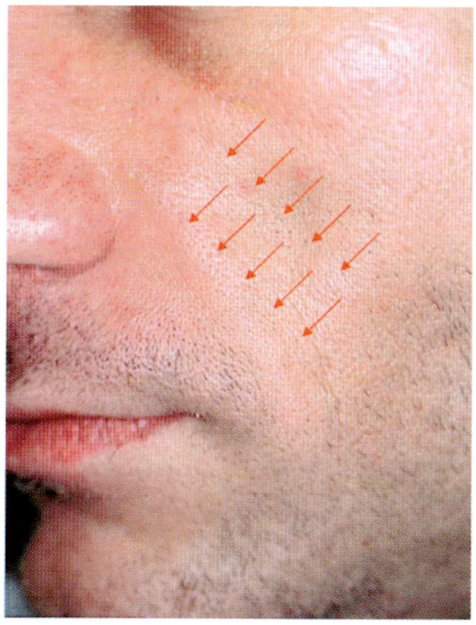

图 1.3 左旋聚乳酸隧道样注射。

操作步骤

- 患者美容评估
- 了解用药史
- 治疗方法选择
- 术前拍照
- 充填剂选择
- 一种或多种充填剂的注射
- 术后处置
- 术后拍照
- 最后的抗生素应用

结果

病例1

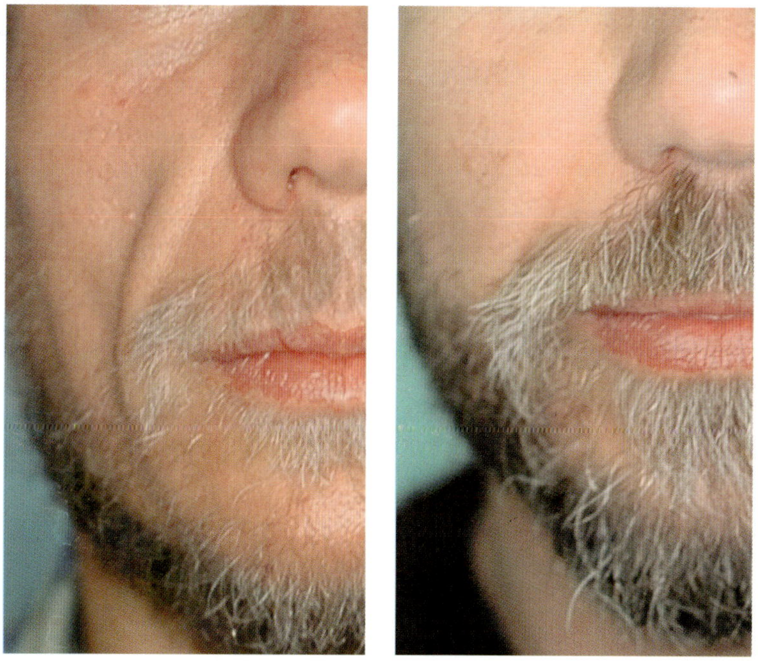

A B

图1.4 Sculptra®注射5次，间隔1个月。A. 治疗前；B. 治疗后12个月。

病例2

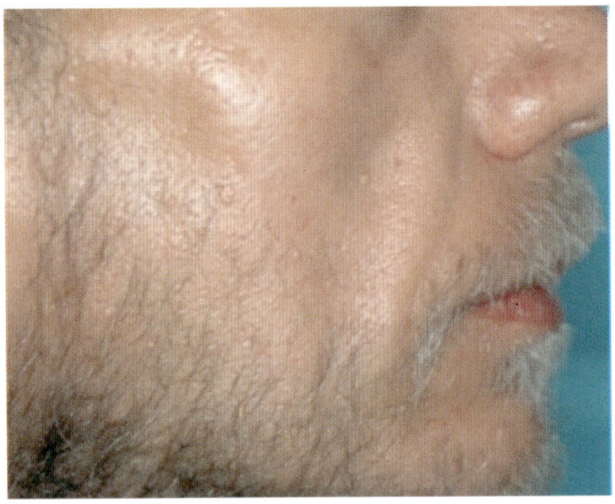

图1.5 Sculptra®注射5次。前两次稀释3ml，其余稀释5ml。A. 治疗前；B. 治疗后12个月。

病例3

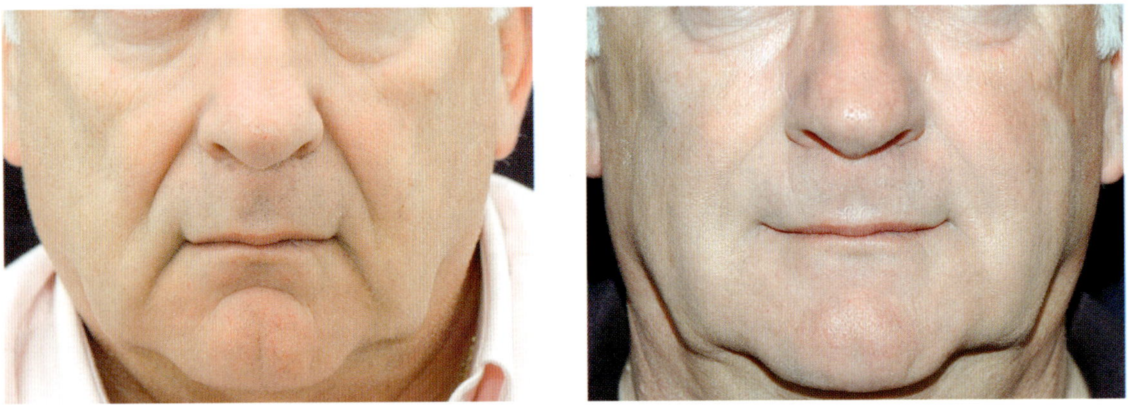

图1.6 Atlean®作为基础注射，1月后注射Juvéderm® Ⅲ。每侧注射2针（0.6ml）。

病例4

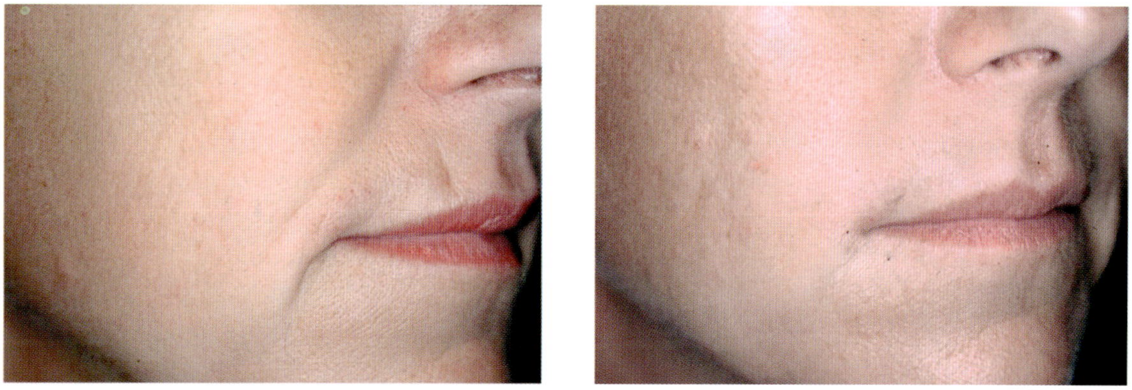

A B

图1.7 Scuptra®稀释5ml作为基础注射2次，3个月后注射NASHA™。A. 治疗前；B. 治疗后1年（Restylane®）。

病例5

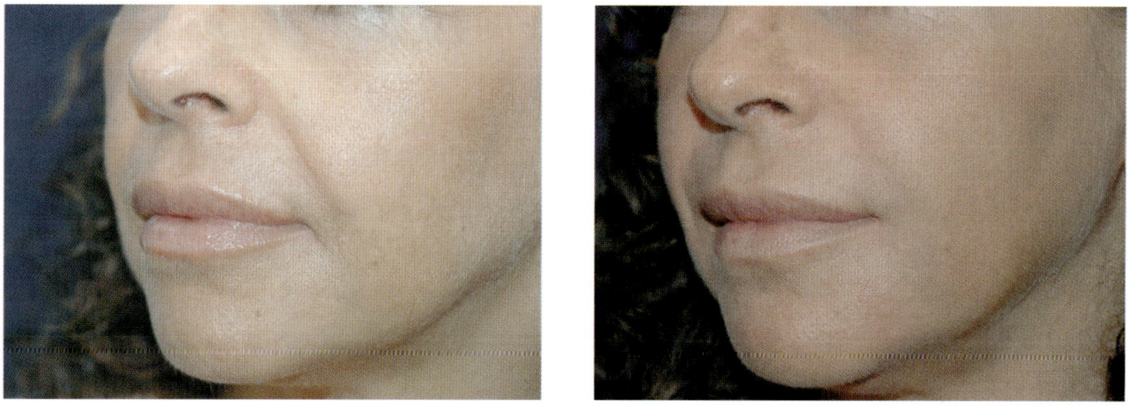

A B

图1.8 Atlean®注射2次，每次2ml。A. 治疗前；B. 治疗后3个月。

病例6

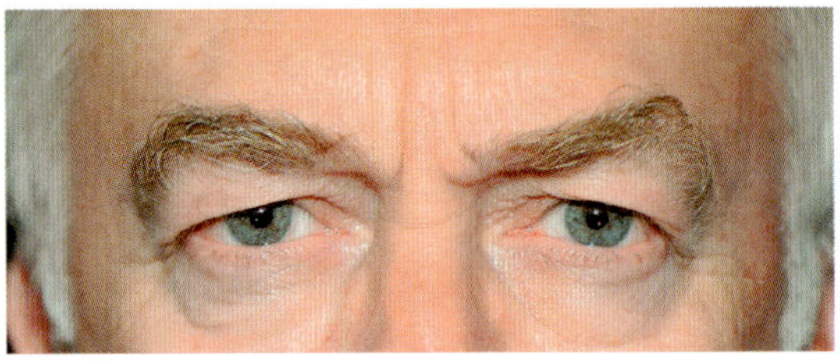

A

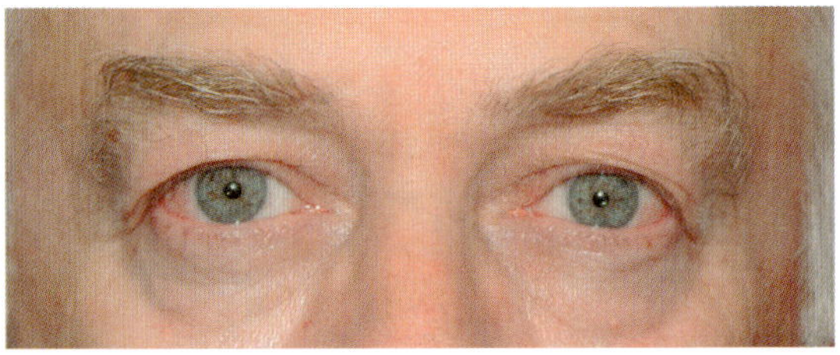

B

图1.9 先注射肉毒素，然后注射Juvéderm® Ⅱ 1瓶。A. 治疗前；B. 治疗后3月。

不良反应及其处理

治疗后常见的不良反应有：红斑、肿胀、疼痛（注射时可通过局部麻醉予以缓解）、挫伤、瘙痒、红肿以及持续2天的不适感。

幸运的是，组织充填后严重的不良反应较为罕见，但任何充填剂的应用都有发生不良反应的可能。治疗区域可能会发生过敏反应，长时间压迫或神经分布区域注射量过多可能会导致感觉异常，在皮脂腺感染部位注射会造成脓肿形成。一些患者在治疗10天后会有皮肤痤疮暴发，可以局部外用抗生素软膏或治疗（脓肿必须在应用抗生素之前进行引流），有时需要反复冲洗。因局部充填量过大有压迫症状的，需抽吸出部分充填剂或应用降解酶（如透明质酸酶或类固醇以溶解多余的充填剂）。

严重的不良反应是静脉或动脉栓塞，可导致栓塞或坏死。曾有因脂肪充填造成失明的报道。局部热敷、保温、注射透明质酸酶和利多卡因能够快速缓解症状（图1.10）。

迟发型异物肉芽肿很少发生，但是很难治愈（图1.11）。可口服可的松治疗，对炎症性的异物肉芽肿病例，还需抗生素联合病灶内注射曲安西龙治疗。治疗这些像豌豆或蚕豆大小的硬结是需要时间的，但对大部分最初可摸到而看不到的结节来说，治疗后都会缩小的。不过在患者的免疫状态异常时，如患流感时，这些症状有复发的趋势。

结论

在过去几年中，非侵入性美容治疗的需求量已越来越大。患者希望能在没有损伤、没有瘢痕且恢复时间短的情况下变得更加健康、更加年轻。这促使了各种各样的软组织充填剂的发展，并且它们的治疗范围也越来越广泛。需要强调的是，没有一种产品能满足患者的所有美容要求。充填剂和其他治疗联合应用，如肉毒素注射，会取到更满意的效果。

软组织充填的主要问题在于：治疗效果不能长久。然而，永久性的矫正可能会导致不可逆的损伤。不同年龄段的患者的面部年轻化治疗需要用不同的方法。将来，可能会出现一种充填剂，它的效果能够持续2～4年，并且具有操作简单、安全可靠和多次应用等优点。

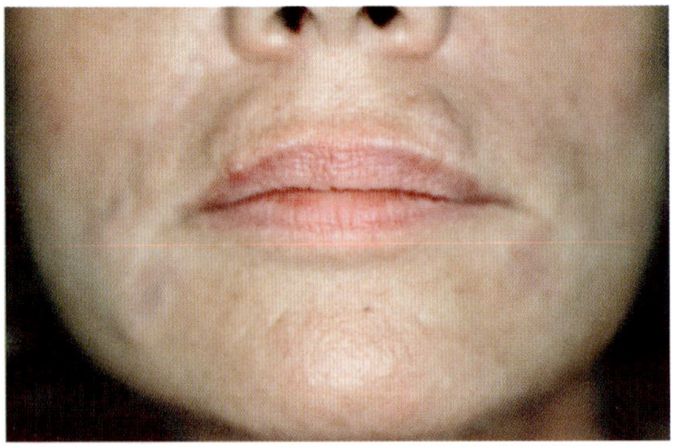

图1.10 透明质酸过度注射的表现。

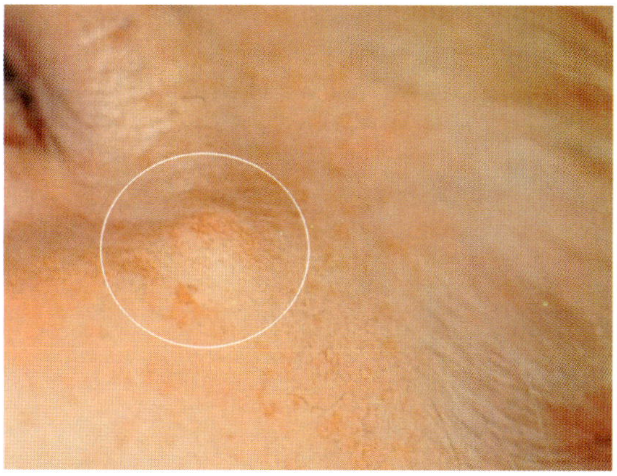

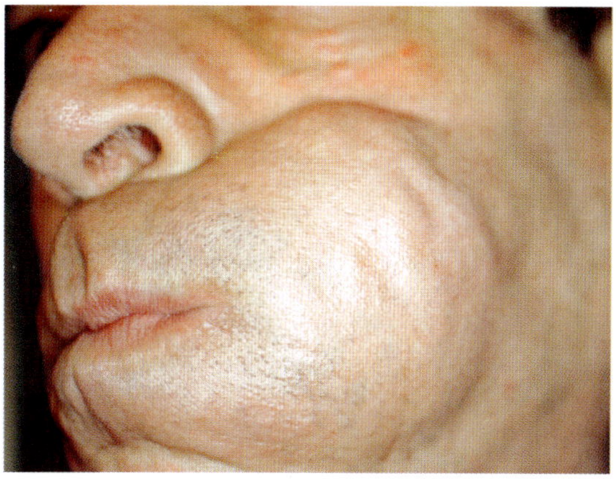

图1.11 注射左旋聚乳酸后产生了异物肉芽肿。患者曾经3次注射左旋聚乳酸，效果良好。患者10个月后在所有注射部位出现了豌豆大小的伴有疼痛的炎性结节，给予口服抗生素和可的松1周（倍他米松 0.5mg，阿莫西林1g，每日2次），病灶内注射曲安西龙。3周后结节变小到能够摸到但看不到了。每2～3个月异物肉芽肿就会复发一次，所以采用病灶内注射。后来，每次小的流感，如身体不适，都会导致异物肉芽肿复发。痊愈用了18个月。

（张君毅　杨　杰　译）

推荐阅读文献

Andre P, Lowe NJ, Clerici TH, Zimmermann U. Adverse reactions to dermal fillers: a review of European experiences. J Cosmet Laser Ther 2005; 7:171.

Cattelan AM, Bauer U et al. Use of Polylactic Acids implants to correct facial lipoatrophy in human immunodefiency virus 1-positive individuals receiving combination antiretroviral therapy. Arch Dermatol 2006; 142(3):329–334.

Friedman PM, Mafong EA et al. Safety data of nonanimal stabilized hyaluronic acid gel for soft tissue. Augment Dermatol Surg 2002; 28(6): 491–494.

Jansen DA, Graivier MH. Evaluation of a calcium hydroxylapatite-based implant (Radiesse) for facial soft-tissue augmentation. Plast Reconst Surg 2006; 118 (3) (Suppl) 22 S.

Klein AW, Elson ML. The history of substances for soft tissue augmentation. Dermatol Surg 2000: 26 (12): 1096–1105.

Lemperle G, Rullan PP, Gauthier-Hazan, N. Avoiding and treating dermal filler complications. Plast Reconstr Surg 2006; 118 (Suppl): 92 S.

Narins RS, Brandt F et al. A randomized, double-blind, multicenter comparison of the efficacy and tolerability of Restylane versus Zyplast for the correction of nasolabial folds. Dermatol Surg 2003; 29(6): 588–595.

Rohrich, RJ, Rios JL, Fagien S. Role of new fillers in facial rejuvenation: A cautious outlook. Plast Reconstr Surg 2003; 112: 1899.

Saylan Z. Facial fillers and their complications. Aesthet Surg J 2003; 23: 221.

Vleggar D, Bauer U. Facial enhancement and the European experience with Sculptra (poly lactic acid) 2004(5); 542–547.

2

应用透明质酸充填剂进行面部软组织充填：Juvéderm®和Restylane®的临床应用

Steven Fagien 著

关键点

- 胶体硬度是医生和患者选择何种透明质酸（HA）进行充填的一个因素
- Restylane的适应证
- Juvéderm的适应证
- 肉毒素和透明质酸的联合应用
- 为改善面容老化的轮廓，在应用以上充填剂时应充分保障面部重要部位的安全

引言

我们已经明白：面部老化的原因是皮肤的质地改变及其软组织减少。因此，要使面部年轻化治疗取得最佳效果，必须应用包括充填治疗在内的综合方法。面部年轻化的治疗方案已经由单一的手术方法转变为结合软组织充填的综合性治疗方法。软组织充填也从线性（皮肤）充填转变为深部的立体充填。可注射的软组织充填剂品种已越来越多。本章将介绍两种透明质酸类充填产品，以及它们的应用原理、选择和注射技巧。

背景

过去20年中，在全球范围内，商业性制售的充填产品已得到广泛认可，并已成为面部年轻化治疗的可行方法或补充方法。牛胶原作为第一代产品，是20世纪后20年的主流产品。而包括注射用透明质酸在内的第二代产品，则具有效果更好、用途更广及效果更持久也更安全的特性。

然而，在美国，面部美容注射充填剂的应用要比牛胶原的应用晚几年，这与A型肉毒杆菌毒素（BTX-A）（Fagien & Klein 2007）的应用有很大关系。应用BTX-A的效果可靠，医生和患者都能感受

到衰老面容可以得到巨大改变，而且几乎不需要恢复时间（Carruthers & Carruthers 1992，Fagien 1999，2003）。最初BTX-A主要应用于上面部的年轻化，虽然下面部的某些部位的年轻化也可以应用神经毒素进行化学去神经功能予以促进，但是其间确实存在一些空白，而患者非常希望有一种能够显著改善下面部老化的可靠而效果持久的产品。胶原类产品已被证实对于治疗面部线状皱纹更加有效，但对于矫正下面部因萎缩造成的凹陷效果不甚理想，后者情况下应用胶原产品的量大，且注射物质可能在几周内消散丢失而效果不佳。在那段时间，应用透明质酸作为软组织充填剂的报道非常少，然而在其他领域已开始的应用（眼科医生和整形科医生）已初步表明，未经处理的透明质酸最多仅能存留几天。

通过借鉴牛胶原研究的经验（即交联），研究人员研究了如何减少透明质酸在活体内的降解——牛胶原一旦注射入皮肤，这些制剂的降解酶就会发生作用（Piacquadio et al 1998）。Restylane®这类产品首先是在欧洲上市的（那里的监管不是十分严格），使用过这类产品的医生报告获得了满意效果。随着2003年Restylane®获得了FDA的批准，美容市场对注射用充填剂的需求就开始以无法预料的速度发展。现在，医生们已能够治疗更多种类的面部老化问题，包括下面部的老化（Matarasso et al 2006，Fagien 2006）。

尽管来自欧洲的研究报告表明，充填效果的维持时间可超过2年，但实际上至少要通过一两个因素来延长充填剂（牛胶原）的效果持续时间。无论其他国家的使用经验如何，美国的医生已将治疗范围从普通的鼻唇沟、嘴唇和口周扩展到包括下颌、眶周、颏部、颊部、额部、颞部、鼻部、耳部、手部和足部等面部及面部以外的部位（Matarasso et al 2006, Fagien 2006）。由于不需要进行皮试，患者在首次就诊时就可以接受治疗，希望接受这种最新形式的年轻化注射治疗的人越来越多。

我认为，包括透明质酸在内的新一代注射充填剂可以应用在面部多个部位。随着我们应用这些充填剂的经验日趋丰富，治疗效果也变得越来越显著。早期使用时的主要问题是经验不足，许多轻微不良反应是由注射方法错误造成的，而与充填剂本身无关。随着Restylane®的上市，虽然许多对产品有深入了解的医生可以帮助他们的患者获得令人满意的效果，但有些医生可能会遇到一些问题，主要是因为他们已经非常习惯用注射胶原的方法进行注射，很难立即改变注射方法。有时因为过于谨慎而使注射量不足（也可能是受费用影响），这将会导致矫正不足、效果不满意（Fagien 2007）。

一些注射技术，包括注射层次和注射量，是基于一些对初期常规实践进行的无对照研究提出的。例如，注射层次过浅，充填剂的轮廓会被看到，由此也会导致不满意。还要强调的是，这些问题很少与产品的性质有关，更多的是由注射不当造成。很快由于采取了更好的技术，在大多数面部区域进行的注射许多都取得了满意效果并由此推动了产品的应用。对那些注射效果不佳的患者，可以使用透明质酸酶（Andre & Levy 2007）来加快透明质酸的分解，这也减少了医生进行面部充填时的压力，使其更加自信。

Juvéderm®系列产品最先在欧洲上市，在美国上市也较晚。欧洲人对Restylane®和Juvéderm®这两种产品的评价很不统一。当2006年Juvéderm®产品在美国获得认证后，很多习惯使用Restylane®系列产品的医生就慢慢转而推荐患者使用新产品。一部分缺乏使用这些新产品经验的医生还不能确信Restylane®和Juvéderm®的差别。随着使用Juvéderm®产品的经验越来越丰富，医生们已经可以确定自己喜欢的产品，其中可能受到很多难以讨论的因素的影响。尽管从事基础研究的科学家还在争论两种产品的差别和优缺点，但在实践中这两种透明质酸类产品的特点已经显现出有较大差别。

最后，随着经验日趋丰富，医生们发现：一种产品可能在面部的某个部位效果不错，而另一种产品可能在其他部位效果满意。这种推论已经得到了验证，大多数有经验的医生已经了解：哪些患者、哪些部位使用哪种产品会取得更好的效果。透明质酸类产品种类很多，本章主要介绍笔者熟悉的两种目前在美国使用的透明质酸类产品，它们同样也适用于全球的其他人群。在这里，笔者会介绍产品的选择方法、原理、观察到的现象和使用经验。

Restylane®

Restylane®（瑞蓝）作为在美国最先使用的透明质酸产品，随着产品的发展，我们获得了丰富的经验，已将其应用到各个适合的领域。Restylane®在预期的应用的部位（鼻唇沟、嘴唇和口角）已取得了非常满意的效果，在其他部位也取得了意料之外的满意效果。

Restylane®甚至还可应用在原来只能依靠自体脂肪来充填的部位，如下颌前沟、颊部、眉部、颞部和颏部。Restylane®其他诸如下睑、泪沟表浅皱纹等部位的应用则一直存在争议，现在已了解哪些区域不能充填、哪些区域充填应当谨慎操作以及用哪种技术效果最好。无论如何，现在我们已经拥有了新产品，可以更容易地满足患者要求。

仅在理论上解释各种透明质酸产品的差别并不是人们最感兴趣和最有价值的，而通过将理论应用到实践中以丰富使用经验和改善效果才是最有意义的。例如，我们已了解：Restylane®、Perlane®与其他透明质酸产品的主要区别在流变学特征上，像G'硬度或胶状硬度。透明质酸可以用来矫正体积缺损，增加软组织的突出度和进行立体扩张。它们矫正鼻唇沟过深、颊部扁平、颏部后退和下颌前沟的效果非常确切，但并不仅限于此。当Restylane®是美国唯一获得许可的透明质酸类产品时，它很快就通过各种技术应用于面部多个部位并获得了满意效果。然而，凝胶的硬度使其很难用于矫正细小的皱纹。但在有些地方，可以通过使用更小的注射器或注射到较表浅的层次来矫正细小皱纹，须谨慎操作避免形成可见结节。如果形成了结节，可通过局部按摩或使用透明质酸酶予以处理。如果不予处理，这些结节可能会存在几年。这些不良反应的发生提示医生：透明质酸类产品应该注射在较深的层次。随着注射技术的改进，这种产品已能获得更满意的效果，其使用人数也成倍增加。

Juvéderm®

增加凝胶的硬度会有益处，但也会带来弊端。许多患者在使用Restylane®后获得了很大的改善。然而，随着时间的推移，有些人在使用此产品后可触摸到或看到局部凸凹不平。使用Juvéderm®的经验表明：通过降低硬度使其成为更柔软的凝胶颗粒，可能更适合表浅层次的注射，注射后不会出现可触及或可见的结节。然而，问题是随着充填剂的硬度降低，其将无法更好地增加面部某些老化部位的突出度。质地柔软的充填剂更适于轻、中度鼻唇沟加深以及由于真皮变薄而出现的线状皱纹或唇部（详见病例4、5），但不适于增加轮廓突出度，如下颌前沟。然而，颊部是可以再次充填的，注射量需要略多一些（详见病例6）。

较柔软的透明质酸凝胶可注射在较表浅的位置而不会形成结节，可以使用较少量的产品改善皮肤浅层的凹陷。当用于充填深部组织凹陷时，即使剂量很大，改善也并不明显。相反，硬度较大的透明质酸必须应用于较深的层次，以避免结节形成，这种透明质酸能很好地突出轮廓。透明质酸注射后还可以刺激局部黏滞性轻微增加，这一现象不利于精细皱纹的矫正，但有利于泪沟等部位的矫正。这两类产品存在一些细微的差别，具有不同程度的亲水效应，并且继发的亲水特性可导致局部存水量的不同。因此，选择最适合的产品既要对透明质酸产品的这些细微差别充分了解，还要综合考虑治疗区的特点、预期效果和经济能力。

为充填部位选择最理想的透明质酸

总之，用注射用透明质酸充填面部软组织已取得了令人满意的效果。首先，透明质酸不需要进行皮试。患者可以在第一次就诊时即接受治疗，而且治疗后就可离开诊所。其次，充填剂是凝胶物质，摸起来质地柔软，如果将适量的透明质酸注入正确的解剖层次，则不易被察觉。最后，必要时已注射的透明质酸可以很容易地去除。当一个患者要求进行面部年轻化治疗时，在深入采集患者的病史和确认患者的要求后，就可进行一个详细的美学评估，并制订最适合的治疗计划（Fagien et al 2007，Fagien 2007）。在与患者的沟通过程中通常能推测出患者的不切实际的期望甚至对外形的曲解，这样也可以避免对特殊患者进行治疗后的纠纷。有时患者会提出特殊的要求，但如果你评估的结果认为这种要求可能不是最佳的或不能实现，就必须同患者讨论，即使是合理要求，也需要沟通并签署手术知情同意书，让患者充分了解治疗过程和各种可能的不良反应。

譬如，许多患者选择了注射透明质酸进行面部充填，但是还没意识到治疗需要多少剂量的充填剂、需要花多少钱。医生有必要在治疗前与患者进行交流，在患者完全知情后再进行治疗。有时患者会自己要求用某种品牌的产品，但有经验的医生是能够说服患者放弃某种产品而选择医生认为较好的产品的。

正如前面讨论的那样，面部某些区域适合某种产品而不适合另一种产品。总之，全面彻底的美容评估包括写明采用何种技术、何种产品以及可以实现何种特定的目标。对很多产品来说，鼻唇沟都是相对安全的区域，很多产品都可应用于此处，如应用Juvéderm® Ultra、Juvéderm® Ultra Plus、Restylane®、Perlane®或其他透明质酸产品都能达到满意的效果。透明质酸很少用于面部表情纹的矫正。但是像Juvéderm Ultra这样质地柔软的透明质酸凝胶产品可以很好地矫正面部表情纹，不会形成结节。颊部低平或下颌前沟等需进行大剂量充填的区域通常要选择质地较硬的透明质酸类产品，如Restylane®、Perlane®或Juvéderm® Ultra Plus。

治疗前准备

某些区域很容易发生不良反应。这并不表示在这些区域使用透明质酸是不安全的，只是提醒我们注意患者接受治疗后的情况，以便我们可以让他们在接受治疗前就清楚地认识治疗后会有什么情况。即使是最常见的治疗，如丰唇，也应按照程序进行。在大多数情况下，行胶原充填唇部、眶周的患者的复诊多为出现问题了；而唇部采用透明质酸注射的患者出现比预期明显的水肿时，常很快回来就诊以确保没事。对此医生常常会开口服皮质激素，特别是对那些肿胀明显的敏感患者，这在某种程度上可以缓解症状。幸运的是，这些不良反应都很短暂，可通过改善注射技巧减少到最少，这要求注射时进针精准、使用含有肾上腺素的浸润麻醉液、注射后立即冷敷、治疗时避开月经期以及建议患者停止使用抗凝药物。

随着越来越多的人使用透明质酸矫正泪沟，不良反应的发生率也随之增高，这种现象不足为奇，但注射的后遗效应可能会持续很长时间。应用透明质酸矫正泪沟仍存在争议，尽管某些患者非常适用于这种方法，但不良反应的发生率似乎相当高，即使是由高水平的医生操作，这些问题仍有待解决（详见病例7）。遗憾的是，一些人认为这种治疗和应用透明质酸矫正下眶周老化比手术治疗好。但是我认为，如果不采用包括手术在内的综合性治疗，下睑和下眶区的老化治疗是达不到满意效果的。

尽管各种透明质酸的用法相似，但其导致的不良反应和后遗效应是不同的，这与产品本身和注射方法有关。例如，所有的透明质酸产品都可用来充填鼻唇沟，然而注射有些产品后的肿胀、挫伤就比较轻微。将来所有的产品都将含有麻醉药物以减少注射过程中的不适感觉。现在一些产品（包括Juvéderm® Ultra Ⅲ）中已经含有利多卡因，但是所有产品都不含有肾上腺素。如果麻醉药配方中不含有肾上腺素，利多卡因可以轻微扩张血管，导致出血和挫伤比较明显。可以采取局部压迫或填塞，这个工作有时可以委托给护士。为了更好地应用，患者注射前先局部麻醉明确治疗区域。总之，经验丰富的医生可通过比较来了解各种透明质酸产品的特性。

不同透明质酸产品的注射方法

我们在注射胶原类产品中得到的经验对我们使用透明质酸既有帮助又有阻碍。注射胶原让我们了解到如何将产品注射到皮肤的不同层面和不同深度，而在注射透明质酸时为优化效果、减少不良反应，需要改变注射方法。胶原有凝结效应，会减少出血和挫伤，而透明质酸有润滑性，容易发生出血。与注射胶原相似但不相同，注射者可通过不同的方法获得满意的效果，例如，连续穿刺、线状推进注射或退行注射等。某些技术在特定区域可取得良好效果并减少不良反应发生，如挫伤及降低血管栓塞的风险。减少皮肤穿刺和缓慢顺序地注射似乎会减少患者的不适感，肿胀程度也会减轻。我们的早期使用经验表明：Restylane®通常需进行深层注射，特别是对皮肤菲薄的患者，在真皮深层的注射可减少结节形成（参见病例8）。

即使进行深层注射，也可获得面部轮廓的明显改善。但由于注射较深，表情纹不会有太大改善。Juvéderm®可以注射在相对于真皮乳突层更浅的真皮层的中部，这样有利于矫正表情纹而不会造成突起。再次强调的是：只有了解这两种产品的特性，才能更好地应用它们。

其他方面评价

尽管近年来人们主要关注的是组织萎缩导致的面部老化，但实际上，组织萎缩只是面部老化的一个因素，多种物质包括透明质酸都可用于治疗面部老化。Restylane®和Juvéderm®都可以安全有效地用于充填颞部，矫正面部老化。最令人感兴趣的是，A型肉毒素在美容方面的应用，这些制剂的无形的和显著效果，不仅表现在改善了外观，还表现在可以增强患者的自信、自我意识和尊严（Wang et al 2007）。患者也似乎乐于享受面部外观的改善，所以患者在自觉效果有所衰减而产品尚未完全代谢之前，就会提前复诊要求治疗，这个现象也值得注意（Fagien 2007）。

同样有趣的是，少量未代谢的剩余产品多是由医生在为患者注射时发现不是患者自己发现的。一些患者不仅可受益于充填后的矫正效果，还在受益于其他方面的好处，如保湿效应。丰唇的患者会感觉嘴唇不再干燥。除了人们都关注的矫正面部老化的卓著效果外，软组织充填剂与A型肉毒素的联合效用还有待进一步探讨。

尽管有不同的报道，但大量的临床病例表明，透明质酸不能长久的对抗面部的正常衰老过程（Wang et al 2007）。相反，有很多的临床事实表明，透明质酸的不正当使用也会造成长久地不良结果，需要去除多余的透明质酸，否则会引起更坏的结果。但有人认为，在其他安全且更符合人体生理学要求和效果更长的软组织充填剂问世之前，透明质酸凝胶颗粒还将具有重要的历史地位。未来肯定会出现某种能够对抗老化的物质，有可能是通过组织工程或安全的同种异体的软组织替代物实现，也可能是通过干细胞研究的相关方法。这些新物质不一定要完全替代现在广泛使用的物质，而可能是联合应用以实现满意的长、短期目标。

结论

目前，注射用透明质酸是用来增加体积、矫正面部表情纹或轮廓不足的首选充填剂。总之，透明质酸具有多种功能、相对安全，在诊室条件下即可使用且易于取得满意效果。经验表明，有些产品适用于矫正面部某些部位，有些产品适用于面部形态改善，有些适用于面部以外区域的创新性应用。

病例1

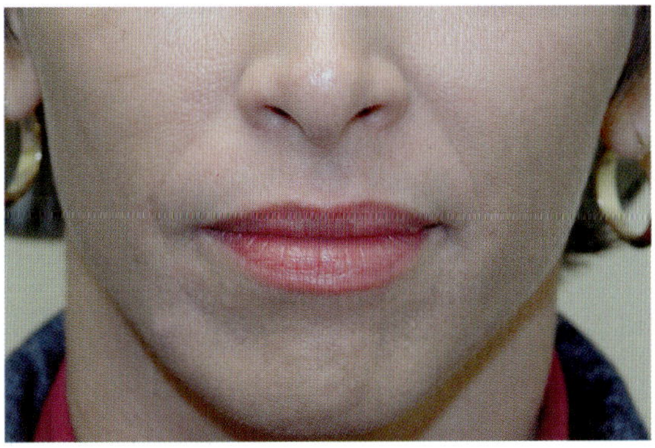

A

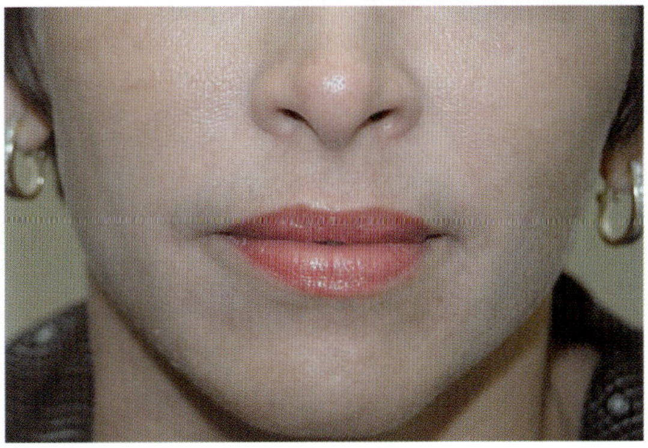

B

图2.1 A. 这位38岁的患者的就诊目的是矫正下面部老化。B. 在鼻唇沟、口角和下颌前沟注射了2ml的Restylane®。

病例2

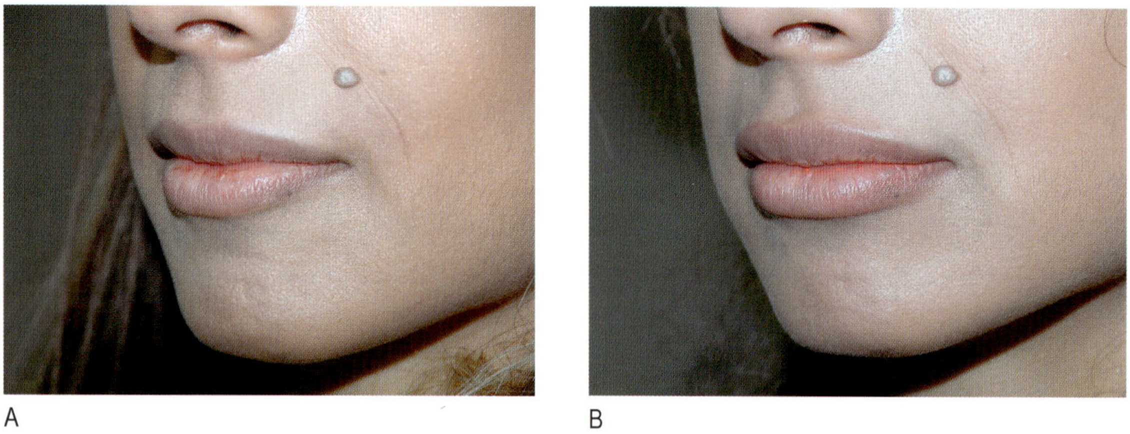

图2.2 A. 这位年轻患者的就诊目的是充填唇部。B. 在上、下唇注射了1ml的Restylane®。

病例3

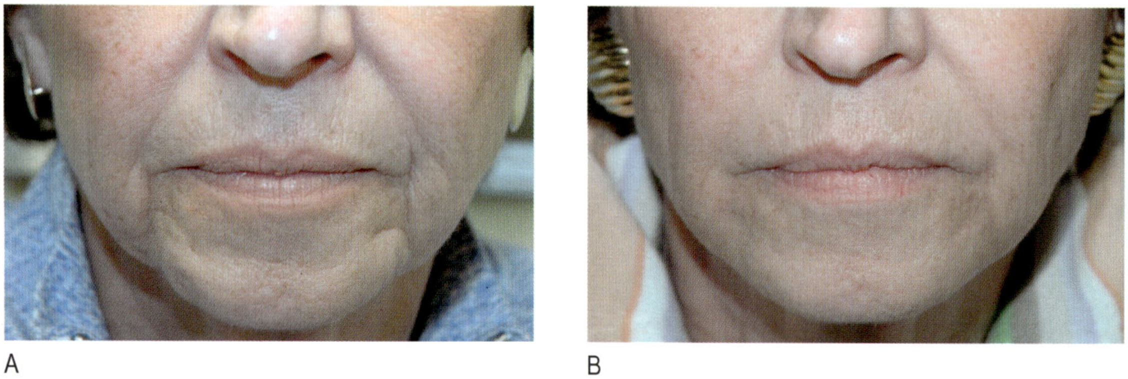

图2.3 A. 这位老妇人是由于下面部不断老化而就诊，但她不适于接受手术治疗。B. 在口角、下颌前沟注射了3ml的Restylane®。

病例4

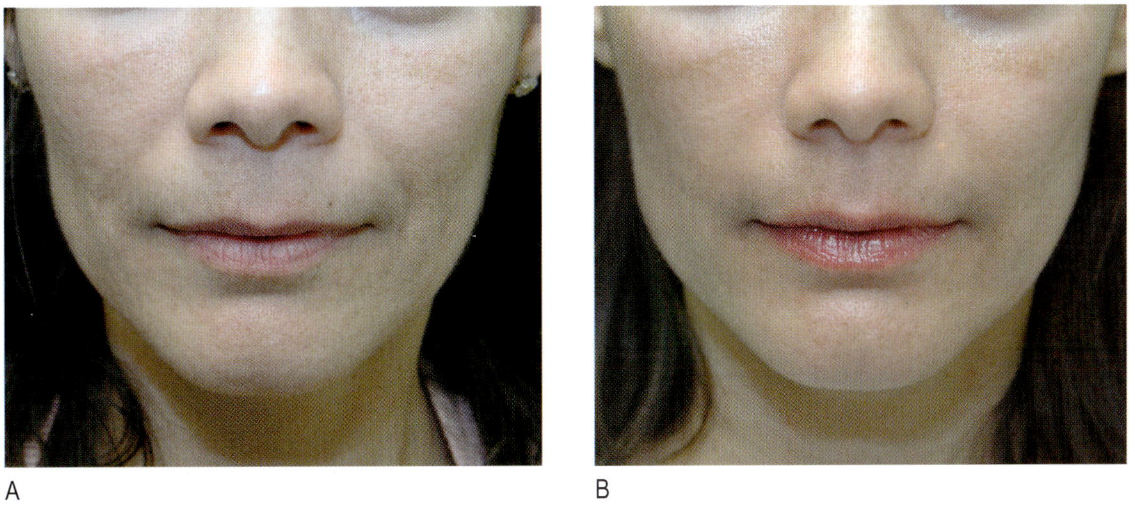

图2.4 A. 这位40岁的女性为矫正面部老化而就诊，她的鼻唇沟和口角纹较深。她还要求应用A型肉毒素矫正眼周皱纹。B. 4个月后再次接受A型肉毒素治疗时可见其Juvéderm®充填效果似乎持续时间很长久。

病例5

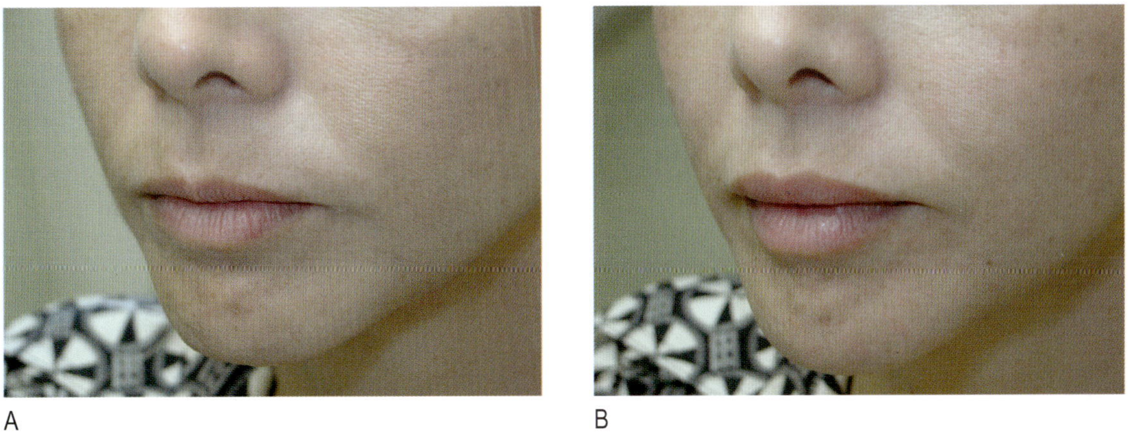

图2.5 A. 这位年轻女性的就诊目的是充填唇部。B. 在上、下唇注射了2ml的Juvedérm®，7个月后。

病例6

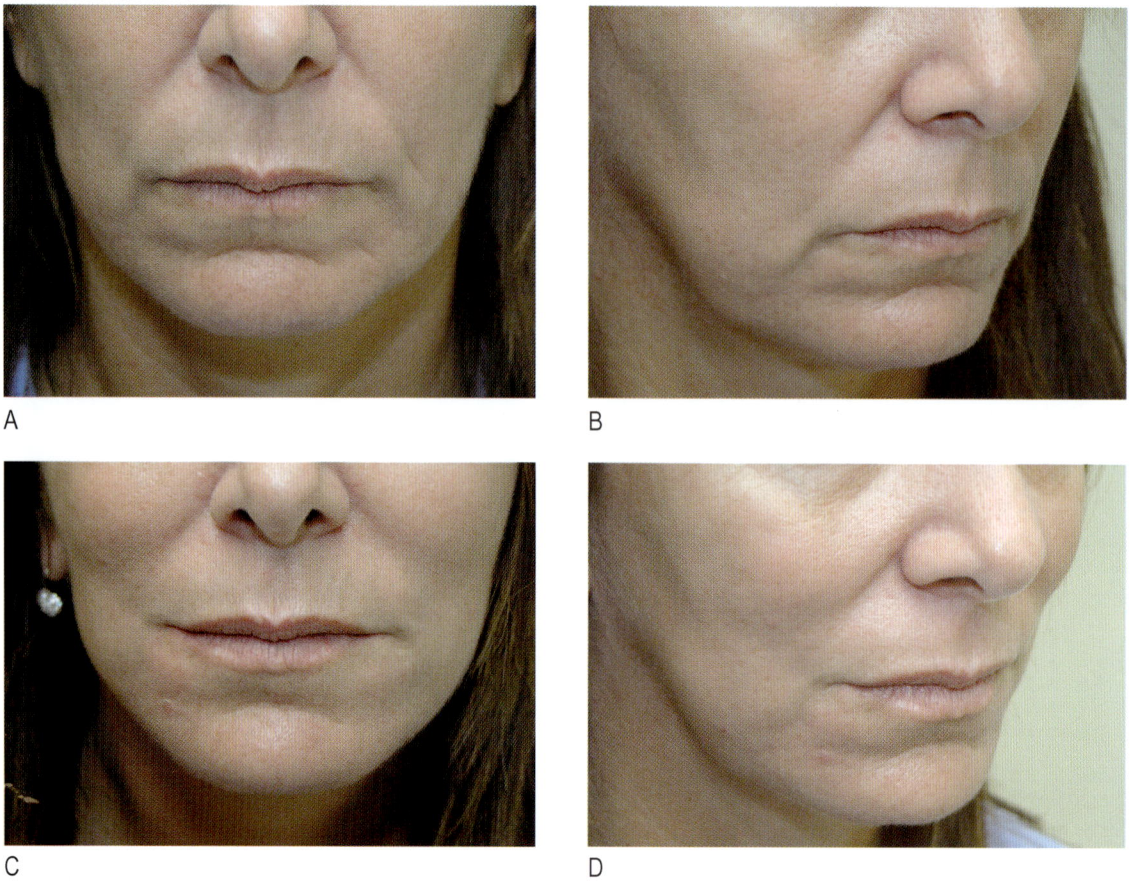

图2.6 A和B 这位患者的就诊目的是矫正面中、下部。C和D 在颊部和下颌前沟注射了2ml的Juvéderm® Ultra Plus，在口角、鼻唇沟和唇部注射了1ml的Juvéderm® Ultra，4个月后。

病例7

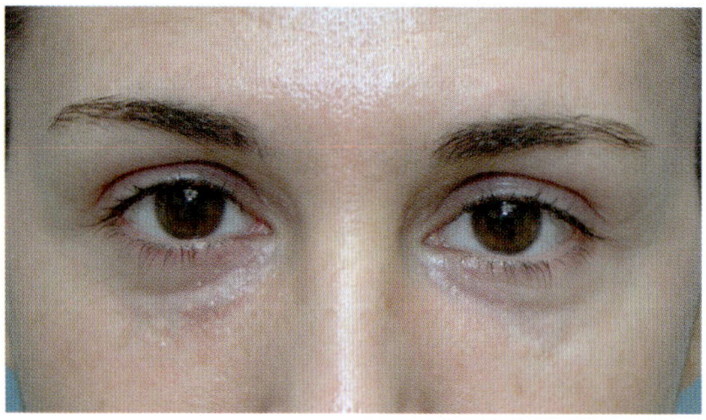

图2.7 患者在其他地方接受了“泪沟”透明质酸注射后来到我的诊所。

病例8

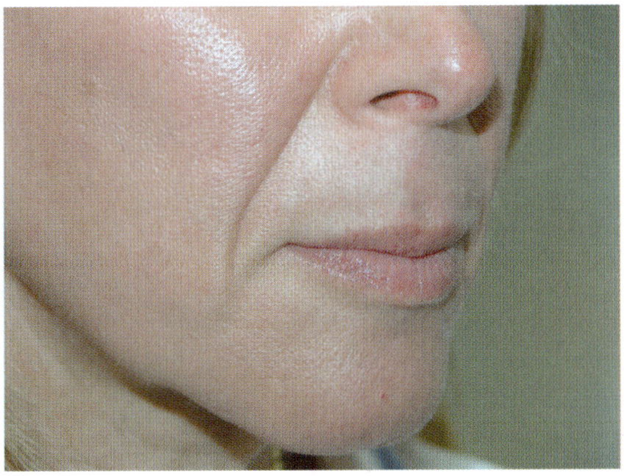

A

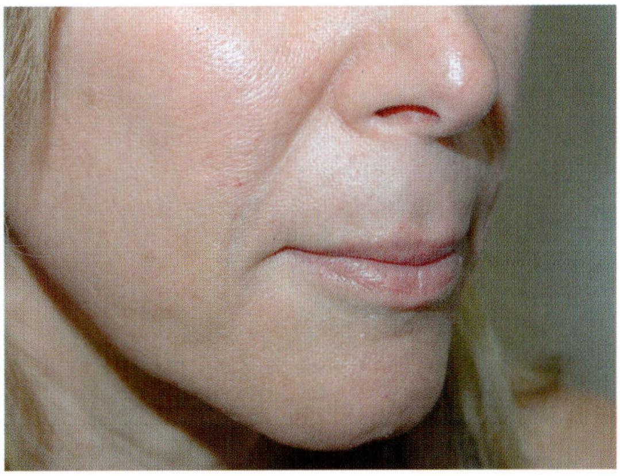

B

图 2.8 A. 该患者最初非常满意在其口角、鼻唇沟注射了2ml的Restylane®的效果。Restylane®应用在多个平面，包括表浅部和深部，以矫正表情纹或深部皱纹。B. 5个月后她再次就诊，仅要求治疗矫正表浅皱纹。首次进行的深部皱纹的矫正效果很持久。

（张君毅 刘 刚 译）

推荐阅读文献

Andre P, Levy PM. Hyaluronidase offers an efficacious treatment for inaesthetic hyaluronic acid overcorrection. J Cosmet Dermatol 2007; 6(3): 159–162.

Carruthers JDA, Carruthers JA. Treatment of glabellar frown lines with *C. botulinum A* exotoxin. J Dermatol Surg Oncol 1992; 18: 17.

Fagien S. Botox for the treatment of dynamic and hyperkinetic facial lines and furrows: adjunctive use in facial aesthetic surgery. Plast Reconst Surg 1999; 103: 701.

Fagien S. Botulinum toxin type A for facial aesthetic enhancement: role in facial shaping. Plastic Reconstr Surg 2003; 112 (Suppl.): 6S.

Fagien S. The Restylane concensus statement. Discussion; Plast Reconstr Surg 2006; 117: (Suppl.) 41S.

Fagien S. A comprehensive evaluation of the cosmetic oculoplastic surgery patient: beyond formal measurements, decision making and tips to enhance patient satisfaction and outcomes. In: Fagien S. Cosmetic Oculoplastic Surgery 4th edn. London, 2008.

Fagien S, Klein AW. A brief overview and history of temporary fillers: evolution, advantages, and limitations. Plast Reconstr Surg 2007; 120 (Suppl.): 1S.

Fagien S, Carruthers J, Carruthers A. Injectable agents for dermal soft tissue augmentation of the face. Options and decision Making. In: Fagien S. Cosmetic Oculoplastic Surgery, 4th edn. London: Saunders Elsevier 2007.

Fagien S, Cox SE, Finn JC et al. Patient-reported outcomes with Botulinum Toxin type A treatment of Glabellar Rhytids: a double-blind, randomized, placebo-controlled study. Dermatol Surg 2007; 33: S2–S9.

Matarasso SL, Carruthers JD, Jewell ML et al. Consensus recommendations for soft-tissue augmentation with nonanimal stabilized hyaluronic acid (Restylane). Plast Reconstr Surg 2006; 117 (3) Supp3S–34S.

Piacquadio DJ, Larsen NE, Denlinger JL et al. Hylan B gel (Hylaform) as a soft tissue augmentation material. In: Klein AW (Ed.) Tissue Augmentation in Clinical Practice: Procedures and Techniques. New York; Marcel Dekker: Saunders Elsevier, 1998.

Wang F, Garza LA, Kang S et al. In vivo stimulation of de novo collagen production caused by cross-linked hyaluronic acid dermal filler injections in photodamaged human skin. Arch Dermatol 2007; 143(2):155–163.

3

第三代聚甲基丙烯酸甲酯（PMMA）软组织充填剂在矫正鼻唇沟和其他方面的应用

Steven R. Cohen和Trevor M. Born著

关键点

- 永久性充填剂
- PMMA的制作过程不完全相同，因此，并发症的发生率也不同
- 永久性充填剂应用的关键在于操作方法
- 适用于鼻唇沟（获FDA认证）、鼻整形后鼻部缺陷（标示外）、木偶线（标示外）以及口角（标示外）和口周放射性皱纹（标示外）
- 大多数并发症可通过病损内注射类固醇或单纯切除予以治疗

PMMA植入物已经以不同的配方在全球范围内使用了许多年，近期第三代PMMA（TG PMMA）ArteFill®已获得美国FDA认证。第三代PMMA——ArteFill®——过去一直由加利福尼亚州圣地亚哥市的Artes Medical公司生产，直到2008年第4季度该公司宣布破产。PMMA植入物一直是皮肤永久性充填剂的领先者之一，FDA对其复杂性质进行了研究，包括5年的随访调查。本章介绍的内容对于关注PMMA使用的读者非常有用。在当今这样更加多变的商业环境中，可以想象，PMMA金标准的第三代产品确实可能会在美国市场复苏和重新出现。为此，有关PMMA植入物历史的讨论将重点放在第三代PMMA上。请注意，FDA的最初认证是基于第二代PMMA产品——Artecoll®的使用数据，目前Artecoll®在欧洲、亚洲、加拿大和南美仍在广泛使用。

引言

用于矫正面部皱纹的生物性皮肤充填材料是可以信赖的和安全的，它们在治疗后12个月内会有吸收而需要重复治疗（Cohen et al 2004）。第三代PMMA是作为一种新型的永久性充填材料——正是为克服这一缺点而研制的。这种新型软组织充填剂是将PMMA微

球悬浮于含0.3%的利多卡因的胶原凝胶中。由于第三代PMMA产品包含带微球的最佳胶原基质，其比第二代PMMA产品Artecoll®和第一代产品Arteplast®更均匀和稳定，并且其几乎消除了纳米颗粒。这是其与其他PMMA产品的显著区别，因为不是所有PMMA产品都是一样的，电子显微镜下扫描可以看到纳米颗粒的差别，包括颗粒的不规则性和颗粒的大小，所有这些都有可能导致早期或晚期不良反应（Anderson et al 2008）（图3.1）。

美国FDA已根据第二代PMMA产品Artecoll的研究结果批准了第三代PMMA产品用于矫正鼻唇沟。自从研究Artecoll的试验启动以来，第二代PMMA产品已取得了实质性更新，产生了第三代产品（图3.2）。生产技术的革新已使微球大小更加均匀。直径不足20μm的微球所占比例已减少到1%以下，事实上，在最终产品中这种微球已很难检测到。在FDA监管下，这些生产技术的改进进一步促进了产品的耐受性，因为较小的粒子结构（如小于20μm）会增强吞噬作用（Laeschke 2004）。美国生产的产品是使用牛胶原，原料来源于严格控制的封闭牧场。简单地说就是，除非有特别说明，本书所述的产品是专指这种PMMA充填剂的。

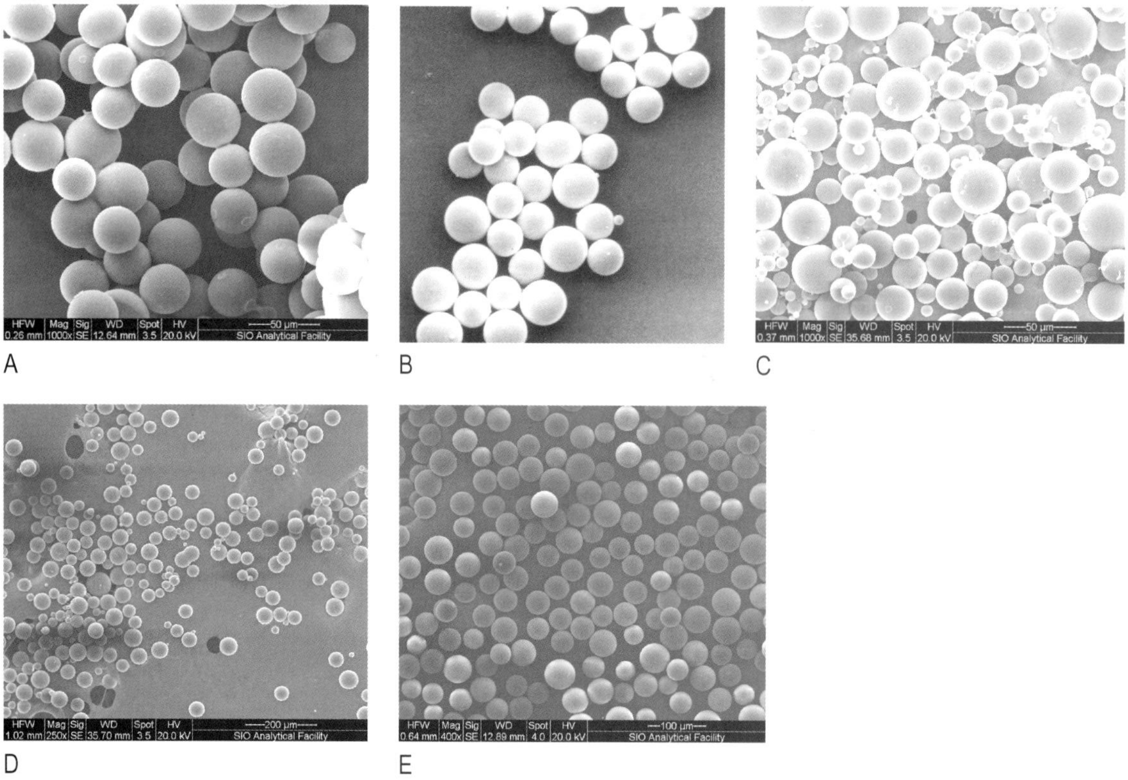

图3.1 A．加拿大生产的PMMA（Artcoll®）；B．欧洲生产的PMMA（Artcoll®）；C．巴西生产的PMMA（Artcoll®）；D．巴西生产的PMMA（NewPlastic）；E．美国生产的PMMA。

ArteFill®与Artecoll®相比的优点

	第三代PMMA	Artecoll®
销售商/制造商	Artes Medical 美国GMP认证 的制造商	Rofil Medical （荷兰） 欧洲药品合同 制造
专利	全球专利（美国专利保护：从申请的2011年延长到2016年）	无
成分	20%的PMMA悬浮于80%的牛胶原中，含0.3%的利多卡因	
PAAM的特点	圆形和平滑表面 大小一致 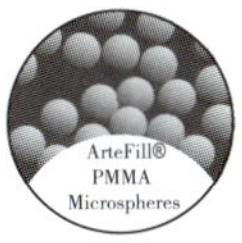 去除了<20μm的 微球体	圆形和平滑表面 大小不一致 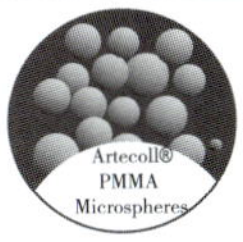
批准状况	FDA批准（2006年10月）	不是FDA批准的，未在美国进行临床试验

图3.2 第三代PMMA与Artecoll的比较。

试验是随机双盲对照试验，比较了新型PMMA充填剂（n=128）与胶原充填剂（Zyderm® Ⅱ或Zyplast®，n=123），样本量包括男性、女性共计251人。摄影后面部皱纹评估按照6分制（FFA）标准进行评分分级（Lemperle et al 2001）。为了避免观察者对照片进行的评分过于主观，研究规定用三位研究者独立评分的平均值作为有效结果。同样的标准也被用于对鼻唇沟进行的评估（次要的效果评估）。

研究表明，接受PMMA充填剂进行鼻唇沟矫治的患者其最终效果明显优于接受胶原治疗的对照组，不论是注射后3个月还是注射后6个月的结果（第一次和第二次效果评估结果，*P*值均小于0.001）。尽管PMMA充填剂的使用量小于对照组胶原的使用量，PMMA充填剂的优势是显而易见的（0.82cc/单个皱纹对1.46cc/单个皱纹，$P<0.001$）。对照组胶原的效果一般在6个月左右消失。而且与传统治疗相比，应用PMMA充填剂矫治鼻唇沟12个月后效果仍然很显著（$P<0.001$，第一次和第二次评估结果均如此）。为了进一步证实这种新型植入材料的耐用性，研究人员还在原研究基础上继续随访了5年，对PMMA的安全性、效果持续时间进行了研究。

5年研究总结：材料和方法

这是一项多中心参与的有关PMMA充填治疗的长时间随访研究（Cohen et al 2006，2007）。研究的目的是：使用相同的方法证明该产品使用5年后的安全性和疗效。研究的主要目标是评估产品对矫治鼻唇沟的疗效，基于匿名观察者的FFA评分以及对未预期事件的评估。研究的次要目标是评估效果——通过研究者的FFA评分、成功率、患者的满意度以及匿名观察者对治疗6个月后和5年后的FFA平分。所有研究者（来自美国8个地区）都参与了这次研究。

研究对象包括那些一开始即被随机分为应用PMMA充填剂的试验组（n=128例）和应用胶原充填的对照组（n=106例）。胶原充填组是在进行胶原充填6个月后再行PMMA充填，样本总量为234例。在接受PMM治疗5年后通过电话或书信与充填研究对象联系，邀请他们继续参加研究。

所有研究对象都被要求参加一次单独随访。随访的内容包括：研究者的临床评分（FFA评分和临床效果）、拍摄面部照片（用于匿名观察者评估）、研究对象的满意比率、记录的各种不良反应以及记录最后一次PMMA充填治疗后发生的其他面部美容治疗情况。研究者需要判断其他美容治疗对PMMA充填效果是否有影响。在PMMA注射的区域或整个面部进行其他美容治疗，可能会影响PMMA注射后鼻唇沟的效果。对于所有参与研究的地区，5年随访研究协议书和相应的知情同意书都要得到学会审核委员会的认证。

对矫治鼻唇沟的效果根据FFA评分标准进行评分。FFA评分标准是：用照片对鼻唇沟的深度进行评分，为0分（没有）到5分（鼻唇沟非常明显），共计6级（Lemperle et al 2001）。研究过程中患者的治疗效果会发生变化，因为FFA标准是对患者的标准面部照片进行评分。在研究中，患者的照片要求用相同的摄像设备和相同的背景。为了减少误差，对入选的每个研究对象在治疗后6个月和5年这两个时点的照片进行研究。照片会被随机分给三位不同的观察者（他们是委员会认证的皮肤科医生或整形外科医生），观察者根据FFA标准进行评分。观察者不知道照片中的研究对象是接受何种治疗的，也不知道为治疗后多长时间。研究对象的面部皱纹评分是三位观察者根据FFA标准评分的平均值。如果研究对象是两侧同时接受治疗，评分是两侧分数的平均值。治疗前与治疗后6个月的效果的比较是用最初的照片与治疗后6个月的照片进行比较。治疗后6个月的效果与治疗后5年的效果的比较是用最新的照片与治疗后6个月的照片进行比较。最后，5年累积的效果是这两个结果的总和。这种方法避免了逐渐累积造成的误差。研究者也应用FFA标准对每个研究对象的鼻唇沟进行了评分。

成功率和满意度

除了可以应用FFA标准评估鼻唇沟的矫正程度外，还有其他方法也可用于美容评分。研究者还用了一种5级评分方法对新型PMMA充填剂治疗的成功率进行了评分，由“完全不成功”到“完全成功”。同样，研究对象对他们PMMA充填剂矫治后自己的满意度也可进行一种相似的5级评分，由“非常失望”到“非常满意”（表3.1）。

统计学

应用Kolmogorov-Smirnov检验进行分析，有效性数据呈正态分布。如果数据不呈正态分布，要进行配对t检验，应用威氏配对符号秩次检验。对结果还应用了其他统计方法进行了分析。

表3.1 充填效果评分

研究者对成功率的评分
• 完全成功
• 非常成功
• 一般成功
• 部分成功
• 完全不成功
患者满意度评分
• 非常满意
• 满意
• 部分满意
• 失望
• 非常失望

结果

患者人口统计数据与应答率

在最初的研究对象中，有145名患者有应答（145/234或62%）。但其中3名研究对象由于随访时间不足4.5年而被排除在外。在剩余的142名研究对象中，15名为男性，127名为女性（平均年龄为52.4岁），82名研究对象是从一开始即接受第三代PMMA充填治疗（64.1%），60名研究对象是接受混合治疗（56.6%），在最后一次接受PMMA治疗后平均随访时间为5.36年（从4.53～6.32年）。两个组的随访率没有显著差异（χ^2，$P = 0.245$）。

在研究期间，PMMA充填剂已被用于治疗多个其他解剖区域（如眉间纹、口角等）。但在随访报告中，重点仅局限于FDA批准的鼻唇沟区域。在这组随访5年的研究对象中，124名接受了鼻唇沟治疗，大多数是两侧治疗，只有1例为单侧治疗。这些研究对象已成为有效性研究的基础。

匿名观察者对患者面部皱纹治疗后5年与基线效果相比进行的评分

与基线（n＝119例）情况相比，在鼻唇沟进行的PMMA充填5年后仍可保持显著的美容矫治效果。在124例鼻唇沟研究对象中，有5例因为缺乏基线或治疗后5年的照片而被排除在外。图3.3显示了根据匿名观察者所做的FFA评分，这段时间内他们的疗效提高了1.01分（$P < 0.001$，配对t检验。FFA评分为0～5分，

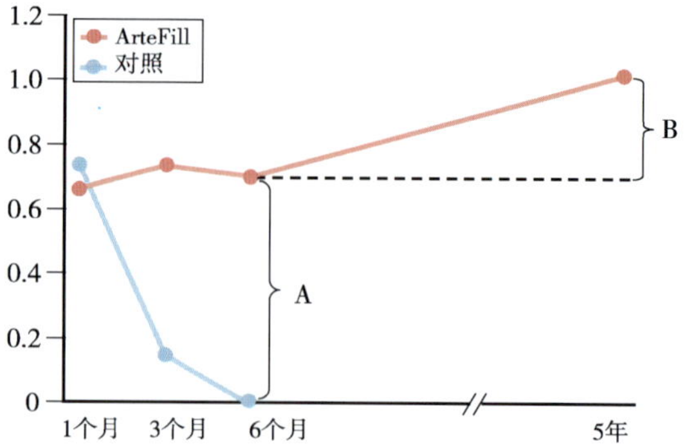

图3.3 第三代PMMA与胶原比较。

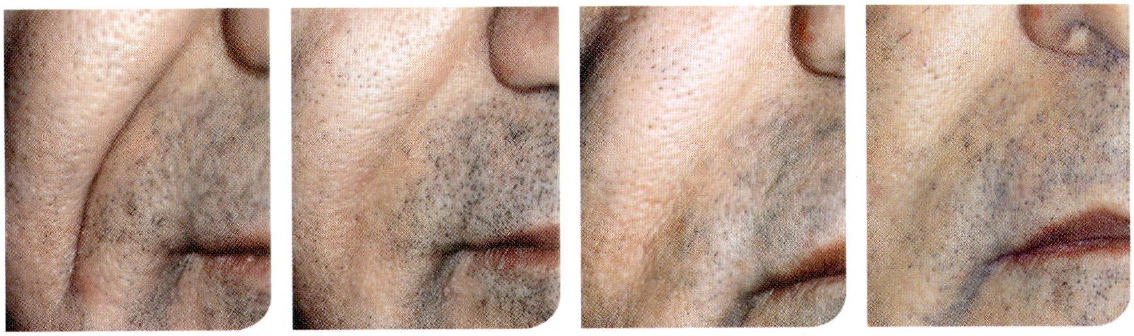

A　　B　　C　　D

图3.4 男性患者，治疗前和治疗后的照片：基线与5年。这位患者在治疗后随访的5年内未进行任何其他美容治疗。A. 第三代PMMA治疗前；B. 治疗后6个月；C. 治疗后1年；D. 治疗后5年。（Cohen et al 2006）

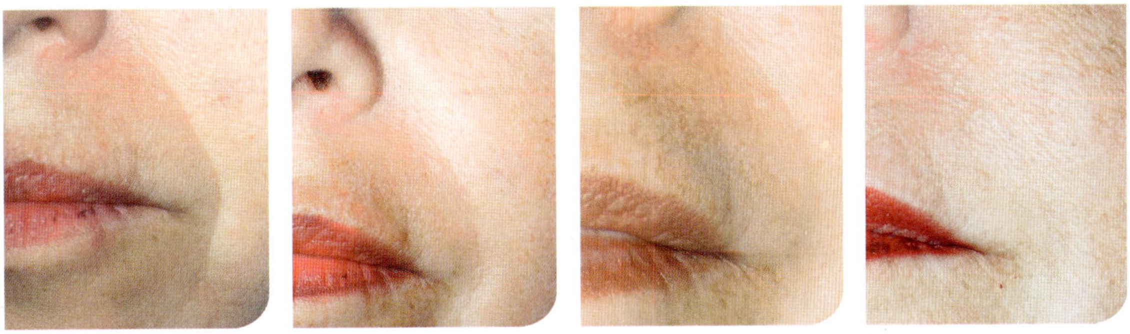

A　　B　　C　　D

图3.5 女性患者，治疗前与治疗后5年照片对比，这位患者在治疗后随访的5年内未做其他美容治疗。A. 使用第三代PMMA之前；B. 治疗后6个月；C. 治疗后1年；D．治疗后5年。（Cohen et al 2006）

每增加1分代表美容效果有实质性的提高。实际效果如一名男性患者（图3.4）和一名女性患者（图3.5）的照片所示。这名男性患者的鼻唇沟治疗前（基线）非常明显，治疗后6个月有了明显改善，治疗后12个月、5年后仍在改善。评分者之间对鼻唇沟治疗的评分一致性很高（组内相关系数＝0.845）。

治疗后5年与基线效果二次评分

第二阶段的效果评分也证实了PMMA充填剂的持久性效果。研究者对治疗后5年进行的效果评分比对基线进行的评分增加了1.67分（n＝122，$P<0.001$，配对t检验）。这些结果与研究者进行的5年成功率评分是一致的（90%的研究者认为，美容效果是“完全成功”或“非常成功”，n＝123），与患者的满意度评分也是一致的（90%的患者对其治疗效果是“非常满意”或“满意”，n＝123）（图 3.5）。

治疗后6个月与治疗后5年的效果比较

PMMA充填鼻唇沟治疗后的效果不仅在5年和基线之间有显著差异，匿名观察者的FFA评分在治疗后5年与治疗后6个月之间也提高了0.2分（图3.3 B段），说明美容效果是逐渐增强的，并且是有显著差异的（P＝0.002，n＝113，配对t检验）。这点可通过患者不同阶段的照片反映出来，特别是当比较治疗后1年与治疗后5年的效果评分时（图3.4和3.5）。一项病例交叉研究（n＝45）对患者进行了配对分析，根据匿名观察者的

FFA评分，用PMMA这种新型充填剂治疗后5年的效果（0.91分）明显高于用胶原充填后6个月的效果（0.01分）（$P<0.001$，配对t检验）。

潜在误差

作者们认识到有些情况会导致误差，包括患者在接受PMMA治疗后还接受了其他美容治疗。总共有58名患者接受过其他治疗。当将这组患者的结果与未接受过其他治疗患者的结果进行比较时发现，匿名观察者对他们治疗后5年与治疗后6个月的FFA评分变化没有显著性差异（$P = 0.516$，t检验）。在一项单独的分析中，将患者按照其他美容治疗的影响分为可能的、很可能的和没有三组。这三组之间均没有显著差异（单向方差分析法）。而且在其他治疗无影响的患者中，匿名观察者对他们的FFA评分表明，与基线相比，PMMA治疗后5年有改善（$P<0.001$，配对t检验）。

组间患者年龄分布不同也可能会引起误差。患者根据有无随访分组后，年龄（$P = 0.963$，t 检验）或性别（$P = 0.170$，χ^2检验）都没有显著差异。但是要注意一点，与没有参加这个研究的研究对象相比，参加这个研究的研究对象在治疗后6个月有更大的改善，说明可能存在样本选择误差（$P = 0.009$，t 检验）。但是当将参加这个研究的研究对象根据治疗后6个月的效果分为两组时，低反应者（FFA评分小于0.8分）和高反应者（FFA评分大于0.8分）之间治疗后5年和治疗后6个月的疗效增强有显著差异（$P<0.044$和$P<0.024$，配对t检验）。

安全性回顾

在这项研究中，经评估，145名研究对象是安全的；21名研究对象共发生了28个不良反应；15名研究对象发生了20个与治疗相关的不良反应（表3.2）。8.3%的人发生了与治疗相关的轻微不良反应；1.4%的人发生了中等程度的不良反应；0.7%的人发生了严重不良反应。最常见的治疗相关不良反应是结节形成，其中80%是轻微的。

表3.2　充填后5年与治疗相关的不良反应

	相关的			不相关的			
	轻度	中等	重度	轻度	中度	重度	不确定
结节	8	1	1				
敏感性增加	2						
持续性红肿	1		1				
过敏反应	1	1					
肉芽肿或移植物增生*		1	1				
其他——移植物轻微突出	1						
其他——摩擦后偶见的疼痛	1						
其他——基底癌					2		
其他——上唇鳞状脱皮				1			
系统性——乳腺癌						3	
系统性——心衰死亡						1	
系统性——Alzheimer综合征							1
共计	**14**	**3**	**3**	**1**	**2**	**4**	**1**
有不良反应的研究对象人数	12	2	1	1**（0）	2	4***（3）	1
有不良反应的研究对象的百分比（n = 145）	8.3%	1.4%	0.7%	0.7%**（0%）	1.4%	2.8%***2.1%）	0.7%

From Cohen SR，Berner CF，Busso M，Gleason MC，Hamilton D，Romano JJ，Rullan PP，Thaler MP，Ubogy Z，Vecchione TR. Five year safety and efficacy of a novel polymethylmethacrylate aesthetic soft tissue filler for the correction of nasolabial folds. Dermatol Surg 2007；(33) :s223-s230.

* 移植物临床增生，但无异物反应的组织学证据。

** 研究对象也有相关的不良反应。

*** 1名研究对象也有相关的不良反应。

研究者应用标准分类方法报告了不良事件。在研究中，2名研究对象发生了肉芽肿或移植物增生；1名研究对象PMMA充填剂治疗后6个月上唇和鼻唇沟处出现了感染性凸凹不平。这些不良事件被研究者归类为中度不良反应。对凸凹不平的区域先给予内部注射类固醇治疗，然后再经口腔内切除获得了满意的效果。但是，这位研究对象拒绝额外的随访。另一位研究对象在注射后5年左右鼻唇沟处出现了肿胀、炎性结节。研究者将这个事件归为严重不良反应。其受累区域经类固醇治疗部分缓解。这2个病例的最终诊断没有组织学资料。

临床应用

生物相容性

自1947年Judet第一次将PMMA用于制造人工髋关节以来，PMMA的化学稳定性和生物相容性已得到了认可。动物试验已证明其在皮肤内的生物相容性的关键是：完全圆形、表面光滑以及PMMA微球的大小（Klemm 1988，Lemperle et al 1991）。比较而言，其他合成充填剂，如Teflon®或硅胶颗粒，有不规则的表面，易于引起慢性肉芽反应（McLelland et al 1997）。显微镜下，Teflon®或硅胶颗粒引起的反应的主要细胞是异物巨细胞。而在第三代PMMA引起的异物反应稀有病例中，组织学上真正的肉芽肿为微球间宽谱胶原纤维带，其间有少量淋巴细胞、巨噬细胞和巨细胞浸润（Morhenn et al 2002）。在这些肉芽肿病灶内注射皮质类固醇可以缓解肉芽肿，也有人认为这些肉芽肿可以自愈（Gelfer et al 2007）。

大多数用作生物充填剂的材料是通过增加皱纹线上的真皮的厚度来矫治皱纹的，通常会在几个月内被吞噬掉。因此，只有使用自体材料——已血管化的自体移植物或不被吸收的材料才能得到持久的效果。1ml的第三代PMMA中大约有6百万个微球。在皱纹下，微球的作用是作为基质并刺激胶原包裹每个微球。以胶原为载体的充填剂注射后可发生聚集并刺激组织向其内生长。占总体积20%的微球可为占体积80%的自体结缔组织提供支架。第三代PMMA作为充填剂似乎可在皱纹下形成支架结构并刺激真皮再生，预防皱纹继续加深。

患者的选择/治疗区域

眉间纹的注射治疗效果很好，因为眉间纹处的真皮较厚且其下结缔组织可为移植物提供很好的支持。可能需要轻微的过度矫正，且较深的皱纹可能需要多次注射。注射胶原和注射第三代PMMA矫正眉间纹效果之间缺乏统计学差异这点很难解释。胶原矫治过度常见。然而由于PMMA的永久性效应，在美国四个地区进行临床试验时，医生们普遍反对PMMA的注射量与胶原的注射量一样，这可能就是除了鼻唇沟皱纹之外两组之间没有明确统计学意义的原因。虽然如此，第三代PMMA治疗后6个月，四个地区的患者满意度评分和研究者成功率评分都明显高于胶原治疗后。注射自体材料或合成材料矫正眉间纹时操作必须小心，因为有血管栓塞的风险。注射技术上必须小心，以使这种可能性最小化，注射时进针后必须回抽以确定充填剂没有注入血管内。注射者必须熟悉鼻部、眶部的血管分布，包括滑车、眶上和鼻背动脉。

第三代PMMA充填鼻唇沟皱纹的效果总体上是显著的。平行于鼻唇沟和在鼻唇沟内侧注射2～3条第三代PMMA植入物，可以很好地矫正鼻唇沟皱纹。注射后几天中因为面部肌肉运动，第三代PMMA会向外侧移动。第三代PMMA注射不能过浅，否则在皮肤较薄的患者，注射处移植物会出现持续几周的红斑，而且植入物会血管化形成肉芽肿。注射边缘也有可能凸凹不平。注射过深则可能导致患者的舌头在口内能舔触到黏膜下的索状物。通常需要进行第二阶段的治疗，特别是鼻唇沟皱纹的下部。

放射状唇周皱纹是由红唇边缘向四周放散的。在年轻的白唇部足够突出的患者，每个皱纹可以分别矫正。在有4条或更多垂直皱纹或白唇不够突出的患者，第三代PMMA可沿白唇及在每个皱纹下小量注射。白唇与口轮匝肌间的凹陷可由口角开始向心性充填。口周注射会引起疼痛，需行神经阻滞或局部麻醉。目前认为第三代PMMA不适于充填红唇，但有一位著者有1例病例随访7年效果也不错。

口角的皱纹和木偶线很难治疗，但现在也取得了不错的效果。首先下白唇的治疗是从口角上1cm水平地注射。然后纵横交叉注射5～10条第三代PMMA。这样可以充填并稍稍提升口角。这个区域的皮肤很薄，注射过浅会导致血管扩张。第三代PMMA最好通过多

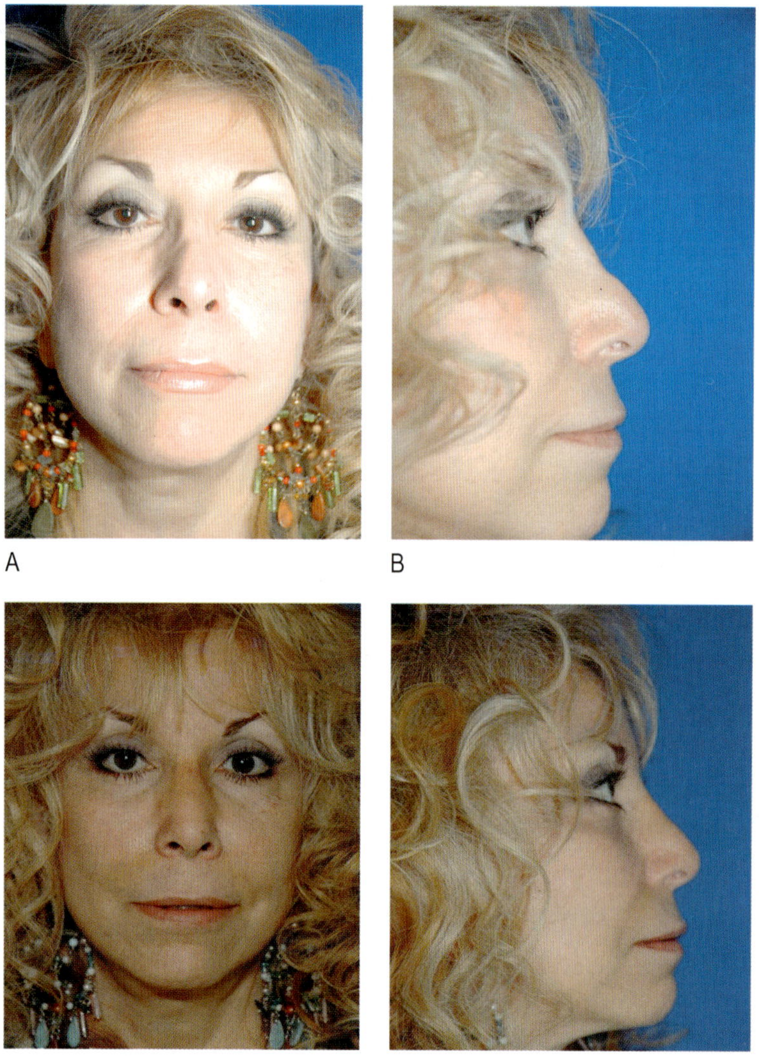

A B C D

图3.6 A和B 一位65岁的女性，10年前接受了其他医生的鼻整形治疗。注意第三代PMMA注射前可见鼻背部缺陷。C和D 注射0.8ml第三代PMMA后鼻背部缺陷已经垫起。

个通道注射到不同平面。要避免将第三代PMMA注入口轮匝肌内，因为这样有可能会形成在黏膜面可触摸到的结节。木偶线是从口角沿下颌骨边缘垂直向下延伸，深层交叉注射第三代PMMA可以改善木偶线。

第三代PMMA的标签适应证之外还有一些可能的适应证，即原发性或继发性鼻畸形的永久性矫正以及鼻背部增高。其他有可能从第三代PMMA充填中获益的标签外适应证还有：颏成形术后颏部畸形的永久性矫正、头颈部凹陷性小缺陷的矫正、永久性乳头增大以及痤疮瘢痕矫正。一位著者（SRC）对大多数患者在应用永久性植入物前首先应用非永久性充填剂治疗以评估效果和需要量。某种类型缺陷的二次鼻整形以及初次鼻畸形也是第三代PMMA的适应证（图3.6）。

患者评估和注射技术

要对患者进行综合性评估以确定患者是否适于进行第三代PMMA治疗。一般来说，曾接受过非永久性充填剂治疗的患者是第三代PMMA治疗的最佳人选。一些男性患者已开始就愿意选择永久性充填剂，但我们会建议所有患者，他们应先尝试用非永久性的透明质酸充填剂。第三代PMMA不适于治疗表浅皱纹。较深的皱纹，特别是鼻唇沟的皱纹，是第三代PMMA的适应证。鼻整形后的不足之处可以先用非永久性充填剂矫正，如果患者满意这种充填后的外观，可在非永久性充填剂代谢后用第三代PMMA进行充填。在美国，FDA批准的第三代PMMA的适应证只有鼻唇沟充填。还必须告知患者永久性充填剂（如第三代PMMA）充填治疗后可能会出现晚期并发症。让患者在治疗前了解可能发生的一切不良反应是必须经过的美容诊疗程序。

根据患者预定的第三代PMMA治疗时间，提前要求患者停止服用阿司匹林或解热镇痛类药物。红酒也应禁止饮用。如果可能，建议患者在注射前1～2天开始服用山金车酊。患者的舒适感觉是首要的，要避免成过度的挫伤和肿胀。注射前需对患者进行局部麻醉。如果是红唇边缘或口周放射状皱纹的注射，需进行神经阻滞。偶尔，局麻药中含有肾上腺素，可以起到收缩血管和减少淤血的作用。局麻药注射生效后，开始注射第三代PMMA。因为第三代PMMA产品中含有利多卡因，注射后不会有强烈的不适感，在很多部位是可以耐受的。注射前溶解药物需10分钟左右。注射是很容易的，但如果产品的温度低于室温，则注射后可被触及。产品温度一旦达到室温，注射会非常顺畅，这是值得注意的一点。

注射第三代PMMA充填鼻唇沟皱纹通常是直线前进式注射。注射的层次很关键，要求在真皮深层（图3.7）。使用26号或27号的针头注射。注射时针头应位于适当的深度。如果透过皮肤能够看到银色针头就不要注射，因为在这个层次充填剂的边界或团块很容易看到。如果针头位置过深，充填剂会大量流入脂肪内。如果针头深度恰好位于真皮深层，则针头应将表面皮肤稍稍垫起（图3.7）。在准备撤针前应停止注射，以免针头退至皮肤时留下小结节。如果没能及时停止注射而形成结节，应当立即回抽。用指尖挤压通常也可将充填剂从注射口处挤压出来。最好的方式是应用直线注射法，一边注射，针头一边回退。放射状或扇状注射适用于口角、木偶线和鼻翼外侧楔形凹陷的矫正。随着注射经验越来越丰富，可采用推进式注射。在诸如鼻部等特殊部位最好不要进行反复的搅拌注射，因为这些部位注射后还需塑形。当对材料有了更深入的了解时，可以减少治疗次数，但治疗前仍应告诉患者：最佳治疗是2～3个疗程。同样，治疗前应进行皮肤测试，第一个月内发生的阳性反应是注射的禁忌证。

不良反应及其处理

第三代PMMA注射后最常见的不良反应是形成肿块和结节。有些病例注射后即可发现，此时可立即用指尖挤压将其排出。后来发现的肿块可出现于注射后早期或晚期。皮肤发红可能是也可能不是肉芽肿。真性肉芽肿表现为移植物膨胀且在所有注射点同时发生。一般地说，大多数团块是结节，可通过在病灶内注射类固醇而有效地治疗，为避免皮肤萎缩而少量注射类固醇药物。可以用针头挑开结节、破坏瘢痕组织以促进充填剂扩散。注射后3周内患者需要每天按摩几次。必要时可以手术去除充填剂。这个过程很简单，在口腔内切开一个小口，用血管钳夹住充填剂将其取出直至结节消失。著者没有注射后出现肉芽肿的病例，但可以肯定，病损内注射类固醇和短程口服类固醇治疗是有效的，必要时还可在病损内注射5-氟尿嘧啶。若能够进行活检则更有意义，真性肉芽肿可以通过皮肤病理学检查确诊。

很显然，所有注射操作均应无菌谨慎进行，适当的技术是预防并发症的最佳方法。曾感染疱疹病毒的患者接受口周注射时必须预防病毒复发。

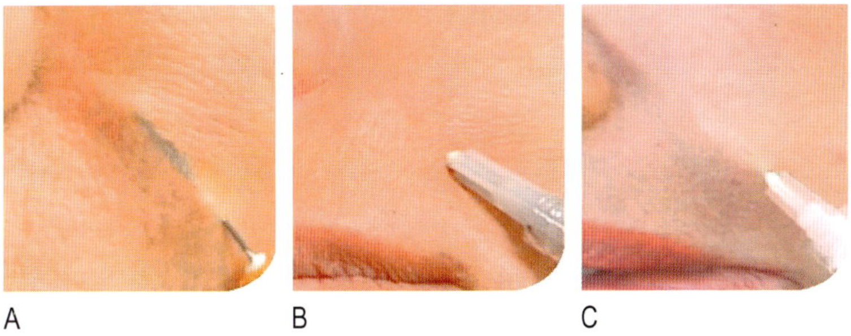

图3.7 A. 注射层次过浅。不应看到皮下针头的阴影。B. 注射层次过深。C. 恰当的注射平面在真皮深层。

注射后护理

注射后应立即进行冰敷和应用山金车酊。注射后24小时内患者不宜剧烈运动。在鼻唇沟上可粘贴透明胶带以限制脸部表情。曾感染过疱疹病毒的患者治疗前和治疗后几天都要预防用药。患者在注射2～4周后需随访复查，以决定是否需要再次注射。

结论

这种作为永久性软组织充填剂的新型PMMA材料是唯一通过FDA认证的、可以用于充填鼻唇沟的材料。它是由聚甲基丙烯酸甲酯（PMMA）微球悬浮于胶原基质上和0.3%的利多卡因混合而成。其作用机制是微球刺激患者的成纤维细胞沉积在各微球间形成胶原，最终以患者自身的胶原代替牛胶原。患者自身的胶原组织在PMMA各微球间扩散。因为这种植入材料具有永久性，患者通常经过2～3个疗程可逐渐达到完全矫治，要历时几个月时间以避免过度矫治。

在最初参加PMMA治疗试验的234名研究对象中，对145名研究对象的治疗效果进行了5年的随访研究。当然，最理想的是对所有研究对象都进行随访研究，但62%（145/234）的随访率已经很难得了，因为最初研究时并没有这个长期随访研究计划。

研究结果采用双盲法进行评估，即评估者评估照片和研究者现场评估研究对象的皱纹程度。研究比较了基线和治疗5年后的效果，结果显示两者有显著差异（$P<0.001$）。治疗后5年研究者的FFA评分平均值为1.67分（FFA评分：没有为0分，非常明显为5分），评估者的评分为1.01分。在其他软组织充填剂的研究中，这种根据研究对象现场效果评分和根据研究对象照片效果评分之间也存在差异。值得注意的是，研究也显示，治疗后6个月到治疗后5年研究对象的矫正效果持续改善（$P=0.002$）。

研究对象和研究者还被要求对治疗后5年的总体印象进行评估（图3.8）。矫治鼻唇沟皱纹的评估具有一致性，研究对象和研究者都表示非常满意治疗效果。研究者认为：90%的研究对象的治疗效果属于最好的前两类（非常成功或完全成功）（图3.8A）。90%的研究对象认为他们的满意度属于最好的前两类（非常满意或满意）（图3.8B）。没有出现严重的非预期的不良反应。虽然如此，研究中出现2例可能的肉芽肿病例（未经组织学确诊）。2例经过治疗均缓解。肉芽肿发生率很低，但常与使用永久性充填剂有关。但使用其他软组织充填剂也发生过相同的不良反应，在对照注射胶原后也发生过肉芽肿，发生在试验研究开始6个月期间。

根据匿名观察者对患者照片的评分以及临床研究者对患者的现场评分，目前的随访研究显示，PMMA充填剂注射矫治后5年美容效果仍十分显著。这个结果是无可比拟的，因为没有其他FDA认证的软组织充填

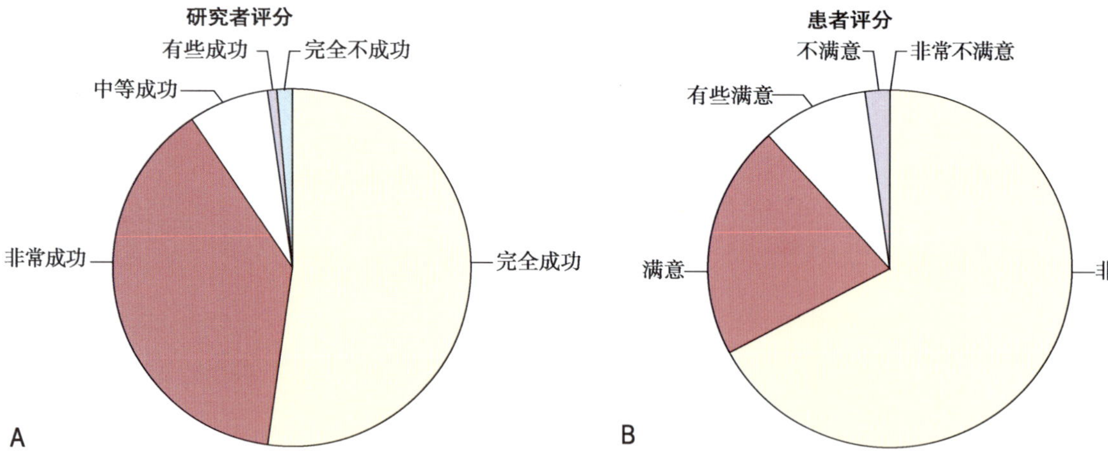

图3.8 A. 第三代PMMA治疗后5年研究者的成功矫治评分。B. 第三代PMMA治疗后5年患者满意度评分。请注意，FDA的试验用品是Artecoll。（Cohen et al 2007）

剂的效用时间能超过5年。然而本研究也有出现肉芽肿的可能性。幸运的是，它们似乎是可以治愈的且与应用其他软组织充填剂如胶原的发生率一致。本研究显示，第三代PMMA产品除了可以促进美容效果，还可使安全性进一步改善。

总之，这种新型PMMA充填剂在矫治鼻唇沟方面具有前所未有的持久性，是以前其他充填剂所没有的。其安全性方面与其他同种产品相同。然而，当与患者探讨治疗方法的选择时，本产品的持久性特征应予充分重视。其标签外应用有：口周放射状皱纹充填、红唇边缘充填和丰唇，需微滴注射（图3.9）；口角线、木偶线以及原发或继发鼻畸形也可选择应用PMMA产品矫治（图3.10）。较深部的痤疮瘢痕也是很好的第三代PMMA充填剂的适应证，这些在美国仍属PMMA标示外适应证（图3.11）。

声明

Cohen博士是Artes Medical Artefill公司医学顾问委员会的前顾问、前研究者和前小股东；Born博士与本课题无关。

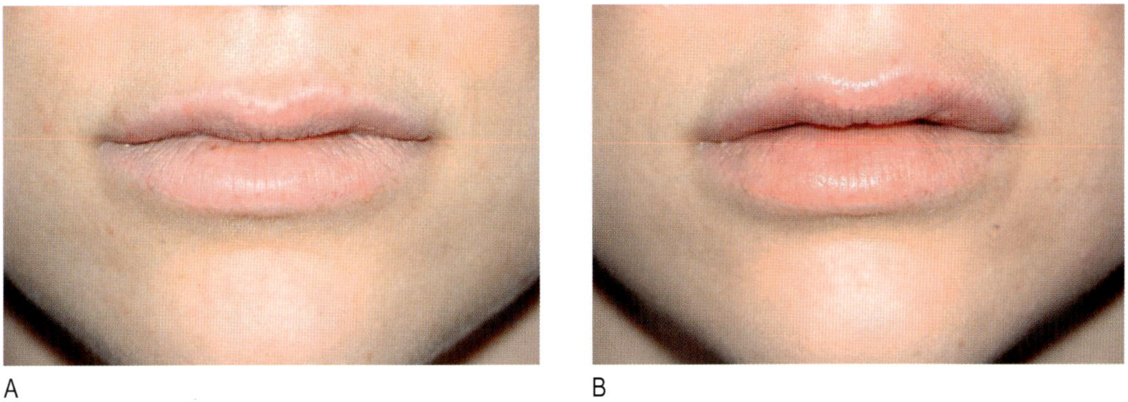

图3.9 鼻唇沟。A. 第三代PMMA充填前的上、下唇。B. 治疗后4年。

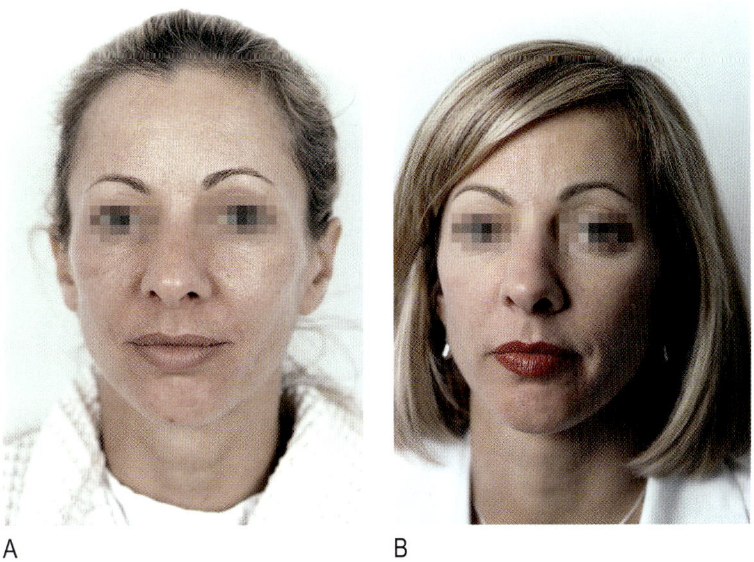

图3.10 一名36岁女性：应用Artecoll®矫正鼻唇沟，每侧使用1.5ml。A. 治疗前。B. 治疗后3年。

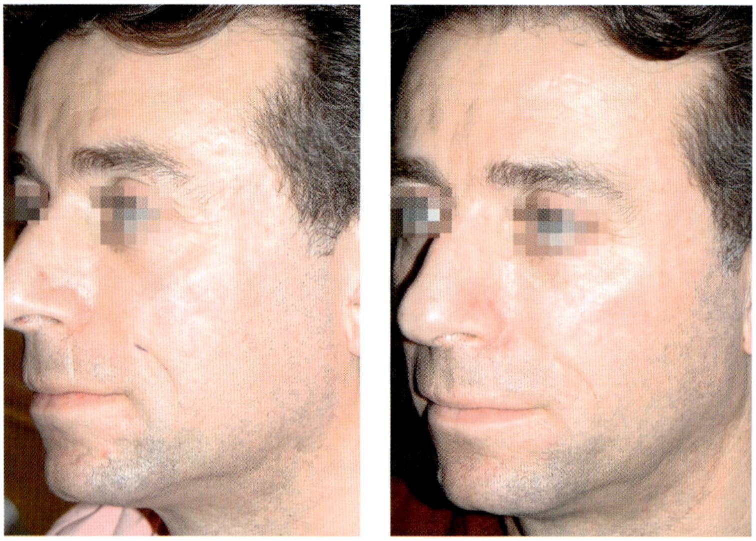

A B

图3.11 一名50岁男性因多发痤疮瘢痕接受Artecoll治疗，6个月后瘢痕得到很好的矫治。脸颊两侧共使用6ccArtecoll。A. 第三代PMMA注射治疗前。B. 治疗后6个月。

（张君毅　赵志力　译）

推荐阅读文献

Anderson RK, Stagg A, Piacquadio D. Comparison of commercially available polymethylmethycralate (PMMA) based soft tissue fillers. American Academy of Dermatology (Poster), 2008.

Cohen SR, Holmes RE. Artecoll: A long-lasting injectable wrinkle filler material: Report of a controlled, randomized, multicenter clinical trial of 251 subjects. Plast Reconstr Surg 2004;114:964–979.

Cohen SR, Berner CF, Busso M et al. TG PMMA: a long-lasting injectable wrinkle filler material – summary of the US Food and Drug Administration trials and a progress report on 4- to 5-year outcomes. Plast Reconstr Surg 2006;118(3 Suppl):64S–76S.

Cohen SR, Berner CF, Busso M et al. Five year safety and efficacy of a novel polymethylmethacrylate aesthetic soft tissue filler for the correction of nasolabial folds. Dermatol Surg 2007;33(Suppl):S223–S230.

Gelfer A, Carruthers A, Carruthers J et al. The natural history of polymethylmethacrylate microsphere granulomas. Dermatol Surg 2007;33:614–620.

Judet J. Protheses en resins acrylic. Mem Acad Chir 1947;73:561.

Klemm KW. Gemtamicin-PMMA chains (Septopal chains) for local antibiotic treatment of chronic osteomyelitis. Reconstr Surg Traumatol 1988;20:11.

Laeschke K. Biocompatibility of microparticles into soft tissue fillers. Semin Cutan Med Surg 2004;23:214–217.

Lemperle G, Ott H, Charrier U et al. PMMA microspheres for intradermal implantation: Part I. Animal research. Ann Plast Surg 1991;26:57.

Lemperle G, Holmes RE, Cohen SR, Lemperle SM. A classification of facial wrinkles. Plast Reconstr Surg 2001;108:1735–1750.

McClelland M, Egbert B, Hanko V et al. Evaluation of Artecoll polymethylmethacrylate implant for soft tissue augmentation: Biocompatibility and chemical characterization. Plast Reconstr Surg 1997;100:1466.

Morhenn VB, Lemperle G, Gallo RL. Phagocytosis of different particulate dermal filler substances by human macrophages and skin cells. Dermatol Surg 2002;28:484.

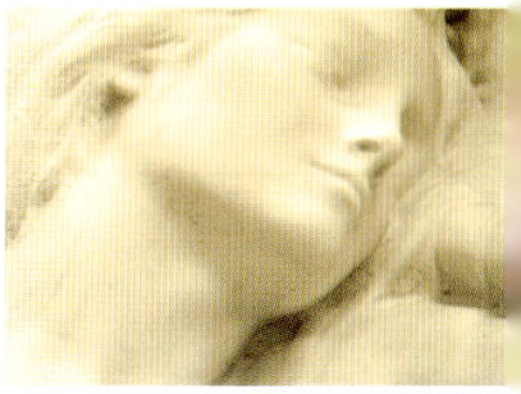

4

Radiesse®（瑞得喜）在面部塑形中的作用

Miles H. Graivier 著

关键点

- 颜面部的衰老能够通过正确使用充填剂得到改善
- 注射用羟基磷灰石钙（瑞得喜）是一种有良好生物相容性、效果持久的非永久性真皮充填剂，适用于面部塑形和年轻化治疗
- 上面部的应用主要包括眉弓和颞部凹陷充填
- 中面部的应用包括颧颊部充填，也包括鼻塑形
- 下面部的应用包括对鼻唇沟、口角纹、木偶纹以及前下颌沟的矫正
- 如同其他暂时性真皮充填剂一样，不良反应是轻微短暂的

瑞得喜

瑞得喜是一种在美国批准使用的真皮充填剂，用于改善包括鼻唇沟在内的面部中、重度皱纹和皱褶；治疗艾滋病相关性面部脂肪萎缩；修复口腔颌面缺损；进行声带充填增大；以及作为射线照片的组织标记。本章节将介绍瑞得喜在各种面部年轻化治疗中的应用。

瑞得喜的成分构成为：30%为悬浮于水凝胶的合成羟基磷灰石钙（CaHA）微粒，70%为凝胶制剂。这些微粒（25～45μm）外形平滑，与构成人体骨骼和牙齿的主要成分相同。因为羟基磷灰石钙成分天然存在于人体内，因此具有良好的生物相容性。羟基磷灰石钙已经以多种方式在外科和牙科使用了二十余年。它的安全性已被体内外实验和多项回顾性临床报道广泛证实。这些实验包括毒理学评估、标准化的生物相容性测试和一项为期3年的动物实验。瑞得喜在使用前不需要进行敏感性测试。

瑞得喜的注射层次为真皮和真皮下层，注射后可以即刻得到充填效果。经过一段时间后，内部的凝胶被逐渐吸收而只存留羟基磷灰石钙微粒。这些微粒可成为注射部位新生组织形成的支架，有证据表明在这些微粒周围有新生的胶原组织（图4.1）（Marmur et al 2004）。当羟基磷灰石钙移植入软组织后便开始诱导胶

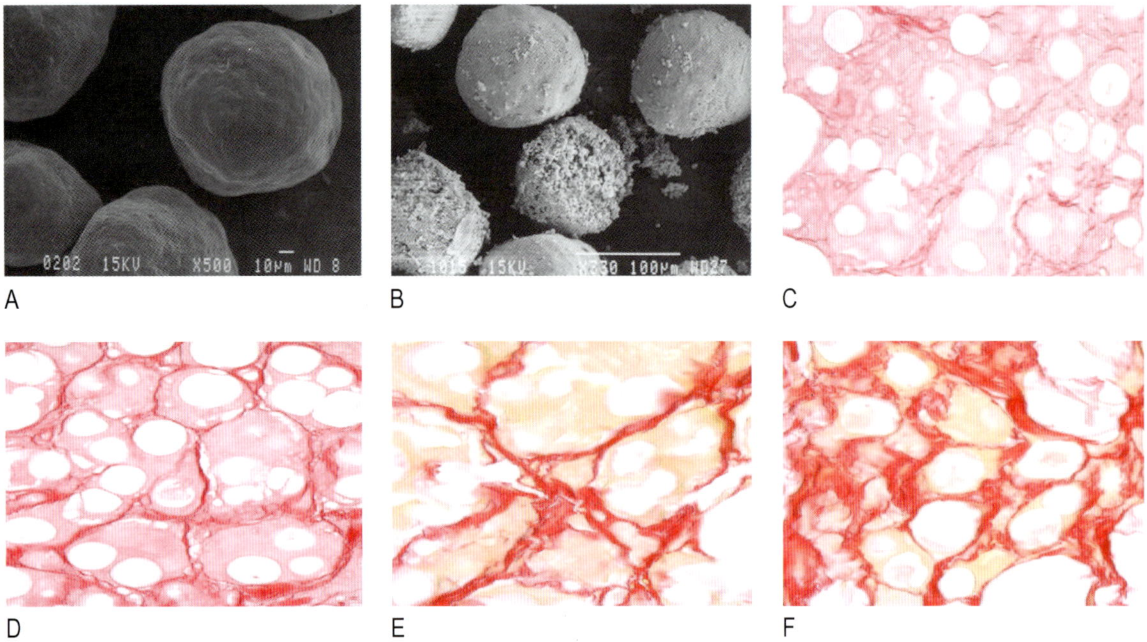

图4.1 瑞得喜和胶原形成过程。扫描电子显微镜照片。A．羟基磷灰石钙微粒在羧甲基纤维素凝胶中，均为平滑的圆形结构（放大500倍）。B．羟基磷灰石钙微粒在植入30个月后成为囊状、缓慢溶解的微粒（放大350倍）。C至F 对羟基磷灰石钙注射入狗皮肤4～78周的组织学评估。天狼星红染色切片显示在白色的羟基磷灰石钙内和周围有进行性的胶原聚集。分别为注射羟基磷灰石钙后4周（C）、16周（D）、32周（E）、78周（F）的胶原沉积图。

原形成（Marmur et al 2004），并最终成为具有高度组织相容性、持久的、与邻近组织具有相似特点的移植物。

瑞得喜被认为是一种长效非永久性充填剂。一段时间后，羟甲基磷灰石钙颗粒会通过正常的代谢过程被降解，并通过正常的排泄过程被清除。在体内，CaHA的持久性取决于诸如注射技术、留置部位，以及患者年龄和新陈代谢等因素。有文献报道用于面部年轻化治疗的维持时间为10～14个月，平均时间为 1 年（Busso Karlsberg 2006）。其他来源的文献报道的维持时间为12～18个月（Goldberg 2006，Jansen graivies 2006）。

患者选择

瑞得喜的接受者可以是那些有面部老化改变并愿意接受注射真皮充填剂的患者。瑞得喜已经被成功用于不同年龄、种族、性别以及诸如感染艾滋病的患者。

适应证

瑞得喜于2006年在美国被批准用于治疗中重度面部皱纹和皱褶，包括鼻唇沟以及矫正艾滋病患者的面部脂肪萎缩。

瑞得喜用于面部老化

瑞得喜可以提供即刻且持久的美学充填效果的能力已被广为关注，特别是可以通过对中下面部容积缺失的矫正来达到对面部美学塑形的目的。中下面部可应用瑞得喜的潜在区域详见图4.2。

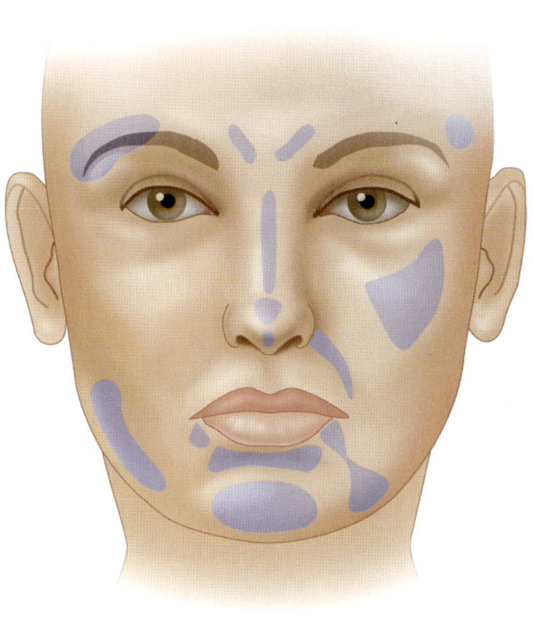

图4.2 中下面部可注射瑞得喜的区域。

在接下来的本章节内容中将首先介绍在每个区域CaHA的应用推荐指南，包括麻醉方法、注射技术、注射剂量，还会简要地讨论一下应用瑞得喜来治疗艾滋病相关性面部脂肪萎缩。之后将讨论如何提高患者的舒适性，如何预防和减少潜在的并发症以及如何得到最佳的美学效果。

手术技巧

术前准备

对任何美容操作来讲，在准备进行治疗前对每位患者的预期进行仔细讨论是很重要的。仔细询问患者的既往病史也十分必要，重点要了解患者服用的处方和非处方药品、过敏史、唇疱疹病史、是否有自身免疫系统缺陷、既往接受的面部手术或真皮充填治疗以及是否怀孕或哺乳。对于有面部疱疹病史，曾接受抗病毒治疗（如服用阿昔洛韦或伐昔洛韦）的活动性疱疹患者应推迟治疗。

其他需要向患者交代的事项包括有可能在注射期间或注射后会出现的不适感和不良反应，以及在治疗结束时的即刻效果和该效果可能维持的时间。作者建议患者避免服用任何可能增加出血的药物和补品，诸如水杨酸盐类药物、非甾体类抗炎药、高剂量的维生素E和某些草药。也有一些零星报道称使用蒙大拿山金车、菠萝蛋白酶以及含1%的维生素K_1（植物甲萘醌）乳膏可以预防青肿。

在实际操作前需要用可擦洗颜料标记出注射部位。注意要考虑重力对面部轮廓的影响，因此，最好让患者保持坐立位来进行标记。在标记前后分别进行拍照。一个典型的CaHA注射治疗托盘详见表4.1。

麻醉和其他令患者舒适的方法

适当应用麻醉剂可以减少注射CaHA和其他充填剂时的不适感。麻醉方法的选择主要取决于临床医生和患者的意向以及注射部位。可供选择的麻醉方法包括浸润麻醉、神经阻滞麻醉、表面麻醉、微量局部浸润麻醉，也可以组合使用这些麻醉方法。作者推荐在麻醉前标记出治疗部位，因为浸润麻醉后会出现皮肤表面的变形，而局部神经阻滞麻醉对皮肤皱褶有舒平作用。

局部浸润

可根据充填区域的不同，注射最低剂量的1%利多卡因或含有肾上腺素（1∶100 000）和碳酸氢钠的利多卡因溶液，进行皮下浸润麻醉。

神经阻滞

神经阻滞麻醉的优点是可以使皮肤表面轮廓受到

表4.1　托盘布置

麻醉注射器：1%利多卡因或含有肾上腺素（1∶100 000）和碳酸氢钠的利多卡因溶液。
注射器：1.3ml 和（或）0.3ml规格的瑞得喜注射针剂取决于是首次注射还是局部修正注射。
针头规格：27号，1.25英寸（1英寸 = 2.54厘米）
4 × 4纱布网垫
非灭菌橡胶手套

最小影响的同时产生最佳的麻醉效果。眶下神经阻滞的麻醉范围能够覆盖面颊、上唇和下唇区域。这支三叉神经的分支位于上颌骨并从眶下孔穿出，眶下孔通常在眶缘下方约1.0cm的瞳孔中线上。眶下神经阻滞可以通过直接经皮肤注射或经口内注射，麻醉维持时间最长达3～4小时，这取决于使用的麻药种类。如果采用经口内注射方法，在注射前给予口腔黏膜表面麻醉会让患者的不适感降低。

下唇和颏部是受三叉神经的分支颏神经支配。当这些区域需要治疗时，可以通过口内注射行颏神经阻滞麻醉，就像行眶下神经阻滞一样。这两个部位的神经阻滞麻醉在注射后数分钟开始起效，并可以维持3～4小时。此外，一些临床医生选择使用面部冷却系统来代替神经阻滞麻醉。比如Zimmer冷却装置或Aqueduct面罩。也可以应用表面麻醉和冰袋。

一种在注射前将瑞得喜和麻醉药混合的技术也已在文献中（Busso & Karlsberg 2007）介绍，但未能获得FDA的批准。这种技术是用鲁尔接口连接器将含有0.15ml的2%塞罗卡因的注射器和含有瑞得喜的注射器相连。首先将瑞得喜推入麻药中，然后通过反复推拉注射器活塞使瑞得喜在麻药中混合均匀（Busso & Karlsberg 2007）。注射这样的混合液不仅可以使治疗和麻醉同时完成，还可以降低推注阻力。已有一些零星报道应用该技术进行了低剂量注射，但该技术也许特别适合于充填相对较大的区域。在注射瑞得喜-麻药混合剂前可以先进行表面麻醉。

注射技术

瑞得喜的注射技术和注射剂量取决于注射部位。考虑CaHA的相对黏度，推荐使用27号，0.5英寸或1.25英寸的针头（1英寸=2.54厘米）。一些医生报道使用的是27号内径的28号针头。（如果是利多卡因和瑞得喜的混合液则能够使用30号针头。如果发生针头堵塞，可直接更换针头。）通常将CaHA注射在皮下层，特别是当用来充填各种皱纹和深沟。

根据治疗区域，可采用后退方式行直线、扇面和（或）垂直交叉注射法注射CaHA。如要注射到骨膜上可采用一次大剂量注射法，继而通过按摩注射部位得到理想的效果。注射剂量会因治疗部位、治疗范围以及患者的自身外形特点而有所不同。

根据作者的经验，在达到相同治疗效果的前提下，CaHA的注射剂量要小于透明质酸和胶原蛋白。2007年底发表的两篇文献也支持这一结论，即CaHA的注射剂量小于其他软组织充填剂时可以达到同样的治疗效果。Smith等在一项面裂研究中对比了分别应用CaHA和胶原蛋白治疗鼻唇沟，结果显示要达到理想治疗效果，应用胶原蛋白一侧的用量（2.35ml）平均为应用CaHA一侧用量（1.22ml）的两倍（$P<0.0001$）（Smith et al 2007）。另外一项针对治疗鼻唇沟的研究也发现，在达到满意效果前提下，CaHA的用量要比非动物性稳定透明质酸少大约30%（Moers-Carpi et al 2007）。

注射后可以进行按摩，直到不能触摸到明显的肿块为止。一些医生在治疗后常规按摩塑形注射区域，其他一些医生则是通过按摩塑形来矫正不理想的外形，并努力避免有时因按摩所引起的水肿和红斑。

术后护理

注射结束后要马上进行术后拍照并擦除标记线。另外要在注射后第3、6、9、12个月进行随访拍照。

术后护理可以通过冰敷注射区域来减轻组织水肿和红斑。一些医生建议患者在治疗后当天保持直立位，并在睡觉时保持头部抬高以减轻水肿。在注射后2～12周安排随访并记录出现的任何不良反应，必要时行进一步处理以达到最佳效果。

中上面部应用技术

中面部的老化通常是由于组织容积缺失所致，而不是仅仅因为产生皱纹。颊脂肪垫的容积缺失可以导致面颊前部扁平和凹陷，继而使松弛过剩的皮肤移向邻近区域，因此单纯充填这些皮肤皱纹不足以恢复年轻的外貌。而使用诸如CaHA这样的增容充填剂对这一区域进行充填增容，可以降低导致这一区域出现老化表现的阴影效应，矫正鼻唇沟、眶下、木偶纹区域以及下颌区域的皮肤量过剩，从而使中面部各部位的容积比例再次达到平衡。

颧颊部区域注射

面颊部充填增容并不是目前被官方批准的注射CaHA适应证，然而在文献中却广泛报道了应用CaHA进行面颊部充填增容。因为面颊部的充填增容可以对整个面部轮廓产生影响，因此如果要对多个区域进行治疗，推荐首先从颧颊部开始。

医生在这一区域进行操作时要有条理，可以从上到下或者反之。入针点可以在鼻唇沟中点和颧骨外侧。可选用27号1.25英寸规格的针头跨颧骨最高点进行三维多直线扇状注射。为了提供理想的结构支撑，需要进行不同层次和深度的交叉状注射。颧骨区域的直线注射轨迹要近似于一个倒直三角（如图4.3）。注意不能将充填剂注射到眶骨缘以上，因为任何由微粒组成的充填剂在此区域会在眼轮匝肌的作用下出现聚集。

我建议对整个颧骨区域进行充填增容，而不是仅仅针对最明显的软组织缺陷处。沿横向和紧沿颧骨下方扩大充填范围可以为眶周区域提供更好的支撑，而颧骨区域的增容效果主要是随着周围区域的增大而显现。在颧骨区域一般不需要采用交叉法注射。通常需要在颧骨下方区域进行充填以完成中面部的轮廓塑形。在这一区域要细致操作，并且需要更多剂量的充填才能矫正组织凹陷，特别是艾滋病相关的面部脂肪萎缩患者。

在对侧面部可以采用完全相同的注射顺序。有些病例会有注射后两侧面颊不对称，对于这种情况，可以对需要的一侧行进一步充填注射以达到双侧对称。

眉部和颞部凹陷的注射充填

有一些患者，特别是中老年患者，会出现眉外侧和颞部软组织凹陷。甚至在接受眉上提术后，尽管眉毛位置得到恢复，但这一区域仍然存在凹陷而导致老态。在这一区域注射充填CaHA可以出现眉毛外侧上提的效果。可以单独注射充填CaHA或者联合使用A型肉毒杆菌毒素来获得更好的上提效果。

标记出包括眉毛上下2.0mm范围内的眉外侧2/3区域。从上方开始以平行线状注射CaHA至真皮深层，然后以交叉直线法呈扇面注射至更深层次，甚至可以注射至骨膜表面。每侧眉区平均注射剂量为0.65ml。

如果下方的颞区有凹陷，我使用一种“仓库技术”将CaHA注射到颞筋膜表面。即注射约0.1ml到此层次然后用示指或拇指按压至均匀平坦，并间隔1cm重复该操作过程。注射剂量可以不同，但多数患者每侧很少超过0.4ml。

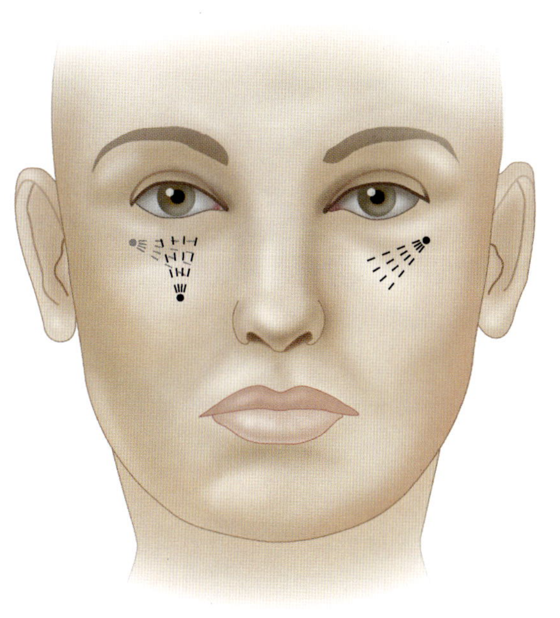

图4.3 颧骨区域的直线交叉注射示意图。（Redrawn illustration courtesy of BioForm Medical，Inc.）

下面部应用技术

下面部老化的特点为鼻唇沟加深，口角处出现“C”型线，出现口周皱纹，嘴唇的饱满度下降以及下颌线处皮肤松垂，除此之外还有木偶纹，加深的唇颏皱褶，以及颏前凹陷的出现。导致出现这些变化的原因包括肌肉反复收缩，皮肤弹性丧失，以及骨、软骨、牙齿的萎缩。

CaHA可以替代缺失的组织量，并可靠地对中重度皱纹皱褶进行充填治疗。在下面部的应用范围包括鼻唇沟、口周皱纹、木偶纹、前下颌沟以及下巴外侧的皱褶。对口唇和口周浅表皱纹的充填治疗来讲，CaHA也许不如胶原蛋白和透明质酸类充填剂适合，但应用CaHA充填白唇和人中不仅风险低而且更有效。

从美学方面考虑，在设计治疗方案时要将下面部视为一个单位来考虑，以达到整体提升的年轻化效果，而不是简单地对每个缺陷进行逐一治疗。

鼻唇沟

鼻唇沟加深的主要原因是反复的肌肉收缩和和脂肪萎缩。受这一区域反复运动的影响，使这一区域的充填效果维持变得困难。我发现CaHA凝胶非常适合鼻唇沟的充填治疗，因为将CaHA注射至真皮深层，就可以获得相对长的维持时间。

应用瑞得喜治疗鼻唇沟的理论基础是一项对面部双侧治疗效果对比的多中心随机双盲试验。在这项实验中，117名中重度鼻唇沟皱褶（Lemperle分级3～4级）患者左右面部分别接受CaHA和人类胶原蛋白（Cosmoplast，Allergan）的注射充填治疗（Smith et al 2007）。通过6个月的随访发现，注射CaHA一侧的有效率（82%）明显优于对照侧（27%）（$P<0.001$）。注射瑞得喜组的有效率为79%，而对照组仅为5%（$P<0.0001$）（Smith et al 2007）。应用CaHA和胶原蛋白治疗鼻唇沟的不良反应发生率无明显区别。这项研究的一年随访结果报道已经投稿至同行评审的期刊。在这一区域进行治疗时，可选用的麻醉方法包括表面麻醉+冰敷（也可不加冰敷）、局部浸润麻醉、眶下神经阻滞麻醉，具体选用哪种方法取决于医生的偏好和患者的选择。

对治疗鼻唇沟来讲，可选用27号1.25英寸规格的针头，采用直线注射法将CaHA注射到真皮和真皮下层交界处。作者推荐以倒“V”或倒三角形分布方式注射CaHA，这样会提供更好的支撑并得到更好的矫正效果。作者还发现在鼻唇沟靠上部分，如采用横向交叉线状充填可以帮助舒平皮肤并提高矫正效果（图4.4）。CaHA可以提供等比例矫正，因此，充填治疗时不需要矫枉过正。注射后应立即轻柔按摩治疗区域以达到外形平滑。

木偶纹

木偶纹对任何充填剂都有着更强的对抗力，且更难以彻底矫正。一些医生更倾向对这一区域进行分层充填注射。经典方法是将CaHA注射到真皮下层，这一层要深于透明质酸类充填剂的注射层面。这一技术也已经在文献中做了描述。

在局部注射利多卡因后，先将瑞得喜注射至真皮下层形成一层基础，然后再采用交叉直线法在真皮深层注射。

因为这一区域本身就治疗困难，因此，比较现实的治疗目标是对木偶纹的中等程度去除而不是彻底去除。如果在这一区域注射过多会导致口腔黏膜下的充填剂积聚，因此，建议这一区域的充填治疗要相对保守。将下颌区视为一个单元来考虑是很重要的。

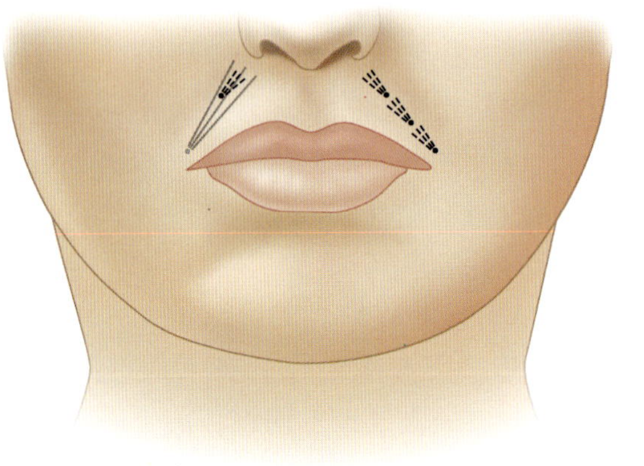

图4.4 在鼻唇沟的注射示意图。（courtesy of BioForm Medical，Inc.）

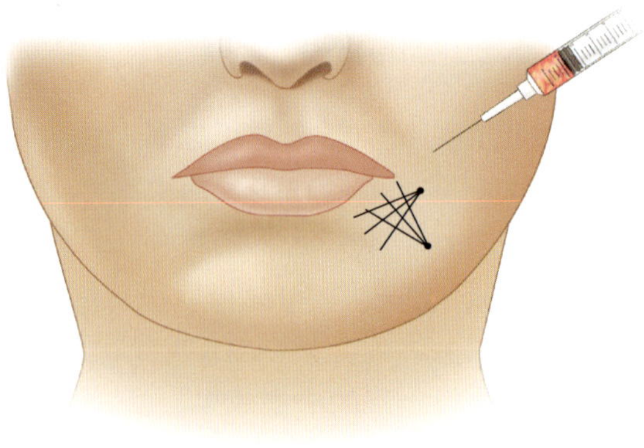

图4.5 木偶纹和口角处的注射示意图。

口周皱纹

口周皱纹的出现是由唇部组织容量减少导致，表现为口唇边缘皮肤向内卷曲，并使唇下颌沟加深。另外还可以使口角下降，并引起口唇的向内卷曲。口周的组织容量减少部分包括唇黏膜和口唇皮肤部分，这些区域的组织容量减少导致了口周皱纹的出现。要解决这些问题就要对这些皱纹进行增容充填并使口角提升。应用包括CaHA在内的充填剂都可以相对容易地矫正口周皱纹。应用CaHA来治疗口周皱纹已在文献中有广泛报道。

在注射CaHA 或其他充填剂之前，先要对这一区域进行局部浸润麻醉或者颏神经阻滞麻醉。作者认为最重要的步骤是首先在口角用直线法注射CaHA，然后在下唇的红白唇交界处下方平均大约1cm处进行扩大范围注射。接下来以扇状直线交叉法在口角的真皮深层注射CaHA，并继续扩大注射范围至木偶纹。采用直线交叉方式进行增量注射CaHA要在更深层次进行，这样可以增加组织容量、矫正凹陷、提升口角。对口角黏膜处可采用“C”形注射充填，用以矫正口角的向内卷曲并提升口角。在黏膜处的注射通常使用透明质酸。

使用透明质酸或胶原产品后出现黏膜下可触及的团块或结节的风险较低。一些医生更偏爱使用透明质酸或胶原类产品进行更浅层次的注射充填，而应用CaHA进行更深层次的注射来治疗个体性的“括弧状皱纹”。

前下颌沟/颏前凹陷/唇颏皱褶/颏突

前下颌沟、颏前凹陷、唇颏皱褶以及颏垫下垂萎缩的出现反映出了骨质流失、组织萎缩和固有皱褶（鼻唇沟、木偶纹）周围的软组织量减少。对于有些患者来说，对该区域部分或全部的治疗是必要的，治疗后可以使整个颏部变得丰满并为口角和木偶纹提供一个支撑基础。充填前下颌区域还可以使下颌缘更平滑，而充填颏前和唇颏皱褶可以为该区域增加额外支撑。

前下颌沟的形成反映出了骨质流失、组织萎缩、颏垫下垂。向真皮深层或真皮下层注射CaHA或其他充填剂可以去除前下颌沟。应用CaHA去除前下颌沟的方法也已经在文献中报道，即将CaHA注射至真皮深层或真皮下层来去除前下颌沟。治疗的关键是重塑下颌骨下缘，而不是简单的沿着下颌骨体进行充填。除此之外，还要注意避开面部血管来预防出现瘀斑。为了治疗后能得到最佳的美学结果，并且能使充填区和邻近的颏部轮廓达到良好的过渡，要缓慢地注射充填剂并给予轻柔的按摩。可以沿着下颌骨骨膜注射CaHA，使萎缩的下颌轮廓变得丰满。

另外一种方法从口内将CaHA呈团状注射至骨膜表面。这种注射方法可以最大限度地减少瘀斑和肿胀的发生。这种方法还可以用来治疗木偶纹，这样可以减少真皮/真皮下的注射。

艾滋病相关性面部脂肪萎缩

艾滋病相关性面部脂肪萎缩的患者需要行面部增大术。艾滋病相关性脂肪萎缩表现最明显的面部区域是颞部和眶下区域，特别是颧骨/颧骨下区域和鼻唇沟。艾滋病相关性脂肪萎缩被认为是由于体内的糖脂代谢变化所引起，而这些糖脂代谢变化是继发于蛋白酶移植剂和核苷类似物的联合治疗（比如一些高效抗反转录抗病毒治疗）。

尽管不威胁生命，但面部脂肪萎缩会非常明显的影响容貌，并且可以被视为一种耻辱的标志。这类面部萎缩可以非常严重并且累及很大的区域，而采用诸如CaHA等充填剂进行充填治疗可以很好地帮助这类患者。艾滋病相关性脂肪萎缩可以用软组织充填剂进行有效治疗。因为这类患者特殊的免疫状态和医学需要，因此，具有良好生物相容性和低免疫原性的CaHA特别受到青睐。

据2006年一篇关于应用CaHA治疗艾滋病相关性

脂肪萎缩的重要文献中统计，对每位患者为期18个月的随访满意率为97%～100%。主观评判外貌好转的比率随着皮肤测量厚度的增加而增加（Silvers et al 2006）。应用CaHA治疗艾滋病相关性脂肪萎缩在其他文献中也有报道。

当要治疗此类面部脂肪萎缩时，需要注射CaHA的用量要比具有代表性的治疗鼻唇沟的用量更多。因为治疗区域较大，经典的注射方式采用分层交叉注射。

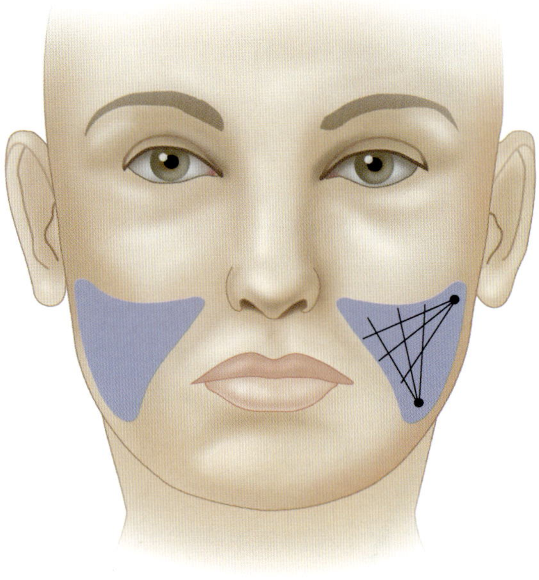

图4.6 治疗艾滋病相关面部脂肪萎缩的注射技术。

结果

以下病例展示了注射CaHA进行面部塑形治疗前后的对比。

病例1

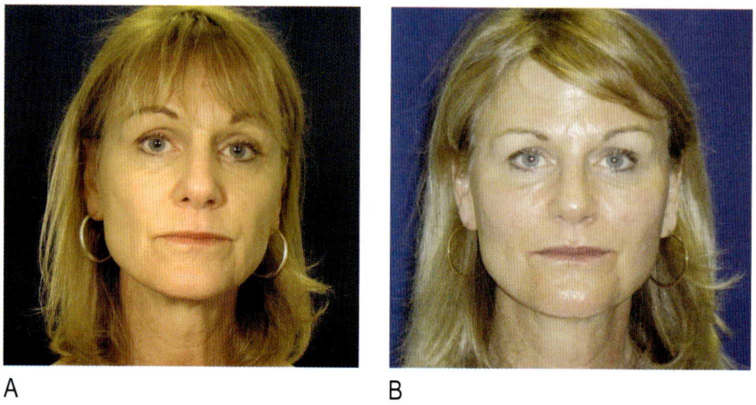

图4.7 A．一名58岁女性，对面颊、鼻唇沟、口角、前下颌和颏前凹陷进行注射CaHA前。B．治疗后7个月。

病例2

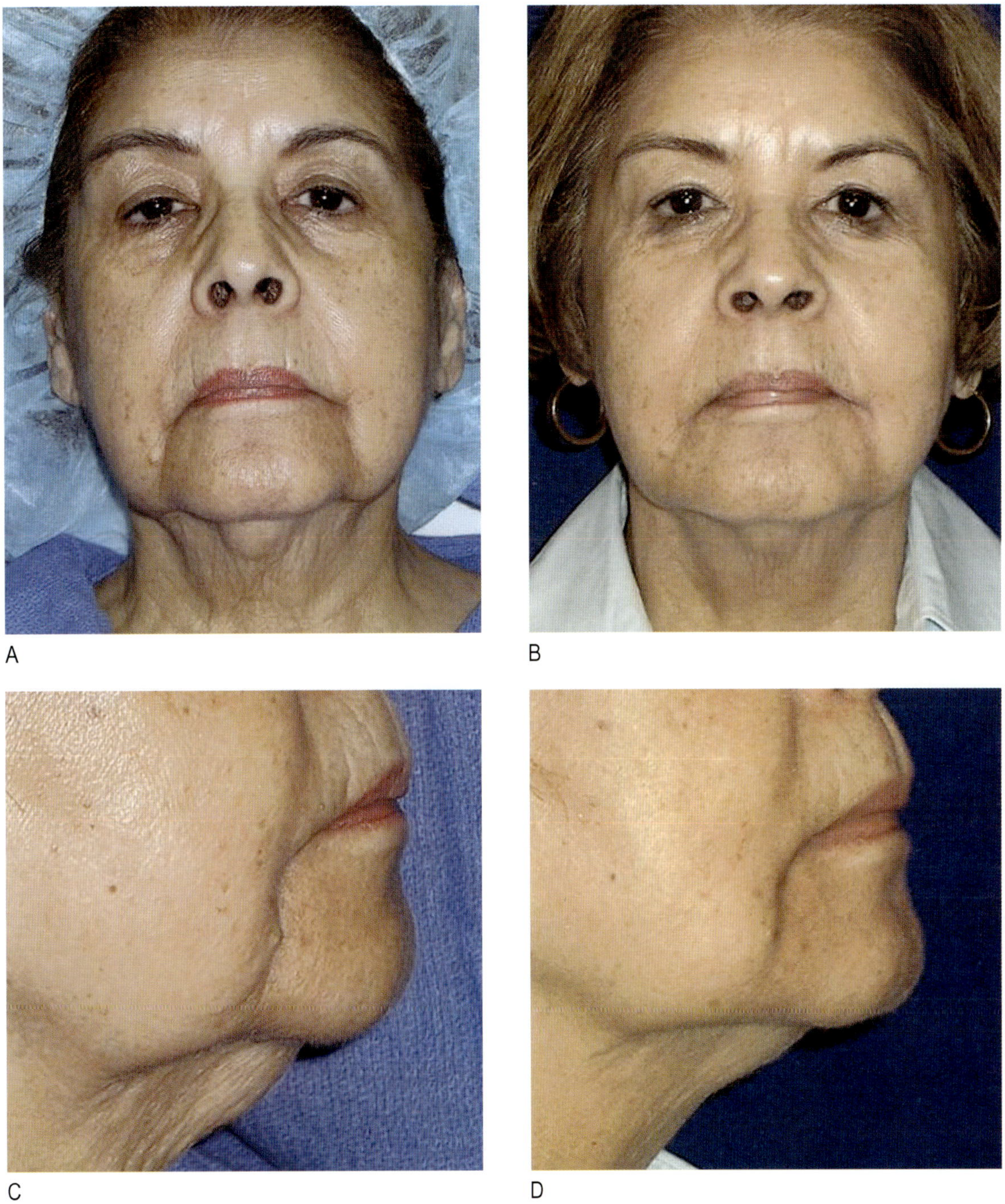

图4.8 A．80岁女性，对鼻唇沟、木偶纹、前下颌和颏外侧凹陷进行CaHA注射前。B．治疗后10个月。C．注射前。D．注射后。

病例3

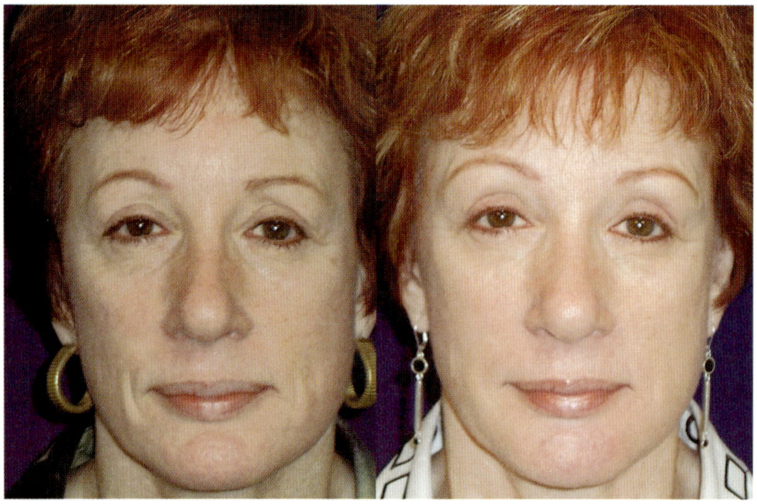

图4.9 60岁女性，提眉和应用CaHA充填前。A．治疗前；B．治疗后，还矫正了鼻唇沟、唇颏皱褶、颏前凹陷。

病例4

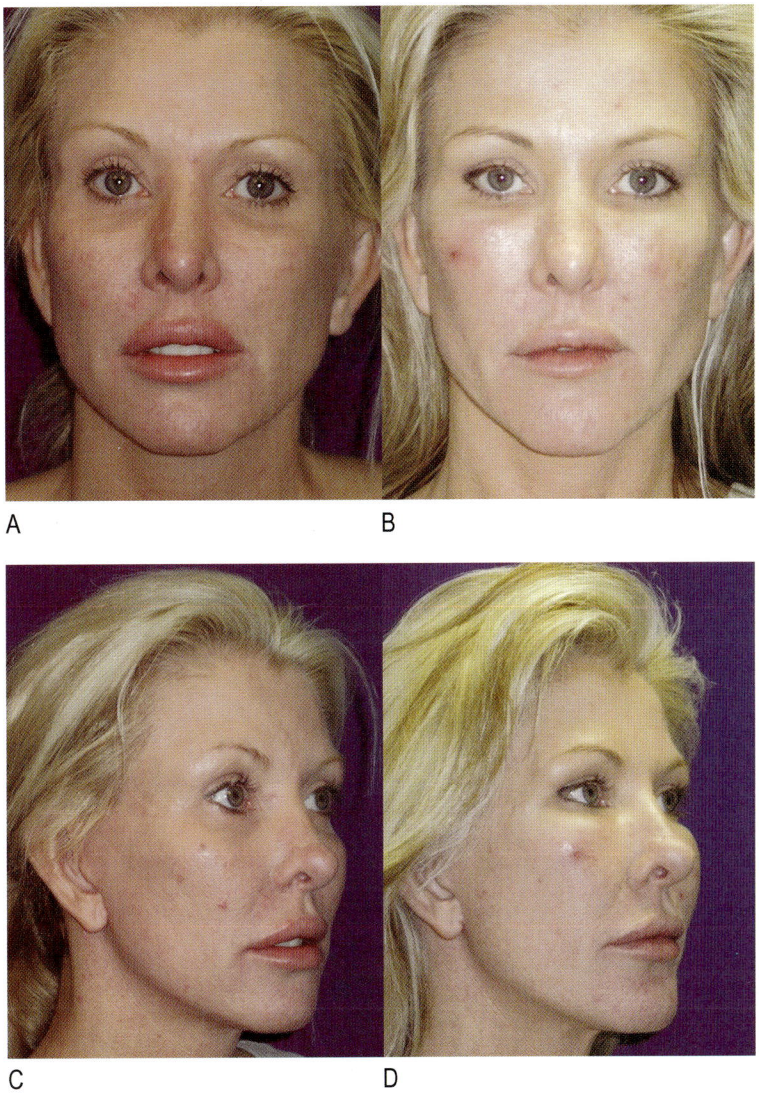

图4.10 A．37岁女性患者，对眉、面颊、颏进行注射CaHA前。B．术后10个月。C．注射术前斜位照。D．注射术后斜位照。

病例5

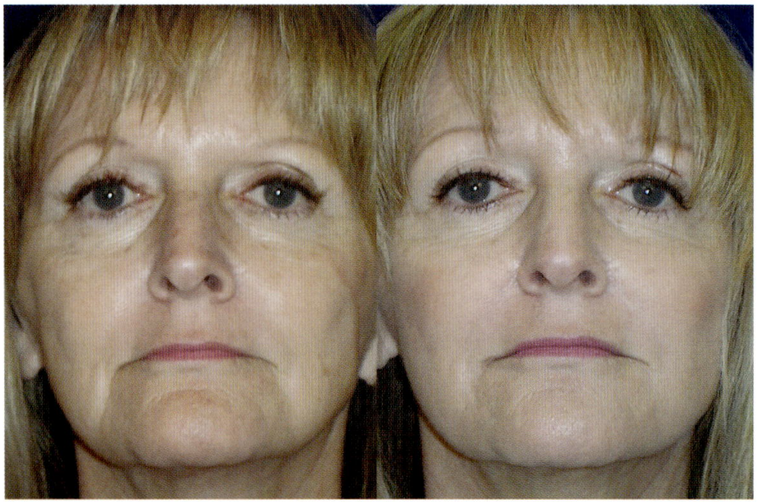

A B

图4.11 A．60岁女性患者，面颊、鼻唇沟、木偶纹、唇颏皱褶、前下颌凹陷行CaHA注射前。B．注射治疗后10个月。

潜在并发症

长效CaHA的不良反应与胶原和透明质酸等短效充填剂相同。患者可能会出现轻微疼痛、红疹，以及治疗后可能会立即出现瘀斑。这些反应会在2周内消失。如果在治疗前让患者停用包括阿司匹林和非甾体类抗炎药等所有的潜在抗凝血药物，会最大限度降低出现红疹和瘀斑的可能性。缓慢轻柔地注射充填剂也可以帮助减少出现瘀斑和肿胀。如果出现异物反应、炎症、感染则不能注射CaHA等任何充填剂。

由瑞得喜引起的严重不良反应看上去是比较少的。尽管有报道说出现过注射后皮肤结节的情况，但这些结节的产生原因主要是和注射技术相关的，即注射CaHA过于表浅，或不恰当地使用了CaHA。如果出现了这类结节，用较大力度按摩可以很容易地去除。很少需要采用手术切除和应用激素来去除积聚的CaHA。没有证据证明注射CaHA后会形成肉芽肿。

结论

临床医生们目前已经拥有很多医疗产品来实现非手术面部年轻化，这些产品包括A型肉毒素和一系列的真皮充填剂。如何最合理地使用这些产品来实现面部年轻化已成为我们所面对的问题。

舒展和充填皱纹只是实现面部年轻化的手段之一。就作者的经验而言，瑞得喜已经被证明是一种多用途且效果持久的充填剂，它适合于矫正中重度的皮肤皱纹以及恢复缺失的组织量。它最吸引人的地方是具有双重作用机制，一方面是它的凝胶部分可以使充填区域达到即刻矫正效果，另一方面以CaHA颗粒为核心的新生胶原组织可以维持较长的充填效果。因为瑞得喜可以被注射至真皮下层的中部至深部，因此，它特别适合在多个面部区域提供组织增量和结构支撑。根据作者的经验，瑞得喜适合于充填鼻唇沟、木偶纹、口周皱纹、前下颌沟以及颧骨/颧骨下区域。很多文献中也介绍了这些应用范围。

我们的经验还显示了该产品的安全性。与CaHA有关的最常见不良反应和其他充填剂的一样，比如暂时性的红疹和瘀斑。这些不良反应通常只会短时间出现，并且可不需要治疗便自行恢复。早期对有色人种的研究结论显示，CaHA与色素沉着、瘢痕增生或瘢痕疙瘩的出现无关（Boyd et al 2008）。

随着瑞得喜的临床应用愈加广泛，并且越来越多地在文献中被报道，某些关于瑞得喜作为美容充填剂的误解能够迎刃而解。正如之前介绍的那样，被注入的CaHA微粒成为供成纤维细胞聚集活动的支架，这样在注射部位就会形成与周围组织类似的新生组织。没有证据表明当瑞得喜注射入软组织后会有骨生成，此外也没有证据表明对CaHA的炎症反应会导致炎性肉芽肿的形成。有文献报道在唇黏膜下注射CaHA后出现了明显的CaHA结节，但这并不是肉芽肿。可以通过避免在唇部使用瑞得喜来预防这一结果的发生。

除了以上介绍的瑞得喜在面部的应用外，还有文献报道了使用瑞得喜治疗某些类型的痤疮瘢痕，治疗鼻部缺损凹陷以及完成鼻美容塑形。瑞得喜的非面部应用目前也在研究之中，包括用来进行手足的年轻化治疗，以及提高乳房再造术后的乳头高度。

（韩新鸣　石成方 译）

推荐阅读文献

Ahn MS. Calcium hydroxylapatite: Radiesse®. Facial Plast Surg Clin N Am. 2007;15:85–90.

Alam M, Yoo SS. Technique for calcium hydroxylapatite injection for correction of nasolabial fold depressions. J Am Acad Dermatol. 2007;56:285–289.

Boyd CM, Marmur ES, Taylor SC, et al. Calcium hydroxylapatite for treatment of nasolabial folds in persons of color: Interim safety results at three months post injection. Abstract.

Busso M, Applebaum D. Hand augmentation with Radiesse® (calcium hydroxylapatite). Dermatol Ther. 2007;20:315–317.

Busso M, Karlsberg PL. Cheek augmentation and rejuvenation using injectable calcium hydroxylapatite (Radiesse®). Cosmetic Dermatol. 2006;19(9):583–588.

Goldberg DJ. Calcium hydroxylapatite. In: Fillers in Cosmetic Dermatology. Abingdon, England: Informa UK Ltd; 2006:81–109.

Graivier M, Bass LS, Busso M, et al. Calcium Hydroxylapatite (Radiesse®) for correction of the mid- and lower face. Consensus recommendations. Plast Reconstr Surg. 2007;120(Suppl):55S–66S.

Jacovella PF, Peiretti CB, Cunille D, et al. Long-lasting results with hydroxylapatite (Radiesse®) facial filler. Plast Reconstr Surg. 2006;118(Suppl.):15S–21S.

Jansen DA, Graivier MH. Evaluation of a calcium hydroxylapatite-based implant (Radiesse®) for facial soft tissue augmentation. Plast Reconstr Surg. 2006;118(Suppl):22S–30S.

Marmur ES, Phelps R, Goldberg DJ. Clinical, histologic, and electron microscopic findings after injection of a calcium hydroxylapatite filler. J Cosmet Laser Ther. 2004;6:223–226.

Moers-Carpi MM, Vogt S, Martinez Santos B, et al. A multicenter, randomized trial comparing calcium hydroxylapatite to two hyaluronic acids for treatment of nasolabial folds. Dermatol Surg. 2007;33(Suppl 2):S144–S151.

Sadick NS, Katz BE, Roy D. A multicenter, 47-month study of safety and efficacy of calcium hydroxylapatite for soft tissue augmentation of nasolabial folds and other areas of the face. Dermatol Surg. 2007:33(Suppl 2):S122–S127.

Silvers SL, Eviatar JA, Echavez MI, Pappas AL. Prospective, open-label, 18-month trial of calcium hydroxylapatite (Radiesse®) for facial soft-tissue augmentation in patients with human immunodeficiency virus-associated lipoatrophy: One-year durability. Plast Reconstr Surg. 2006;118(Suppl):34S–45S.

Smith S, Busso M, McClaren M, Bass LS. A randomized, bilateral, prospective comparison of calcium hydroxylapatite microspheres versus human-based collagen for the correction of nasolabial folds. Dermatol Surg. 2007;33(Suppl 2):S112–S121.

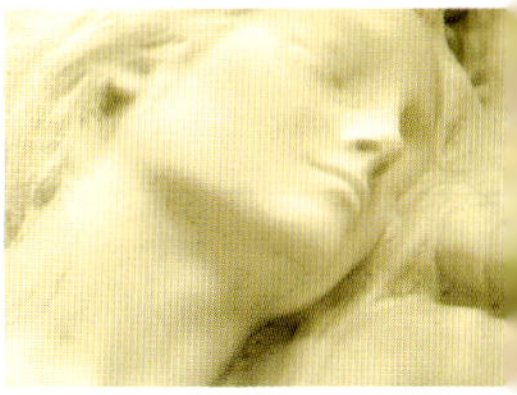

5

左旋聚乳酸充填剂（Sculptra®）的临床应用

Cheryl M. Burgess 著

关键点

- 左旋聚乳酸的作用机制完全不同于其他用于软组织充填的产品，它是一种长效的但非永久性的充填材料
- 对免疫功能低下患者和具有免疫能力患者的大量研究表明，左旋聚乳酸对于面部脂肪萎缩的治疗是安全有效的
- 很多艾滋病患者出现面部脂肪萎缩，这可能是接受高强度的抗反转录病毒治疗以后出现的虚弱表现
- 在美国，左旋聚乳酸更多用于标签适应证范围以外的美容治疗，当超出标签适应证范围以外的用途符合其他皮肤科和整形科医生的惯例时，这种“非标签指定用途”是合法的
- 左旋聚乳酸已经被证实可以治疗由疾病导致的局部脂肪萎缩
- 如果能使用正确的技术，肉芽肿和结节的形成是可以避免的，这些技术包括将左旋聚乳酸充分稀释；要以整个面部而非皱纹作为治疗目的；在两次治疗之间要有3～4周的观察时间；应对医生进行适当的培训

引言

左旋聚乳酸（PLLA；Sculptra®；Dermik，Bridgewater，NJ，USA）是一种可注射的医用材料，已被美国食品药品管理局（FDA）批准用于治疗艾滋病患者的面部脂肪萎缩。面部脂肪萎缩可见于以下几种情况：（1）健康成人衰老的自然过程；（2）手术导致的明显体重下降；（3）在一些先天性和获得性特殊疾病中，脂肪代谢障碍综合征可以导致代谢紊乱，并由此进一步导致脂肪组织的畸形（James et al 2002）。尽管病因并不明确，但许多研究表明，脂肪代谢障碍综合征与应用蛋白酶抑制剂和核苷反转录酶抑制剂治疗疾病有关，可能由一种药物引起，也可能由药物协同作用引起（Dieterich 2003，Collins et al 2000，James et al 2002，Jones et al 2005）。由于脂肪代谢综合征很难被明确定义，因此，对艾滋病患者出现脂肪代谢综合征的比例统计也有很大差别，从15%到超过80%不等（Moyle 2002）。比例最高的统计结果显示，在接受8～10个月的蛋白酶抑制剂治疗的患者中，有83%出现了脂肪代谢综合征（James et al 2002）。虽然已经有多

种对脂肪萎缩严重性的分级标准，但目前针对所有脂肪萎缩患者的分级标准是《面部脂肪萎缩分级量表》（表5.1），该表是由“面部脂肪萎缩专家组”于2006年公布的。由该专家组修正的脂肪萎缩分级标准已经完成，并将于2009年开始施行。

表5.1 用于评估所有患者的脂肪萎缩严重程度的面部脂肪萎缩分级量表

0级	无面部脂肪萎缩
1级	面部一个或多个区域轻度平坦或凹陷 没有明显的骨骼标志 不能看出深层的肌肉组织
2级	介于1级和3级之间
3级	面部一个或多个区域中度凹陷 骨骼标志突出 可以看出深层的肌肉组织
4级	介于3级和5级之间
5级	面部一个或多个区域有严重凹陷 骨骼标志严重突出 深层的肌肉组织清晰可见

Adapted from Ascher B，Coleman S，Alster T，et al. Full scope of effect of facial lipoatrophy: a framework of disease understanding. Dermatol Surg. 2006，32（8）:1058-69. Reprinted with permission from Blackwell Publishing

优点

左旋聚乳酸是一种可降解的合成聚合物，被用来制造可吸收医用产品已有数十年时间。这些可吸收的医用产品包括诸如缝线、外科密封网片、螺丝、盘子以及可以诱导组织再生的薄膜（Vleggaar & Bauer 2004，Burgess & Quiroga 2005）。在软组织充填术中，左旋聚乳酸被专门用来充填有皮肤下陷和松垂的区域，而不是用来治疗皮肤皱纹的。此外，左旋聚乳酸还用于治疗需要进行塑形的区域。左旋聚乳酸可以同其他软组织充填剂一起用于软组织充填治疗。它可以用来重建颊脂肪垫，但不能用于注射充填嘴唇（Burgess & Quiroga 2005）。左旋聚乳酸的充填效果可以维持长达18～24个月，但不是永久性的（Burgess & Quiroga 2005，Mest 2005）。在这段时间之后，则只需进行一次加强治疗来维持美容效果。

作用机制

左旋聚乳酸的作用机制不同于其他充填剂的作用机制，事实上它不是一种真皮充填剂。相反，左旋聚乳酸是一种有良好生物相容性的可降解的合成聚合物，它可以刺激胶原新生（Cutright & Hunsuck 1971，Li & Vert 1995，Hartman 1998，Gruber et al 1992，Micard & Guilbert 2000）。左旋聚乳酸充填的即刻效果是通过物理性占据空间实现的。然而，一开始的充填效果是暂时性的，只能维持1周或更少的时间（Mest 2005）。一旦载体溶液被吸收，便开始了迟发性进展性容量充填效果。左旋聚乳酸可以引发一种异物巨细胞反应，从而可导致胶原逐渐生成。这个过程要通过一个水解过程，左旋聚乳酸被体内的巨噬细胞吞噬溶解，其聚合状态和分子结构被破坏。最终左旋聚乳酸通过非酶水解缓慢降解为乳酸微粒和二氧化碳。二氧化碳通过呼吸运动排出，仅乳酸晶体遗留在体内，这些乳酸晶体可以刺激胶原生成和肉芽肿反应。这种炎症反应可以导致：（1）再吸收；（2）产生包绕异物的纤维结缔组织；（3）真皮内纤维素增生可以产生想要获得的美容效果（Burgess & Quiroga 2005）。经过几个月的时间，可以出现真皮的逐渐增厚。

安全性历史

1999年以来，在30多个国家有超过15万人为了矫正各种面部凹陷和轮廓缺陷接受了左旋聚乳酸的充填治疗（Vleggaar & Bauer 2004，Werschler et al 2005）。在我们自己的诊所——美国华盛顿皮肤科和皮肤外科中心，左旋聚乳酸已经成功用于治疗包括免疫功能不全和免疫功能正常患者的手、足、面和臀部的脂肪萎缩。事实上，我们进行了一项对61名艾滋病病毒感染患者进行左旋聚乳酸治疗的研究。通过6个月的随访，我们发现，所有患者在治疗后都有极好的反应。从2001年到2005年，我们对治疗后的患者每半年进行一次随访，结果显示没有一例患者出现过敏反应、感染和其他不良反应（Burgess & Quiroga 2005）。其他几项研究也说明左旋聚乳酸具有很好的安全性，并且对于具有正常免疫功能和艾滋病病毒感染者都有良好的疗效（Onesti et al 2004，Valantin et al 2003，Moyle et al 2004）。例如，在一项研究中，有正在接受高效抗反转录病毒治疗的艾滋病病毒阳性患者102名，有美容患者（假设均为免疫功能正常）620名，所有这些患者，在接受左旋聚乳酸充填治疗后都得到了理想的效果，甚至在进行最后一次充填注射2年后仍能维持良好的效果。不良反应极少，有5例出现了可以触及的不明显的丘疹，有1例于注射后1年可能发生了异物反应，出现了比较明显的小结节。没有观察到过敏反应发生（Bauer 2005）。临床医生们已经开始探寻其他可以应用左旋聚乳酸进行治疗的情况。例如，最近的一个文献报道，应用左旋聚乳酸治疗痤疮和水痘瘢痕可以获得良好的治疗效果且具有极佳的安全性。目前仍在开发的左旋聚乳酸的新用途是将其作为一种可注射的颅面假体置于骨膜表面，这样可以同时矫正软组织量缺失和颅骨支撑缺失（Vleggear & Fitzgerald 2008）。

在美国，左旋聚乳酸仍继续保持着极好的安全性记录，仅有少量与左旋聚乳酸治疗相关的不良反应报道。在欧洲，早期使用左旋聚乳酸的经验是注射后容易出现不良反应。使用左旋聚乳酸后不良反应的发生往往同不充分的胶原重塑以及不正确的注射技术有关。临床医生们必须牢记，左旋聚乳酸不是一种充填剂，医生们需要用一种不同的治疗和注射方法。全面的知识和训练是必须具备的条件。此外，因为真皮增厚是个缓慢的过程，医生必须要有耐心，从而使充填效果达到审美要求。

应用左旋聚乳酸进行软组织充填后的效果并不是永久性的。因为充填效果的维持时间大约为24～30个月，因此，人们对追求永久效果的错误思想还缺乏认识。人们对美容效果随着年龄增长会改变也缺乏认识。例如，那些永久充填剂的最初效果可以很好，但随着年龄增长，充填剂看上去会越发明显，外貌也会变得越发不自然（Saylan 2005）。

适应证：治疗艾滋病患者的脂肪萎缩

在高效抗反转录病毒治疗方面的最新进展已经可以使艾滋病病毒携带者和艾滋病患者的存活时间更长、生存质量更好（Isada 2001）。然而这一疗法并非没有副作用。患者在接受高效抗反转录病毒疗法时经常出现脂肪萎缩综合征。该综合征的特点是：胰岛素拮抗、高脂血症和脂肪减少或再分布。脂肪萎缩综合征引起的脂肪再分布的表现是：四肢、臀部和面部脂肪减少；而在腹部和颈背脂肪垫（所谓的“水牛背”）会出现脂肪堆积；有时会出现乳房肥大（Dieterich 2003）。在这些脂肪再分布的结果中，最容易被发觉、也是最让患者难堪的是面部脂肪萎缩（Collins et al 2000）。面部脂肪萎缩首先从鼻唇沟区域开始，进而向外、向颞部发展，最后影响眼眶。随着脂肪不断减少，面部皮肤会直接附着在肌肉表面，使面部看上去十分憔悴（James et al 2002）。对患者来说，面部脂肪萎缩带来的心理创伤是十分严重的。Collins对艾滋病患者如何面对自身出现的脂肪再分布现象进行了调查研究（Collins et al 2000）。这项研究发现，患者常常抱怨医生没有充分关注面部脂肪萎缩给患者带来的痛苦（Collins et al 2000，James et al 2002）。患者经常描述的有外表难看、自信心不足和心情沮丧。患者报告自己会变得孤僻，在异性交往中会困难重重。有一些患者会被迫公开自己的艾滋病患者身份。甚至会有患者拒绝继续接受抗艾滋病治疗，以避免面部脂肪萎缩给自己带来的心理创伤（Collins et al 2000）。

患者的选择：艾滋病患者

左旋聚乳酸可以用于治疗任何严重程度的艾滋病患者（见表5.1）。在治疗开始前，医生应该认真讨论以下细节：(1) 患者的期望值；(2) 在注射中或注射后有可能发生的不适；(3) 发生不良反应的风险；(4) 首次治疗后的即刻预期效果和完成全部疗程后的最终预期效果；(5) 完成全部疗程后预期的维持时间。要询问患者的既往病史，特别要注意了解用药史、过敏史、唇疱疹病史以及之前是否曾接受过面部手术或软组织充填术。应嘱患者避免服用可以增加出血倾向的药品、草药或补品。必须签署知情同意书。

左旋聚乳酸注射前准备：艾滋病患者

不同于其他软组织充填材料，左旋聚乳酸是不能够直接使用的，在使用前必须进行再加工。专家推荐至少使用5ml的注射用水进行稀释，这样可以在施加轻中度压力下使充填剂更加均匀（Vleggaar & Bauer 2004）。如果准备在诸如眼周、唇周等肌肉运动较多的区域进行注射充填，则推荐使用6～8ml的注射用水进行稀释。但不推荐在大范围区域或非肌肉运动区域注射充填时增加左旋聚乳酸的稀释比例。

治疗计划：艾滋病患者

医生拟应用左旋聚乳酸前必须充分了解这一产品与真皮充填剂在使用上的区别。因此，医生必须调整治疗观念，要从为了治疗“某条皱纹”转变成“恢复面部一个区域的组织容量”（Vleggaar & Bauer 2004）。如果某一区域已经注射过诸如胶原蛋白或透明质酸类充填剂，则不宜再注射左旋聚乳酸。左旋聚乳酸要注射到真皮深层或真皮下层以建立支撑结构。将左旋聚乳酸注射至正确的层次是十分重要的，因为如果注射层次过浅，会出现皮肤结节和（或）皮肤发热（Burgess & Quiroga 2005）。由于左旋聚乳酸中的凝胶比较黏稠，如果注射前没有进行稀释，则容易在注射器里出现难以推动的团块。此外，由于注射左旋聚乳酸后真皮的组织量增加是一个渐进的过程，因此要避免矫枉过正（Vleggaar & Bauer 2004）。每次注射要间隔3周或3周以上，这样可以得到最佳的充填效果，具体的充填剂量取决于脂肪萎缩的严重程度。轻度脂肪萎缩的患者可以进行3次充填注射；中度患者需要进行大约4次充填注射；严重的脂肪萎缩患者需要进行5～7次充填注射（Resources DAAI 2001）。根据我们治疗艾滋病患者脂肪萎缩的经验，左旋聚乳酸的注射剂量一般为1～4瓶，具体用量取决于脂肪萎缩的严重程度和具体的注射区域。每位患者的注射次数也有所不同，轻度患者需要1～2次充填治疗，中度患者大概需要4次充填注射，重度患者则需要4次或4次以上的充填注射。随着充填注射次数增加，注射剂量要逐渐减少（Burgess & Quiroga 2005）。

注射技术：步骤

每次注射要间隔3周或3周以上，这样可以得到最佳的充填效果，具体的充填剂量取决于脂肪萎缩的严重程度。轻度脂肪萎缩的患者可以进行3次充填注射，中度患者需要进行大约4次充填注射，严重脂肪萎缩患者需要进行5～7次充填注射（Resources DAAI 2001）。

注射步骤

- 术前照相。
- 注射前用酒精对治疗区域进行消毒。
- 可以对注射区域进行表面麻醉、神经阻滞麻醉或将含有1:100 000肾上腺素的1%的利多卡因混入左旋聚乳酸注射剂内。
- 用记号笔标出需要进行充填的范围（图5.1）。
- 为了充填眼下方区域并防止在眶缘皮肤较薄处形成皮下结节，应在眼轮匝肌下进行注射。
- 如果注射时左旋聚乳酸悬液没有充分稀释均匀，可以用力震荡并将悬液加热至92℃～96℃（197.6°F～204.8°F）。这样会让共价结合速度加快。在条件更好的实验室里，可以在注射前使用一种实验室用震荡装置来避免出现悬液沉淀物。
- 使用25号1～1.25英寸（1英寸=2.54cm）的针头将左旋聚乳酸悬液注射入真皮和真皮下层之间，并沿水平层次一边退针一边进行扇状注射（图5.2A）。注射完成后，在初次入针点附近再次进针到相同层次，沿水平层次重复进行相同的扇状注射，并与前一次的注射路径重叠交叉，使左旋聚乳酸形成网格状分布（图5.2B）。
- 由医生或护士对患者的注射区域按摩约5分钟，使充填剂分布更加均匀。为了最大限度减少瘀斑和肿胀的发生，嘱患者在接下来的12～24小时内间隔45分钟用冰袋冰敷注射区域15分钟。

操作步骤：艾滋病患者

由于真皮增厚是一个渐进过程，左旋聚乳酸充填的最终效果在3～6个月后（Werschler & Bondor 2005）。这完全不同于传统的充填方法，因此，需要制订完全不同的治疗方法和治疗计划。这种治疗计划不是为了立即得到理想的治疗效果，而是要求医生进行治疗、等待、评估，以决定是否需要进一步治疗（Anonymous 2005）。不同注射点的真皮增厚程度是不同的，所以是否需要进一步治疗要在完成全部疗程、与首次治疗比较后决定（Werschler & Bondar 2005）。

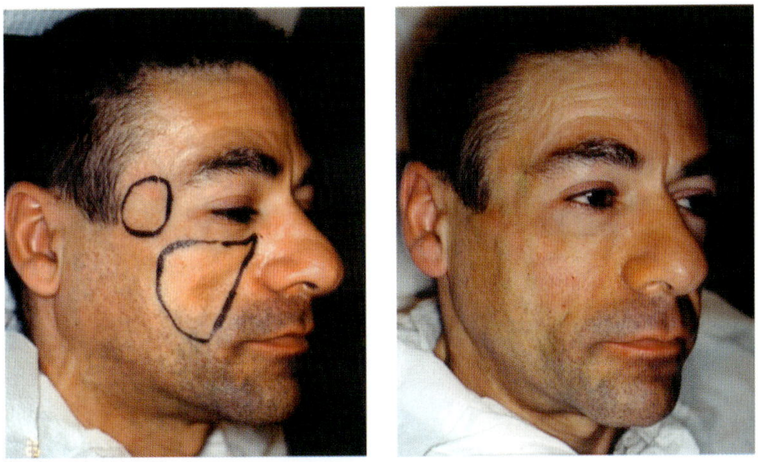

图5.1 用记号笔标记出的凹陷区域。

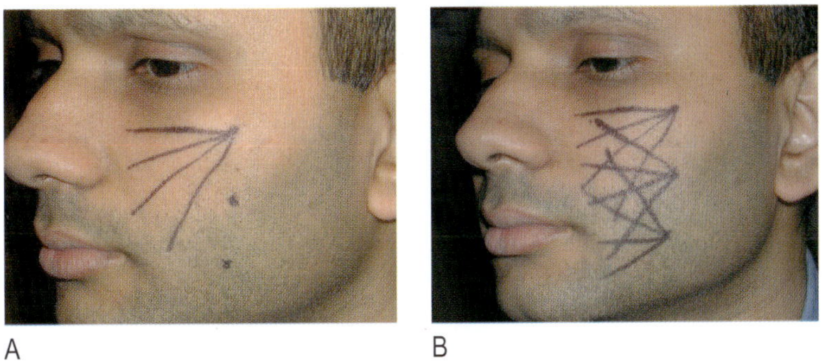

图5.2 A. 采用退针注射技术行扇面注射左旋聚乳酸。B. 在初次入针点附近再次进针到相同层次，沿水平层次重复进行相同扇状注射，并与前一次的注射路径重叠交叉，使左旋聚乳酸形成网格状分布。

结果

病例1

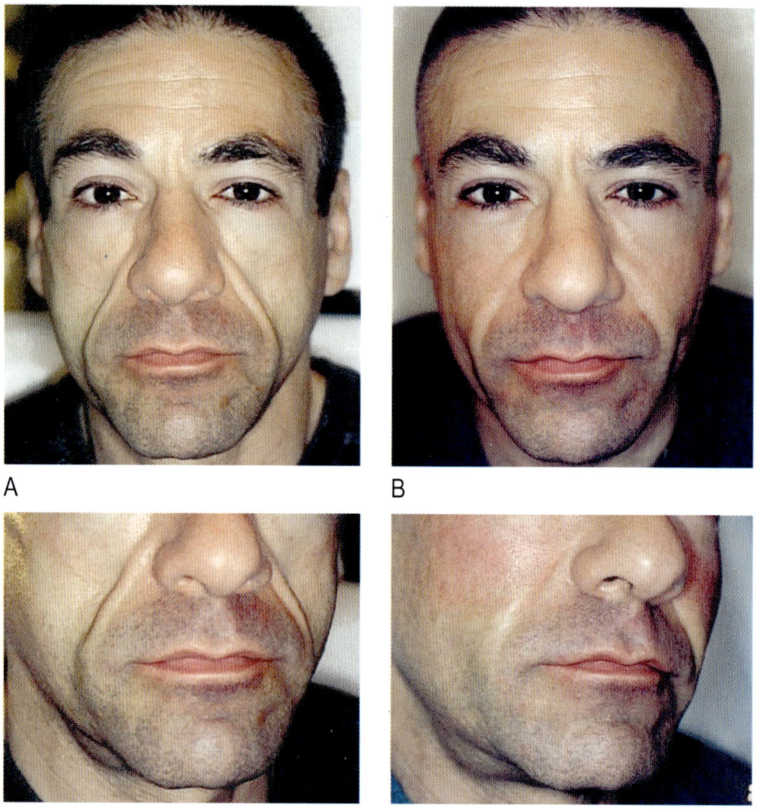

A B C D

图5.3 艾滋病引起的面部脂肪萎缩：6个月内进行了3次治疗。A和C 治疗前。B和D 治疗后。

病例2

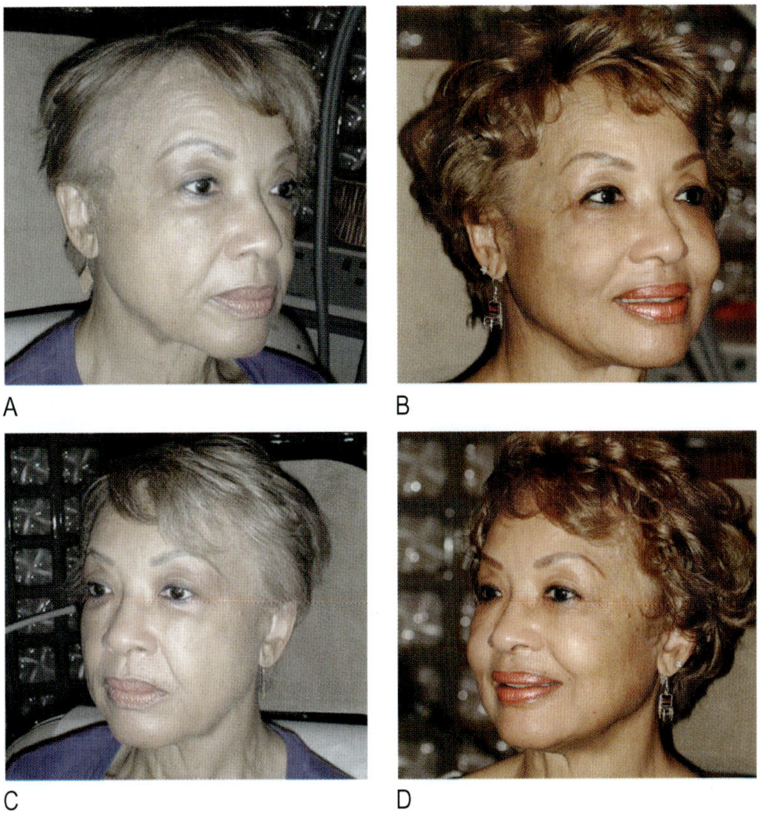

图5.4 应用Sculptra®进行充填治疗。A. 治疗前；B. 治疗后1年。

病例3

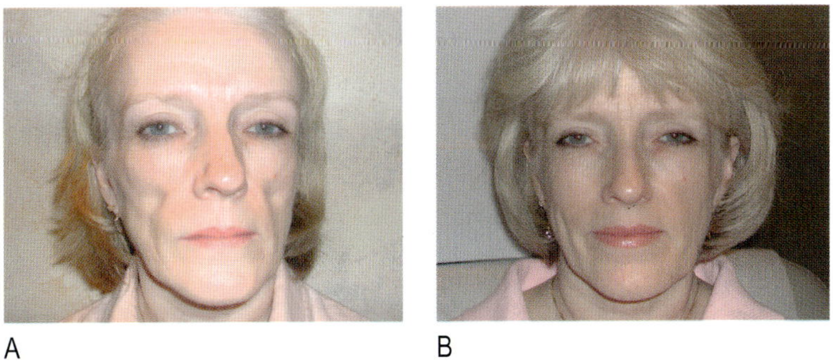

图5.5 艾滋病引起的面部脂肪萎缩充填治疗——3次（6个月）。A. 治疗前；B. 治疗后。

病例4

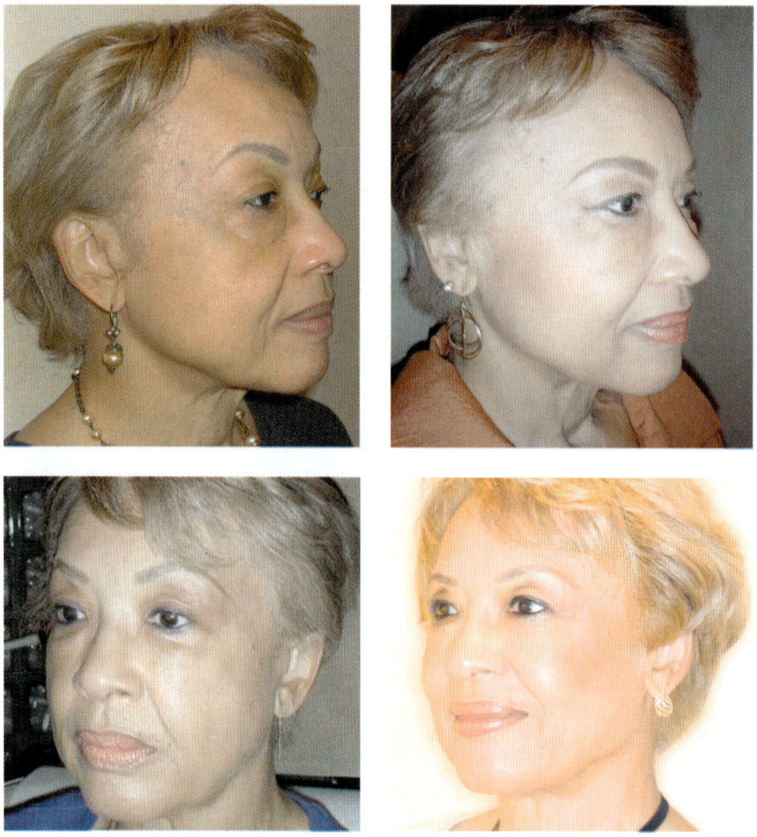

图5.6 脂肪萎缩的美容治疗——6个月内完成2次治疗。该患者是一名71岁非洲裔美国人，有面部凹陷和下垂，不想接受面部提升手术。

病例5

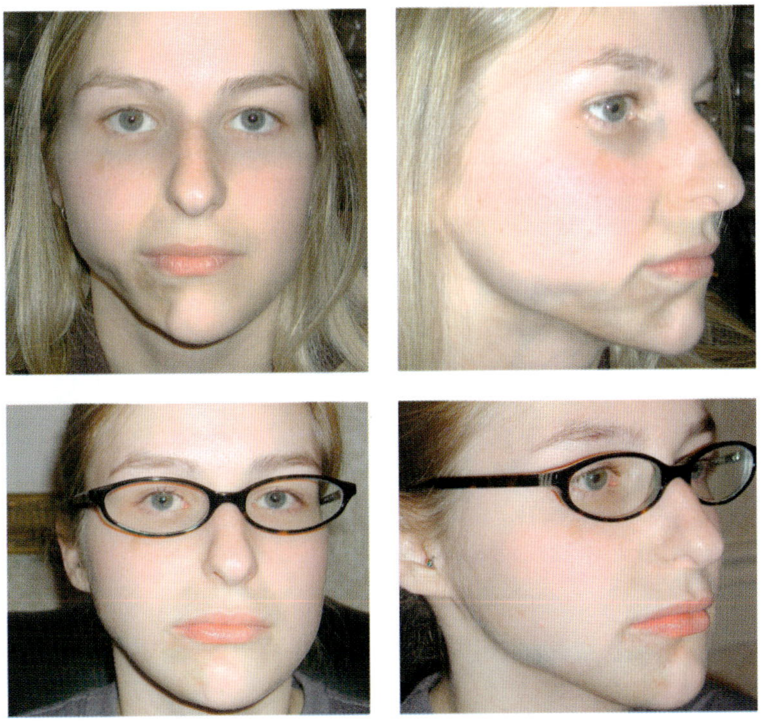

图5.7 局部脂肪萎缩：该患者间隔8个星期进行了2次治疗，每次的左旋聚乳酸用量为2瓶。

药品标签适应证以外的应用：治疗老化性脂肪萎缩

药品标签适应证以外应用左旋聚乳酸的法律和伦理问题

2004年，FDA批准了左旋聚乳酸可用于治疗艾滋病患者的脂肪萎缩症，但目前未批准将其用于符合条件的局部脂肪萎缩的美容性质的充填治疗。然而这并不代表在美国和国际范围左旋聚乳酸不能用于这些适应证的治疗。事实上，欧洲和墨西哥已经分别于1999年11月和2000年7月批准左旋聚乳酸用于面部脂肪萎缩和美容治疗，美容治疗范围包括：细纹、皱纹、皱褶、深沟和瘢痕（Resources DAAI 2001）。在美国，标签适应证外使用左旋聚乳酸治疗非艾滋病相关的面部脂肪萎缩的情况更加普遍。美国的皮肤科医生经常将其他一些设备和药品进行标签适应证以外的应用。如Botox®（Allergan，Irvine，CA）、Restylane®（Medicis，Scottsdale，AZ）和Radiesse®（Bioform，Franksville，WI）。FDA也在继续研究左旋聚乳酸用于标签适应证以外用途的现状（Goldberg 2006a, b）。

任何药物或医疗设备在超出标签适应证以外应用时，均会涉及比较复杂的法律和伦理学问题。然而，FDA允许医生对药品和医疗用品进行这种应用，前提是这种应用已是医生们认可的一种习惯用法。事实上，对于很多疾病而言，最好的或唯一的治疗方法也许就是药品标签适应证以外的而应用。在这种情形下，标签适应证外用药不仅可以接受，而且如果不这样做，也许反倒会被认为是不道德的。Goldberg认为：“真皮充填剂在标签适应证外应用的合法性是毋庸置疑的”。当一种FDA批准使用的充填剂用于标签适应证以外的用途而又符合其他医生的使用惯例时，这便是合法的。一旦真皮充填剂以这种方式使用，就没有赔偿责任的依据（Goldberg 2006a, b）。

治疗老化性脂肪萎缩的安全性和疗效历史

一项近期由Hanke和Redbord所做的研究发现，应用左旋聚乳酸治疗艾滋病引起的脂肪萎缩和老化性脂肪萎缩都可以获得令人满意的安全性和疗效。在他们的研究中，共对2004年8月到2006年8月的65例面部脂肪萎缩患者（27例HIV阳性，38例HIV阴性）进行了左旋聚乳酸充填治疗。几乎所有患者都得到了满意的疗效（93%的HIV阳性患者；89.5%的HIV阴性患者）。

患者的选择：对老化性脂肪萎缩的治疗

左旋聚乳酸可以用来治疗中（2级）到重度（5级）脂肪萎缩（表5.1）。

PLLA注射前准备：老化性脂肪萎缩的治疗

专家推荐至少使用5ml的注射用水对其进行稀释，这样可以在施加轻中度压力下完成注射，并且可以使充填剂的质地更加均匀（Vleggaar & Bauer 2004）。如果在诸如眼周和唇周等肌肉运动较多的区域进行注射充填，则推荐使用6～8ml的注射用水进行稀释。但在大范围区域或非肌肉运动区域注射充填时不推荐增加左旋聚乳酸的稀释比例（Anonymous 2005）。

治疗策略：老化性萎缩/肥大模型

老化性萎缩/肥大模型的提出代表了一种转变，即从专著于对皱纹和重力性松垂的治疗转变为一种更加全面的治疗。医生要想正确地使用左旋聚乳酸进行软组织充填治疗，就必须了解面部老化的自然过程，包括细小结构的变化，以及宏观结构的变化。年轻时面部浅层和深层脂肪的分布是均匀的，因此看上去面部均匀平坦且凹凸有致。随着年龄增长，面部脂肪的分布开始发生改变，表现为同时出现萎缩和增生，由此导致在面部美学单位分界处出现隆起和凹陷。脂肪萎缩容易发生在颞、颊和下颌区。面部脂肪的萎缩凹陷表现为口唇变平、颞颊区下沉、扇形下颌以及隆起和凹陷的阴影。

随着年龄增长，最明显的变化就是出现皮肤松弛和下垂，这种松垂会使皮肤出现直线皱纹。老化的皮肤从颞部向口周方向下垂，最终集中于口周和下颌区域。脂肪萎缩在眶周、前额、颞部和口周最为明显。脂肪萎缩的原因包括：脂肪细胞体积减小，脂肪细胞功能降低，脂肪细胞分化受损，以及脂肪细胞的再分布。脂肪肥大出现在颏下、下颌、鼻唇沟外侧、唇颏沟外侧和颧骨外侧。在重力作用下，积累的脂肪会将皮肤向下牵拉。脂肪减少后会导致皮肤相对过剩，从而出现过剩皮肤的下垂（Donofrio 2004）。脂肪萎缩区域必须进行充填增容，而积聚的过多脂肪必须给予去除。纠正面部脂肪的异常分布可以恢复皮肤的均匀质地，消除面部解剖单元间的界限，从而恢复流畅的面部轮廓。

注射技术：老化性脂肪萎缩的治疗

每次治疗需要间隔4周或4周以上，以求达到最佳的治疗效果，具体的注射充填剂量取决于脂肪萎缩的严重程度。轻度脂肪萎缩的患者可以进行3次充填注射，中度患者需要进行大约4次充填注射，严重脂肪萎缩患者需要进行5～7次注射充填（Resources DAAI 2001）

标签适应证外应用：治疗健康人的局部脂肪萎缩

患者选择——健康人的局部脂肪萎缩

左旋聚乳酸可以用来对脂肪萎缩患者进行美容治疗，脂肪萎缩的严重程度可以为中度（2级）到重度（5级）（图5.1）。

注射技术：健康人的局部脂肪萎缩

医生在使用左旋聚乳酸前必须充分了解这一产品与真皮充填剂在使用上的区别。医生必须调整治疗策略，要从为了治疗“某条皱纹”转变成“恢复面部一个区域的组织容量”（Vleggaar & Bauer 2004）。如果某一区域已经注射过诸如胶原蛋白或透明质酸等充填剂，则不宜再注射左旋聚乳酸进行充填治疗。左旋聚乳酸要注射到真皮深层或真皮下层以建立支撑结构。将左旋聚乳酸注射至这一正确的层次十分重要，因为如果注射过浅，会出现皮肤结节和（或）皮肤发热

（Burgess & Quiroga 2005）。由于左旋聚乳酸中的凝胶比较黏稠，如果注射前没有进行稀释，则容易在注射器内出现难以推动的团块。此外，由于注射左旋聚乳酸后真皮的组织量增加是一个渐进的过程，要避免矫枉过正（Vleggaar & Bauer 2004）。根据我们治疗艾滋病患者脂肪萎缩的经验，左旋聚乳酸的注射剂量一般为1～4瓶，具体用量取决于脂肪萎缩的严重程度和具体的注射区域。每位患者的注射次数也有所不同，轻度患者需要1～2次充填注射，中度患者大概需要4次充填注射，重度患者则需要4次或4次以上充填注射。随着充填注射次数增加，注射剂量逐渐减少（Burgess & Quiroga 2005）。

注射技术：步骤

每次治疗需要间隔4周或4周以上，以求达到最佳治疗效果，具体的充填注射剂量取决于脂肪萎缩严重程度。轻度脂肪萎缩患者可以进行3次充填注射，中度患者需要进行大约4次充填注射，严重脂肪萎缩患者需要进行5～7次充填注射（Resources DAAI 2001）。

不良反应及其处理

有研究报道了在应用左旋聚乳酸进行软组织充填后有肉芽肿和结节形成（Beljaards et al 2005，Saylan 2005，Dreschnack & Farber 2007）。然而，这些不良反应的出现往往是由操作技术不佳导致的，包括注射准备不足、注射层次错误以及治疗间隔时间过短。对皮肤科和整形科医生来说，充分了解左旋聚乳酸和其他类型充填剂的区别是非常重要的。这些区别包括：（1）作用机制；（2）治疗计划；（3）注射材料的准备；（4）注射技术（Burgess 2006）。左旋聚乳酸可以使组织量逐渐恢复，这一过程大概需要3～6个月。此外，真皮增厚的速率也会在首末次注射期间逐渐增加。大多数传统类型充填剂的主要目标是获得良好的即刻充填效果，而左旋聚乳酸的主要目标却不是这样，因此它的使用方法和治疗计划与传统充填剂的有很大不同。医生要进行治疗-等待-评估以决定是否需要进一步充填注射。医生和患者在两次治疗期间需要有很大的耐心来等待。与其他美容充填剂不同，左旋聚乳酸在注射前需要进行稀释准备。尽管生产厂家推荐用3～5ml的注射用水进行稀释，但在美国习惯用5～7ml的注射用水进行稀释。事实上，一些研究声称，如果左旋聚乳酸没有充分溶解稀释，则容易导致诸如肉芽肿和结节等不良反应（图5.8）（Saylan 2005）。然而，Dreschnack发现，对左旋聚乳酸的稀释溶解时间不足是医生最容易出现的操作错误。Dermik制药公司推荐在稀释溶解后静置稳定2个小时（Dreschnack & Farber 2007）。要想得到理想的治疗效果，最关键的一点是让医生在尝试用左旋聚乳酸进行充填治疗前接受足够的培训。培训的内容要包括左旋聚乳酸的注射技巧。左旋聚乳酸的治疗策略不是为了治疗特定的皱纹，而是为了恢复面部某一区域的组织量。它的注射层次是真皮-真皮下层，与胶原蛋白和透明质酸的充填注射层次不同。最后要说的一个重要内容是，注射左旋聚乳酸时要对治疗区域进行按摩，并嘱患者在治疗后继续进行按摩（Werschler & Bondar 2005）。

左旋聚乳酸已经被有效用于治疗年轻和老年患

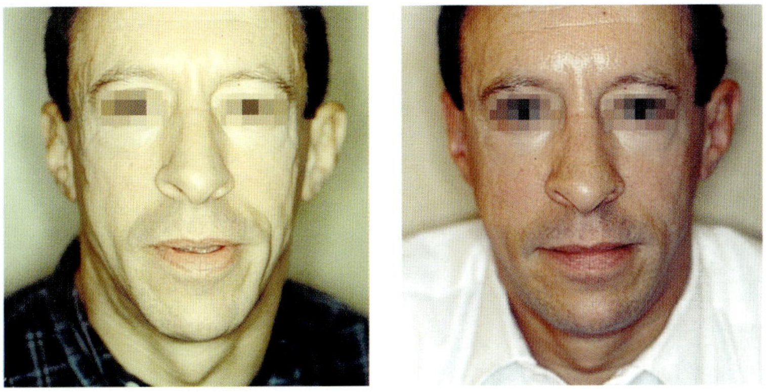

图5.8 不正确的操作导致了结节形成：去除结节。

者。然而，由于老年患者的真皮层厚度变薄，加之血管逐渐硬化，出现皮肤擦伤的可能性更大。针对这类患者，建议将两次治疗间隔从常规的4～6周增加到8周。正因为这类患者的真皮层较薄，因此医生要对他们采用长周期治疗（Burgess 2006）。专家们认为医生在尝试这一治疗前要获得充分的相关知识并接受培训，并且在进行眼眶周围或口周注射前，要降低矫治的期望值（Vleggaar & Bauer 2004）。

不适当的操作会导致像图5.8中患者那样出现结节，该患者曾接受了一位普通开业医生的治疗。如果治疗区域位于两个结节之间，则可以对有很多结节和脂肪萎缩的区域进行治疗，正如图5.8中的患者那样。对单独的结节可以用18号针头来治疗，可将针头直接刺入结节并通过水平层次的扇状运动来破坏结节。

结论

大量针对免疫缺陷和免疫正常患者的研究表明，左旋聚乳酸可以安全有效地治疗面部脂肪萎缩。它的作用机制完全与其他软组织充填材料不同。主要区别包括：作用机制、治疗策略、注射准备和注射技巧。要想实现成功的治疗，就必须完全了解面部脂肪萎缩和增生对面部老化的共同影响。尽管FDA批准左旋聚乳酸用于治疗艾滋病患者的脂肪萎缩症，但在美国它却更多地应用于标签适应证以外的美容目的。只要这种标签适应证以外的应用符合其他皮肤科和整形科医生的习惯，就不存在法律风险。应用正确的操作技术可以避免肉芽肿和结节出现，这些技术包括：（1）将左旋聚乳酸适当稀释；（2）采用合适的注射技术；（3）要以面部解剖单元为单位而不是针对皱纹本身进行充填治疗。

现在，新的左旋聚乳酸临床应用在越来越多地引起大家的兴趣，并且相关研究已经证明了这些新应用的安全性和有效性。对于皮肤科和整形科医生来说，这代表着一个令人激动而充满挑战的时代。随着软组织充填剂市场的不断增长，医生们必须掌握各种不同的技术。因此接受使用某些特定产品的适当培训和再培训变得越来越重要。

（韩新鸣　郑永生　译）

推荐阅读文献

Anonymous. Questions and answers: ASCDAS 3rd annual meeting. New options in the recognition and treatment of lipoatrophy with volume restoration. Cosmetic Dermatology. 2005; 18(3):235–239.

Ascher B, Coleman S, Alster T et al. Full scope of effect of facial lipoatrophy: a framework of disease understanding. Dermatol Surg. 2006; 32(8):1058–1069.

Bauer U. Improvement of facial aesthetics at 40 months with injectable Poly-L-lactic acid (PLLA). Paper presented at: The Aesthetic Meeting 2005, 2005; New Orleans, Louisiana.

Beljaards RC, de Roos KP, Bruins FG. NewFill for skin augmentation: a new filler or failure? Dermatol Surg. 2005; 31(7 Pt 1):772–776; discussion 6.

Burgess CM. Principles of soft tissue augmentation for the aging face. Clin Interv Aging. 2006; 1(4):349–355.

Burgess C, Quiroga R. Assessment of the safety and efficacy of poly-L-lactic acid for the treatment of HIV-associated facial lipoatrophy. J Am Acad Dermatol. 2005; 52:233–239.

Burgess CM, Lowe NJ. NewFill for skin augmentation: a new filler or failure? Dermatol Surg. 2006; 32(12):1530–1532; author reply 2.

Christensen L. Normal and pathologic tissue reactions to soft tissue gel fillers. Dermatol Surg. 2007; 33 Suppl 2:S168–175.

Collins E, Wagner C, Walmsley S. Psychosocial impact of the lipodystrophy syndrome in HIV infection. AIDS Read 2000; 10:546–550.

Cutright DE, Hunsuck EE. Tissue reaction to the biodegradable polylactic acid suture. Oral Surg Oral Med Oral Pathol. 1971; 31(1):134–139.

Dieterich DT. Long-term complications of nucleoside reverse transcriptase inhibitor therapy. AIDS Read 2003; 13:176–184, 187.

Donofrio LM. Fat distribution: a morphologic study of the aging face. Dermatol Surg 2000; 26 (12):1107–1112.

Dreschnack P, Farber G. Complications of Sculptra® for cosmetic skin contour enhancements. Amer J Cosm Dermatol. 2007 May 15;24(3):143–145.

Goldberg DJ. Legal ramifications of off-label filler use. Clin Plast Surg. 2006; 33(4):597–601.

Goldberg DJ. Legal ramifications of off-label filler use. Dermatol Ther. 2006; 19(3):189–193.

Gruber P, Hall E, Kolstad J, et al. inventors. US Patent 5142023, 1992.

Hanke CW, Redbord KP. Safety and efficacy of poly-L-lactic acid in HIV lipoatrophy and lipoatrophy of aging. J Drugs Dermatol. 2007; 6(2):123–128.

Hartman M. Biopolymers from Renewable Resources. Berlin: Springer-Verlag; 1998.

Hartmann M, Petzoldt D. [Lipodystrophy syndrome in HIV infection]. Hautarzt 2000; 51:159–163.

Isada CM. New developments in long-term treatment of HIV: the honeymoon is over. Cleve Clin J Med 2001; 68: 804–807.

James J, Carruthers A, Carruthers J. HIV-associated facial lipoatrophy. Dermatol Surg 2002; 28:979–986.

Li S, Vert M. Aliphatic Polyester. In: Scott G, Gilead D, eds. Degradable Polymers. London: Chapman & Hall; 1995.

Jones SP, Qazi N, Morelese J, et al. Assessment of adipokine expression and mitochondrial toxicity in HIV patients with lipoatrophy on stavudine- and zidovudine-containing regimens. J Acquir Immune Defic Syndr. 2005; 40(5):565–572.

Mest D. Experience with injectable poly-L-lactic acid in clinical practice. Cosmetic Dermatology 2005; 18(2 S2):5–8.

Micard V, Guilbert S. Int J Biol Macromolecules. 2000; 27: 216–229.

Moyle G. Lipodystrophy: lack of agreement on definition and etiology presents a challenge to research and therapy. AIDS Read 2002; 12:438, 40–42.

Moyle GJ, Lysakova L, Brown S et al. A randomized open-label study of immediate versus delayed polylactic acid injections for the cosmetic management of facial lipoatrophy in persons with HIV infection. HIV Med. Mar 2004; 5(2):82–87.

Onesti MG, Renzi LF, Paoletti F, Scuderi N. Use of polylactic acid in face lipodystrophy in HIV positive patients undergoing treatment with antiretroviral drugs (HAART). Acta Chir Plast. 2004; 46(1):12–15.

Resources DAAI. Legal and regulatory issues regarding new-Fill. In, Vol. 2001: DAAIR Inc, 2001.

Rotunda AM, Narins RS. Poly-L-lactic acid: a new dimension in soft tissue augmentation. Dermatol Ther. 2006; 19(3):151–158.

Saylan Z. Facial fillers and their complications. Aesthet Surg J. 2003; 23:221–224.

Simamora P, Chern W. Poly-L-lactic acid: an overview. J Drugs Dermatol. 2006; 5(5):436–440.

Valantin MA, Aubron-Olivier C, Ghosn J et al. Polylactic acid implants (New-Fill) to correct facial lipoatrophy in HIV-infected patients: results of the open-label study VEGA. AIDS. 2003; 17(17):2471–2477.

Vleggaar D, Bauer U. Facial enhancement and the European experience with Sculptra® (poly-L-lactic acid). J Drugs Dermatol 2004; 3(5):542–547.

Vleggaar D, Fitzgerald R. Dermatological implications of skeletal aging: a focus on supraperiosteal volumization for perioral rejuvenation. J Drugs Dermatol 2008; 7(3):209–220.

Werschler W, Bondar G, Esch P. Six simple steps to Sculptra success: expert advice for incorporating this new filler agent into your practice. Skin Aging 2005; 13(1):56–64.

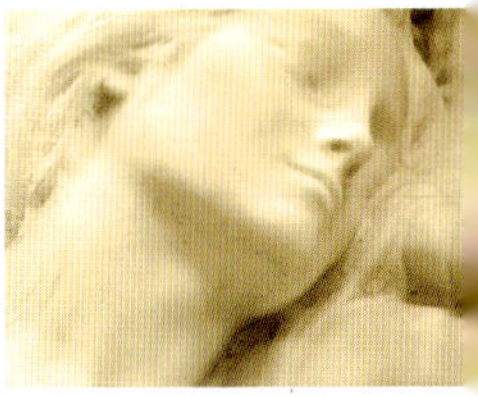

6

注射用硅胶：目前的作用

Rhoda S Narins和Rebecca A. Kazin著

关键点

- 只有被FDA批准的医用级别产品才能注射到人体内
- 适应证包括治疗艾滋病导致的脂肪萎缩和年龄相关的脂肪萎缩，但这属于“标签适应证以外”应用，此外，还可以用于充填鼻唇沟、木偶纹、颧颊部、口唇以及治疗痤疮瘢痕
- 运用微量多次治疗技术，治疗间隔至少为1个月
- 正确使用时出现结节的比例极小
- 作为一种安全产品，本产品还需进一步研究，以促进其得到普遍接受

硅胶的历史

20世纪50年代，一种由Dow Corning公司在战时生产的非人用级别的液态硅胶在海外“标签适应证以外”应用多年后，开始在美国被用于软组织注射充填。这种充填剂是由大量油性物质构成，可以沿着组织间隙游走至远处，因此，为了刺激纤维化反应使充填剂能固定在充填位置，很多组织刺激物被加入其中。这些组织刺激物引起了很多充填剂周围的肉芽肿反应。

20世纪60年代，Dow Corning公司生产了DC 360医用液体，这是一种相对纯化的未经灭菌处理的非人用级别硅胶，黏度为350厘沱，用作注射器和针等医疗材料的涂层。由于一些非标准化的用于软组织充填的人用注射产品在不受监管的环境下仍然在继续使用，并由此导致了很多炎症反应、硅胶游走，最终FDA将DC 360医用液体纳入了监管范围。

1965年，FDA批准了一项控制松散的有1300人参加的有关软组织充填的临床研究，研究中使用的是Dow Corning公司生产的一种新型灭菌液态硅胶DC MDX 4-4011。参加研究的病例并没有被严格随访，仅根据少量随访病例进行了结论分析。仅有1例患者报道出现了负面结果，后来发现出现了大量假体游走现象。该研究因无益于避免该类产品的误用而被停止，然而一些未经研究的和非注射级别的产品仍在继续用于充填治疗。1975年，美国内华达州通过了一项禁止使用可注射性硅胶的州立法规。

1978年，FDA批准了Dow Corning公司开展一项应用MDX 4-4011液态硅胶治疗严重萎缩畸形的研究，共有128名患者参加。不幸的是，包括注射剂量、注射技术和注射次数在内的多项指标仍没有进行标准化处理，甚至没有对病例进行严格随访。研究结果称，98%的病例得到了良好到极好的治疗结果。但是在23例得到所谓良好到极好的治疗结果的病例中，出现了36项与充填剂相关的并发症，并且许多正常的治疗结果是暂时性的。而且有2名患者出现了严重的并发症，需要进行手术治疗。

20世纪80年代，液态硅胶的使用仍然没有统一的标准，这些液态硅胶含有多种混合物和杂质，并且贴着“医用”的标签大行其道。它们的恶劣声誉一直延续到了20世纪90年代。1992年，FDA以乳房液态硅胶假体可能具有毒性为由，开始限制所有液态硅胶产品的使用。然而到1994年，可注射性液体硅胶（liquid injectable silicone，LIS）迎来了一个转折点，FDA于当年批准了Bausch & Lomb公司生产的硅胶产品Adato® SiL-oL 5000用于治疗复杂的视网膜脱离，不久后又批准了Alcon公司生产的低黏度LIS产品Silikon™ 1000在眼内使用。1997年开始出现了标准化的高纯度LIS，FDA批准了这些产品可以基于患者的需求在“核准标示外”用于软组织充填治疗，前提是只要不对这些产品进行这种用途的市场营销，但临床医生仍然必须核查LIS“核准标示外”使用的批号标签。

目前，已有经过良好设计的具有严格试验方案的临床试验，对专门用于软组织充填的黏度为1000厘沱的液态硅胶产品oil SilSkin™进行试验，后者可用于矫治鼻唇沟、木偶纹、颧骨凹陷以及艾滋病引起的脂肪萎缩。这些试验规定了LIS的单次注射剂量和总的注射剂量，并进行了一段时间的随访观察。这些试验有望为我们提供有关医用级别液态硅胶标准化小剂量治疗结果的客观数据。

硅胶的属性

20世纪早期，一位英国化学家首先采用“硅胶（silicone）”一词描述了一个含有元素硅的合成聚合物大家族。这些聚合物的黏度可以改变，可以是固态、凝胶样，也可以是液态的。LIS由硅氧烷构成，后者是硅元素与氧和甲烷螯合形成的“二甲基聚硅氧烷”的简称。它的黏度单位是厘沱（centistoke，cS），水的黏度是100cS。

硅胶在许多方面似乎符合理想充填材料的标准。它是永久性的，无致癌性，抗原性低且细菌不易生长。它可以很方便地应用热力法消毒灭菌。需要注意的是，液态硅胶在注入不同的部位后有不同的风险和益处。例如，据报道。足部注射液态硅胶后出现肉芽肿的风险远低于面部的。另外，植入含有硅胶的乳房假体和弹性固体硅胶的风险也远低于注射液态硅胶的风险。

遗憾的是，其备受争议的滥用经历及其缺乏标准化的历史已使这种产品的应用背上了一个恶名。希望目前正在进行的对LIS应用进行的临床调查能给将来应用这种产品提供正面支持数据，其应用将以负责任的方案只采用医用级别的产品，在适当深度以微滴技术进行注射。

病例选择和适应证

LIS的适应证包括矫治鼻唇沟、木偶纹和颧颊部的容量缺失、唇部萎缩、泪沟凹陷、痤疮和其他萎缩性瘢痕以及由艾滋病或年龄增大导致的脂肪萎缩。其禁忌证包括乳房充填或任何有活动性炎症的部位。患者的期望要符合实际，并且要清楚：矫正效果不是立即就能看到，而是要接受多次充填治疗。他们必须明白，也许在第三次治疗前看不到任何效果。医生还必须能够使患者明白，他们接受的矫治已经足够而不要矫枉过正。只能使用微滴医用硅胶，并且注射间隔要大于4～6周。如果有可能，最好先尝试使用非永久性充填剂，以便让患者确认自己满意术后效果。

不能对有严重龋齿或慢性鼻窦炎的患者进行液态硅胶充填，因为有形成肉芽肿的风险。充填材料虽然是永久性的，但患者在几年后仍需接受进一步的治疗，因为随着时间的推移，硅胶老化是不可避免的。多年来，LIS已成功用于治疗糖尿病引起的皮肤溃疡、鸡眼和其他足部问题。

操作技术

术前准备

术前必须取得患者的口头和书面知情同意书，包括说明LIS是一种永久性充填材料，并且是属于核准标示外使用的。术前应拍摄高分辨率的术区照片。患者术前10～14天应避免服用阿司匹林、非甾体类抗炎药以及抗凝药物。

术前使用碘酒消毒术区皮肤并用抗菌清洗剂去除术区皮肤上的所有异物。麻醉可以采用局部神经阻滞，也可以用麻醉乳膏进行表面麻醉。通常应用麻醉乳膏已经足够，因为注射充填剂时疼痛不是非常明显。但对嘴唇进行注射充填时通常更多采用局部神经阻滞麻醉。让患者取坐立位并标记出需要进行充填的区域。使用头灯可以更好地反映出外观缺陷。还应分别对患者微笑状态下和安静状态下术区进行标记。

技术

只有FDA批准的高纯度医用级别的LIS才能使用。在美国，目前使用的LIS是Silikon 1000（Alcon，Fort Worth，TX），因为诸如Adato® SiL-oL 5000等其他医用级别的LIS对皮肤充填来说过于黏稠。患者必须清楚目前FDA只批准了将LIS用于治疗严重的视网膜脱离，而其他所有应用都是“核准标示外的”。因此，要核查你的医疗事故保险是否覆盖这一治疗，这在每个州是不同的。

应严格遵守无菌操作技术，用16号针头将LIS抽入1ml Luer-Lok注射器。建议最多抽取0.5ml以方便注射操作。注射时应使用27号针头，作者发现使用更小号的针头时，塑料针座在注射压力作用下容易弹出。有人建议用从五金店购买的直径为0.5英寸（1英寸=2.54cm）的橡胶衬套，高压灭菌后套在注射器管上，垫于示指和中指下。

目前，首选的注射方法是连续微滴注射技术，这种技术于2000年由Orentreich首次介绍。应在真皮下层进行注射，必须避免在真皮内注射，以防发生皮肤红斑、结节或隆起变形。针头通过真皮向前推进，当到达真皮下层时可感觉到轻微的落空感。在这一层次注射0.0005～0.001ml的硅胶微滴。从皮肤退针时拇指应离开注射活塞，以免将硅胶注入真皮层。注射微滴的间隔以2～5mm为佳。除非是经验丰富的注射者，所有操作者都应避免在一次治疗中在同一区域进行两次注射。在鼻唇沟这样较小的区域，注射总量应控制在平均0.5ml，而在面部脂肪萎缩这样较大的区域，注射总量也不能超过2ml。大剂量的注射会增加发生充填剂游走至远处的风险。

当注射较大剂量的LIS后，该产品会更像油一样沿着阻力最小的组织间隙向远处游走。而注射的LIS微滴之所以可以长久地留在原地，是因为在微滴周围会产生包膜将其锚定，从而防止其游走。另外，大量的硅胶微滴会使其表面积增加，从而增加胶原沉积总量而提升充填效果。每次小量注射治疗的时间间隔为1个月或更长，这样可以让微滴包膜化更加充分。据估计，LIS诱导的胶原形成在4周时大约可以完成50%，而在12周时可以全部完成。如果想获得最佳的治疗效果，就必须注意不能矫枉过正，还要延长治疗间隔以便让胶原沉积更加充分。

操作步骤

- 获得知情同意。
- 进行术前拍照。
- 碘酒消毒皮肤。
- 坐立位标记治疗区域。
- 应用表面麻醉或神经阻滞麻醉。
- 应用无菌技术抽取注射液体。
- 应用微滴技术进行注射。
- 给予冰敷。
- 嘱患者4～6周后回院复查。

结果

病例1

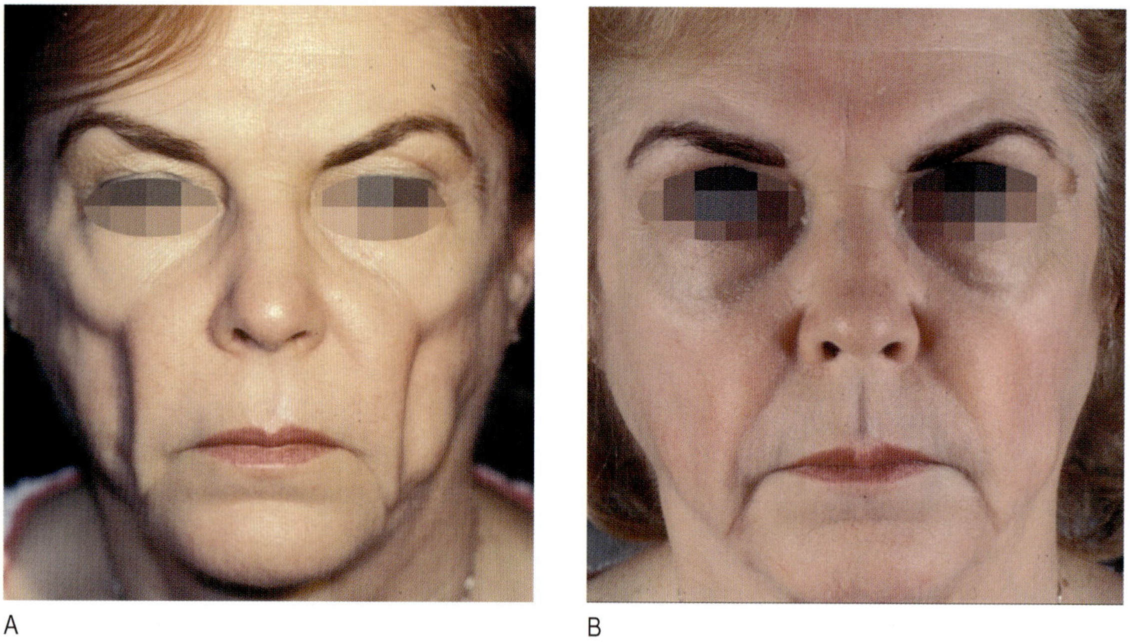

图6.1 A. 脂肪萎缩行液体硅胶治疗前。B. 治疗后。

病例2

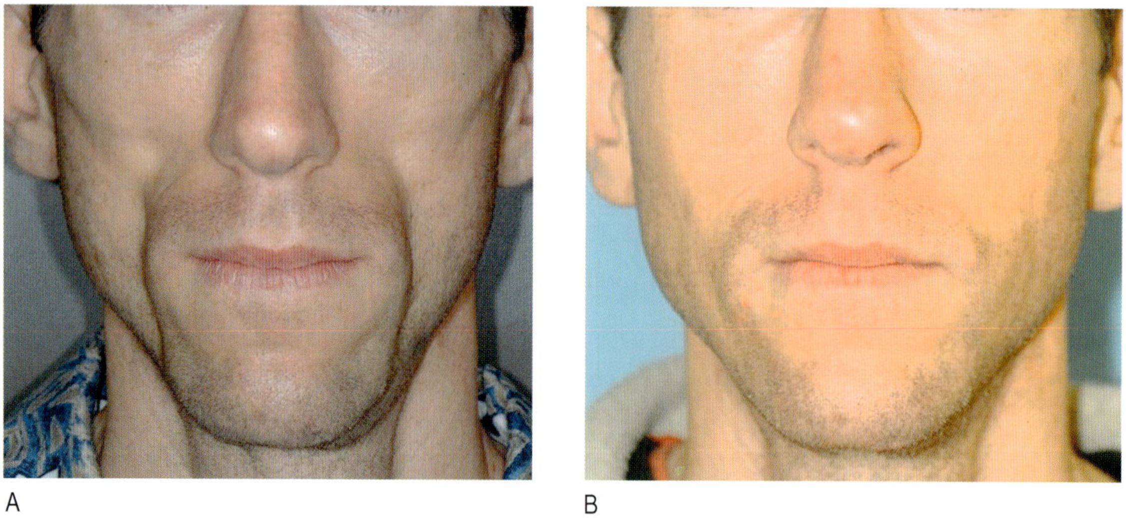

图6.2 A. 脂肪萎缩行液体硅胶治疗前 。B. 治疗后。

病例3

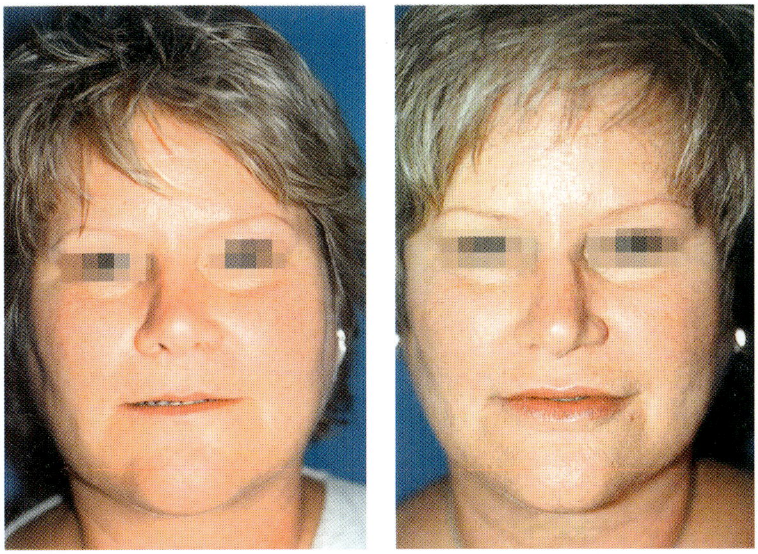

A B

图6.3 A. 应用Silikon® 1000（总量4ml）行4次治疗：6个月随访照片。B. 5年临床随访照片。（Courtesy of Paul Chasan MD，Private Practice，La Jolla，CA）

病例4

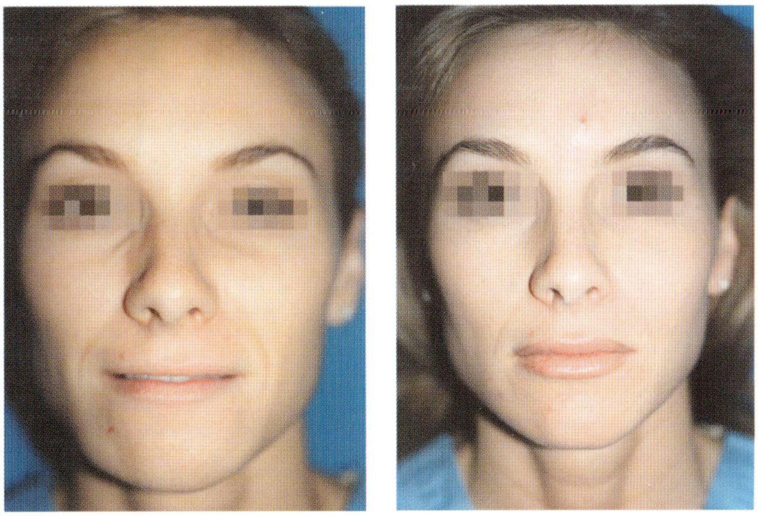

A B

图6.4 A. 应用Silikon® 1000（总量2ml）行2次治疗：2年随访照片。B. 6年临床随访照片。（Courtesy of Paul Chasan MD，Private Practice，La Jolla，CA）

病例5

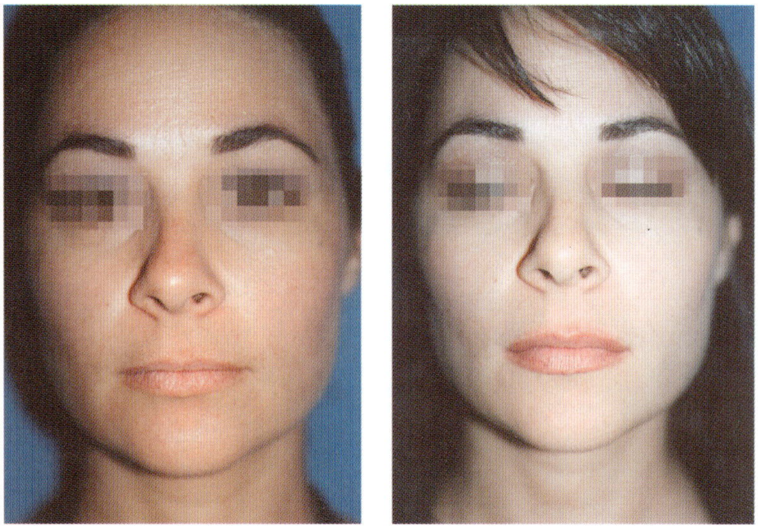

A　　B

图6.5　A. 应用Silikon® 1000（总量1.2ml）进行1次治疗：1年随访照片。B. 3年的随访照片。(Courtesy of Paul Chasan MA，Private Practice，La Jolla，CA)

病例6

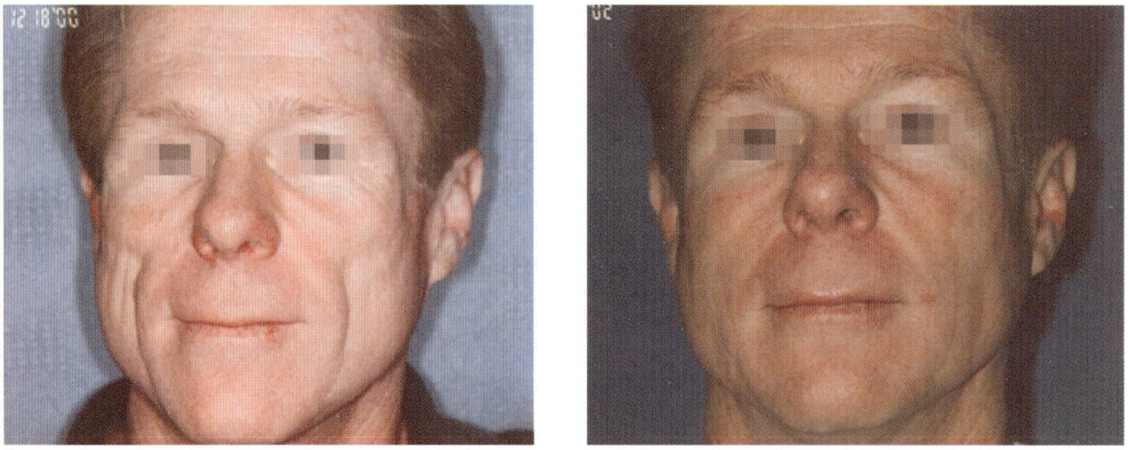

A　　B

图6.6　A. 艾滋病引起的脂肪萎缩——应用Silikon® 1000（每侧面颊总量4ml）进行了4次治疗：3年随访照片。B. 8年临床随访照片。(Courtesy of Paul Chasan MD，Private Practice，La Jolla，CA)

病例7

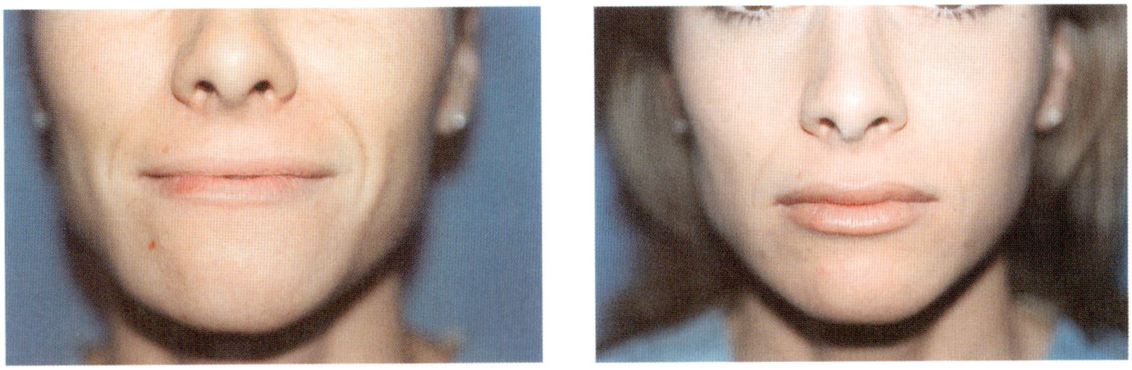

A　　B

图6.7　A. 硅胶丰唇：治疗前。B. 治疗后。（Courtesy of Paul Chasan MD，Private Practice，La Jolla，CA）

病例8

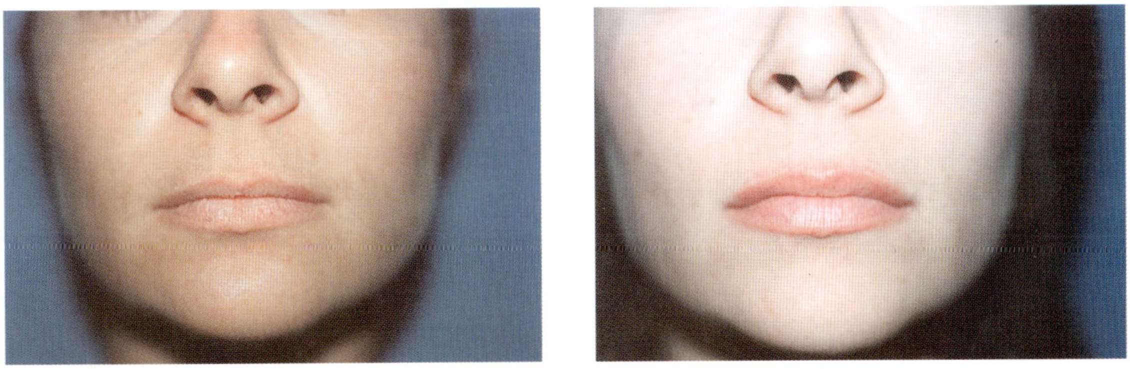

A　　B

图6.8　A. 硅胶丰唇：治疗前。B. 治疗后。（Courtesy of Paul Chasan MD，Private Practice，La Jolla，CA）

不良反应及其处理

患者可能会出现轻度不适、水肿和瘀斑，但这些是暂时的和可以被接受。还可能会出现暂时性的轻度到中度的红斑，这类红斑可以用化妆品遮盖。通常情况下，如果应用正确的注射技术，除了偶然出现轻度瘀斑外，很少发生不良反应。如果出现持久的伴有真皮隆起的红斑，可能是因为LIS注射层次过浅或注射了纯度不佳的充填材料。这些是必须要避免的。脉冲-染料激光可以用来治疗红斑，但几乎没有这个必要。

偶尔有皮肤变色或皮肤呈淡蓝色改变的报道。再次重申，这是典型的由于注射过浅或注射不纯产品所致。所以，治疗前一定要记录已经存在的色素沉着异常。由注射导致的色素沉着极少发生，后者可以用对苯二酚和避光来治疗。正常情况下，皮肤质地在注射LIS后可以保持不变。如果是对较大缺损进行大剂量充填，皮肤摸起来可能有橡胶感。鉴于化妆品的进步，这种情况通常可以接受，并且一段时间后可以恢复。继发于皮肤扩张和淋巴回流障碍的皮肤橘皮样变化很少出现，可见于因为超量注射和注射层次过于表浅。再次说明，如果使用正确的技术，这些应该都不会出现。通常皮肤看上去和摸上去是完全正常的。

如果以1个月的间隔进行硅胶微滴注射，很少会发生过度矫正，除非是为了迎合患者要求而一次大量注射。如果你不能及时建议患者停止治疗，就不要使用LIS。我们见过沉迷于该治疗的患者，后者最终变成了“土豆脸”。“小珠样改变”是指在针头注射部位形成实性的有色丘疹，这是由于注射过于表浅后出现了胶原包裹——它们不是肉芽肿。它们在注射者治疗时试图提升和重塑覆盖的皮肤时有可能发生。可以在病变内注射浓度为1～5mg/ml的激素对其进行矫治。也可以通过切除注射孔或行皮肤磨削来治疗。如果技术良好，这些情况一般可以避免。一定要避免注射过于表浅。

硅胶肉芽肿也已有报道，表现为红肿的坚硬结节或斑块。这些反应并不是LIS所独有的，其他诸如聚甲基丙烯酸甲酯和左旋聚乳酸等长效充填剂也会引起类似反应。这类反应被认为是一种免疫调节反应，估计在接受LIS注射的患者中的发生率为1%。据推测，这些肉芽肿反应会发生在身体其他地方有活动性炎症的患者以及硅胶周围形成细菌性包膜时。此外，艾滋病患者如免疫恢复，也有可能容易出现肉芽肿。

如果出现了硬结，首先应使用抗生素进行治疗。可以口服米诺环素100mg，每日1次或每日2次，也可以服用克拉霉素500mg，每日2次。也可以局部使用激素治疗顽固性肉芽肿。有时候还需要进行手术切除。人们常常讨论由于重力导致的硅胶游走，但是从理论上讲，这个问题很难得到有效解决。由于LIS的比重小于水，因此不太可能向下方滴。而且，按照前文所述的操作方法，使用微滴注射技术可以通过纤维包膜化将LIS锚定在原位。

术后护理

当治疗刚结束时，患者有可能会经历注射部位的水肿和红斑，这些反应通常不会对患者产生很大影响。患者有时会喜欢水肿时的效果，并希望水肿时的效果就是最终的治疗效果。瘀斑可能会出现，但通常几天内可以恢复正常。如果使用微滴技术注射LIS，其质地效果与正常的软组织非常相似。如果对诸如艾滋病引起的脂肪萎缩之类的疾病进行更大剂量的注射治疗，则注射区域可能比正常组织偏硬。

结论

LIS用于永久性软组织充填已经超过50年。医生这个群体对硅胶的使用态度已经两极分化，支持者认为它性质稳定、使用方便、不良反应少、有良好而永久的疗效且价格低廉。而反对者引用了很多报道并发症的文献，这些并发症包括肉芽肿和硬结，而产生这些并发症的原因通常是注射技术不佳、在禁忌部位注射、注射过多或充填剂纯度不佳。

如果是有经验的医生，严格遵守FDA批准的医用级别产品的应用方法，并应用微滴技术进行分次注射治疗，那么LIS可以是一种很安全的、多用途的永久性充填剂。患者对每一次治疗都要有一个合理的期望值，并清楚该产品的使用是核准标示以外的。此外还需要进行长期的研究，对纯化硅胶的安全性进行系统性评估，包括治疗艾滋病引起的脂肪萎缩，以及改善鼻唇沟、木偶纹和中面部下陷。

（韩新鸣　郑永生　译）

推荐阅读文献

Balkin SW. Injectable silicone and the foot: a 41-year clinical and histologic history. Dermatol Surg. 2005; 31: 1555–1559.

Barnett JG, Barnett CR.Treatment of acne scars with liquid silicone injections: 30-year perspective. Dermatol Surg. 2005;31(11 Pt 2):1542–1549.

Barnett JG, Barnett CR. Silicone augmentation of the lip. Facial Plast Surg Clin North Am. 2007;15(4):501–512, vii–viii.

Duffy DM. Liquid silicone for soft tissue augmentation. Dermatol Surg. 2005; 31(11 Pt 2):1530–1541. Review.

Hexsel DM, Hexsel CL, Iyengar V. Liquid injectable silicone: history, mechanism of action, indications, technique, and complications. Semin Cutan Med Surg. 2003; 22(2):107–114. Review.

Jones D. HIV facial lipoatrophy: causes and treatment options. Dermatol Surg. 2005; 31(11 Pt 2):1519–1529; discussion 1529. Review.

Narins RS, Beer K. Liquid injectable silicone: a review of its history, immunology, technical considerations, complications, and potential. Plast Reconstr Surg. 2006; 118(3 Suppl):77S–84S. Review.

Prather CL, Jones DH. Liquid injectable silicone for soft tissue augmentation. Dermatol Ther. 2006; 19(3):159–168. Review.

Rohrich RJ, Potter JK. Liquid injectable silicone: is there a role as a cosmetic soft-tissue filler? Plast Reconstr Surg. 2004;113(4):1239–1241.

Orentreich DS. Liquid injectable silicone: techniques for soft tissue augmentation. Clin Plast Surg. 2000; 27(4):595–612. Review.

Zappi E, Barnett JG, Zappi M, Barnett CR. The long-term host response to liquid silicone injected during soft tissue augmentation procedures: a microscopic appraisal. Dermatol Surg. 2007;33 Suppl 2:S186–192; discussion S192.

7

注射用充填剂在面部的应用剂量

John M. Hilinski和Steven R. Cohen著

关键点

- 非手术微创外科
- 注射用充填材料通常用于皮肤皱纹、深沟、凹陷性瘢痕以及面部的局部充填
- 充填材料根据维持时间和注射部位来选择
- 充填治疗采用保守的方式进行分次注射
- 应用适当的注射技术，将充填材料注射在正确的层次

患者选择

在过去的二十年中，应用注射充填材料进行面部年轻化的理念在整形外科实践中已经成为一条公认的标准。面部注射充填的理想患者应该是那些渴望接受一种微创的非手术软组织充填的人群。最佳的候选者应是较年轻的中年患者，因为这部分人群只有老化的早期征象，不需要很大改变。而出现更加明显老化改变的人群则需要更多的充填量，因此，更适合进行诸如面部假体植入充填或面部提升等手术治疗。注射充填治疗则可以作为这部分患者手术后的很好的补充治疗。

适应证

自数十年前问世之日起，注射充填材料的种类逐渐增多，它们在面部的应用也逐渐增多（图7.1）。许多年来，最流行的一个适应证就是抚平不想要的面部皱纹或皱褶。因为随着年龄增长，支撑真皮层的胶原框架会逐渐松弛，进一步的发展就是真皮变薄和局部软组织量减少，最后会形成皮肤内的细小皱纹和皱褶。随着年龄的进一步增长，在重力的作用下，细小的皱纹和皱褶进一步加深，便形成了真正意义上的皮肤皱褶。眉间的纵行皱纹就是这种老化过程的一个常见例子。使用注射充填材料治疗皮肤皱纹其目的正是

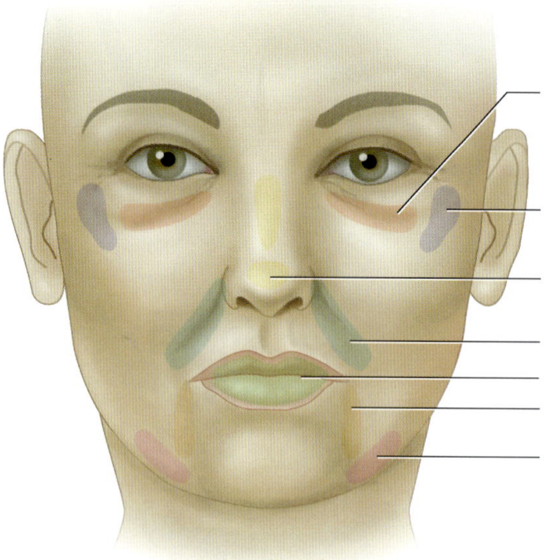

图7.1 面部注射充填的常见适应证。这些适应证包括治疗皱纹、凹陷性瘢痕、局部容积缺损（如泪沟/颧骨区域、鼻唇沟、鼻、口唇、木偶纹以及下颌前沟）。

为了补充年龄增长过程中丢失的真皮胶原组织。因此通常用“真皮充填剂”这个术语来描述这种应用。通过注射充填可以减少甚至消除凹陷皱纹，使皮肤表面恢复平整。

也许鼻唇沟是大家最熟知的皮肤皱褶。随着年龄增长，鼻唇沟会由年轻时的一条自然浅沟逐渐加深。需要指出的是，从美学角度看在面颊和上唇之间存在一条可以接受的细纹。当这条细纹开始加深并形成一条异常阴影时，可以进行注射充填治疗。治疗目的应是将其恢复为一条细纹或浅沟，而不是完全去除面颊和上唇之间的分界。对于之前曾接受过面部上提术的患者，对鼻唇沟的注射充填是一种很有效的补充治疗。

皱纹治疗的一个延伸是矫正凹陷性瘢痕。尽管与年龄老化无关，凹陷性瘢痕的特点同样是真皮胶原层变薄，这与皮肤皱纹和皱褶的形成特点相似。这类瘢痕通常见于既往反复发作痤疮者或因外伤有真皮累及的患者。这些原因都会导致局部真皮缺失，继而出现皮肤凹陷并伴有阴影。如同治疗皮肤皱纹或皱褶一样，通过注射充填材料可以代替缺失的胶原，可以支撑起凹陷性瘢痕，从而使皮肤表面恢复平整。

另一种广为流行的面部注射充填治疗适应证是局部皮下组织量不足。这是指面部美学亚单位或区域缺乏理想的外形和轮廓。与皮肤皱纹或皱褶不同，这类轮廓异常通常是由真皮下层的组织量不足导致的，包括皮下脂肪、肌肉和（或）黏膜的不足。有些患者是单纯由于从美学角度认为某些部位的皮下组织量不足。有些患者是要通过注射充填治疗来进行面部年轻化治疗或矫治医源性皮下组织量不足。

泪沟/颧颊区域局部是一个常见例子。年轻人这个部位皮下组织量明显不足通常是由于遗传因素所致。而在年龄更长的大龄人群中，这种情况通常是由于眶下脂肪团向前膨出和颧颊脂肪垫萎缩共同作用的结果。最终表现为：从下睑到颧颊区域自然流畅的、年轻特征的轮廓曲线中断。由于下睑膨大且泪沟凸显，患者表现为更加疲态的面容。大多数患者都会抱怨：由于该区域出现阴影和凹陷，其过早地显露出老态。通过注射充填治疗可以有效地治疗泪沟凹陷，同时也可以选择性充填颧颊区域。这样可以恢复下睑和颧颊区域流畅的面容轮廓，从而呈现出更加充满活力的年轻面容。

口周是另一个常常进行注射充填治疗的区域。该区域包括口唇、木偶纹和下颌前沟，这些都是下1/3面部最重要的美学单位。其中最重要的是包括人中嵴在内的口唇形态。在当今社会，丰满的口唇普遍被认为更有女人味。一些年轻患者想通过口唇注射充填治疗来使口唇更加丰满。这一般要通过多部位的联合注射，如充填黏膜红唇、红唇缘和人中嵴来达到理想的形态。除此以外，还能矫正所谓的上唇“丘比特弓”。在一些老龄人群，还要关注由于老龄性黏膜萎缩导致的其他一些因素。这些患者可以表现为更严重的组织萎缩，使其口唇看上去更加干瘪。此外还可伴有口周纵行皱纹的出现。因此，对衰老口唇的治疗不仅要进行组织充填，还需要矫治纵行皱纹，这样才可以恢复该区域的年轻形态。

对需要口唇充填的患者进行评估时，评估口周的情况是非常关键的，诸如木偶纹和下颌前沟。该区域联合治疗的目的通常是使下面部看上去更加年轻。木偶纹是指在口角外侧形成的软组织皱纹，常与萎缩性口唇伴随出现，并从口角处向下方延伸。这些变化会导致悲伤和早衰面容。注射充填可以去除这些皱纹并有助于提升口角。如果患者的降口角肌的肌活动过度，可以通过注射A型肉毒素来巩固注射充填效果。

随着年龄增长，面颊部的皮肤松垂并伴有骨质吸收，这会中断正常的年轻态的下颌轮廓曲线。由此导致的结果是：在下颌和颏部之间形成一条与下颌前沟伴行的异常阴影。面部提升术和隆颏术可以分别提升面颊并充实软组织空隙，这些手术是去除这些异常阴影的手段。作为非手术治疗手段，注射充填治疗可以有效地充填下颌前沟，并且可以通过提升下垂的软组织来恢复从颏部到下颌前缘的年轻的轮廓形态。

近期兴起的一个注射充填适应证是改善不佳的鼻外形。通过注射充填可以对鼻的局部区域进行选择性充填，如鼻根、鼻背和鼻尖，否则这部分患者就要接受鼻整形手术。这一治疗方法越来越受到欢迎，通常被称为注射鼻整形术。注射充填治疗还对曾经接受过鼻整形手术但效果不佳的患者十分有用。它可以使患者免受复杂的、风险较高的二次鼻整形手术。注射充填治疗是一种几乎无创的治疗方法。

注射充填材料还可以用于那些需要进行自体组织充填治疗的患者。颧颊区域、鼻周轮廓、下颌角和颏部都可以进行注射充填治疗。注射充填既可以作为一种永久充填治疗前的准备，也可以满足那些希望得到暂时改善的定期治疗的患者。对面部轮廓进行注射充填是一种最精细的、非手术治疗手段，并且有可能达到极好的效果。

注射充填材料的选择

在过去十年中，出现了很多可用于面部注射充填的材料。这一现象说明到目前为止还没有一种注射充填材料最理想。理想的注射充填剂应该是：具有良好生物相容性、不引起过敏反应、易于给药、效果持久、无游走性、经济合算以及术后效果可预测。目前大多数可用的充填材料都至少具有上述特点中的几项。大多数材料是生物工程材料，可被替换地应用于许多不同用途。面对如此众多的充填材料，很多医生基于充填效果的维持时间将充填材料分为暂时性、长效性和永久性三种。具体到每位医生，充填材料的选择由注射充填区域和个人喜好来决定。

暂时性注射充填材料

暂时性注射充填材料的充填效果可以持续平均6～9个月。目前大多数暂时性充填材料的主要成分为透明质酸。这种充填材料主要是一些非动物来源的稳定性透明质酸（NASHA）的合成材料。因此，它们在注射前不需要进行皮肤敏感性测试。透明质酸产品是理想的注射充填剂，因为透明质酸本身就存在于人体内细胞外基质中。透明质酸是一种具有亲水特性的线性多糖，它与水分子的亲和力很强，在皮肤保水过程中起关键作用。因此，用透明质酸产品进行充填注射可以使软组织层形成天然的隆起效果。这也是为什么通过注射透明质酸可以成功充填皮肤。

目前市场上已有的各种透明质酸充填材料的主要区别是：它们交联程度不同。化学交联可以改变透明质酸的溶解度，从而可以产生一种黏度更大、不溶于水的凝胶类物质。后者更便于保存，并且容易通过注射器进行注射操作。交联程度越高，则黏度越高，而黏度可以影响注射技术及其用途。举例来说，低黏度凝胶可以进行较平缓的注射，更适用于浅表皮肤注射。而更高黏度的凝胶不容易注射，但更容易聚集；因此，这类产品必须沿着皮肤从中层到深层进行注射，以防皮肤表面形状不平整。在注射充填后，透明质酸会在6～9个月内逐渐吸收，从而失去充填后的临床效果。对于大多数患者来说，透明质酸类注射充填产品的维持时间和重复治疗周期是可以接受的。而有些患者会考虑在接受透明质酸类产品充填后，选择维持效果更持久或永久性充填材料进行后期治疗。

在透明质酸类产品出现之前，源于人体胶原的充填材料被认为是暂时性充填治疗的首选。今天，透明质酸类产品已经基本替代了这些产品。这主要是由于胶原产品不能提供足够长的充填维持时间。临床经验表明，胶原充填剂只能维持数星期，最多维持数月。

因此，必须进行过于频繁的重复注射充填。胶原充填材料的唯一优点是：可以用于矫正非常表浅的细小皱纹，如纵行的嘴唇皱纹。在这种情况下，可以将胶原充填于皮肤最浅层，以单纯去除细纹。由于胶原的黏度较低，因此，与诸如透明质酸等其他充填产品相比，用胶原来充填这些细小皱纹存在的风险很低。

长效注射充填材料

长效注射充填剂的充填效果可以维持平均12个月到数年之久。这些充填剂大多是含有悬浮的聚合微粒体的溶液，其中的溶液可以在一段时间后吸收。一种应用最广泛的产品是含有30%的羟基磷灰石钙微粒（25～45μm）的水凝胶溶液。与透明质酸类产品相似，羟基磷灰石钙是相当稳定和安全的，注射前不需要进行皮肤敏感性测试。但是与透明质酸类产品不同，不建议用羟基磷灰石钙治疗浅表的皮肤皱纹和皱褶，也不建议用于口唇的注射充填治疗。作为载体的凝胶物质会在注射后不久吸收，形成一定程度的羟基磷灰石钙沉积。当注射在浅表皮肤内或口唇内时，聚集的物质会明显可见，表现为白色的小结节，但这些结节与肉芽肿不同。当注射到皮肤中深层次或皮下组织时，由于有较多的软组织覆盖，这些不透明的充填剂可以最大限度地隐蔽起来。在注射后9个月左右，羟基磷灰石钙逐渐开始酶解，并于注射后12～18个月内完全消失。

另一种流行的长效充填产品由聚乳酸微粒（1～63μm）构成。聚乳酸是一种生物合成材料，已经以可吸收缝线、外科钢板螺钉的形式安全应用数十年了。这种产品具有极低的抗原性，在注射前不需要进行皮肤测试。这种产品是以冻干粉形式包装使用，加入纯净水后可以重新制成聚乳酸微粒悬液。它最开始应用于艾滋病导致的脂肪萎缩患者。在使用上，它与羟基磷灰石钙具有相似的使用特点。它们都需要注射于深层皮肤或皮下腔隙中，以使面部恢复丰满和适度减少较深的皮肤皱纹。充填完成后，充填材料会刺激机体产生炎症反应，而其本身被代谢分解为二氧化碳和水。数周之后，沉积的胶原组织会取代充填材料。由于这种替代过程并不一定是等比例的替换，12～18个月后，在逐渐达到理想的充填目标前，需要进行3～4个周期的治疗。这种长周期的治疗时间已经成为阻碍聚乳酸广泛使用的最大障碍。

永久注射充填材料

永久性注射充填材料是指那些不可降解的、可以提供永久充填效果的材料。

临床经验表明聚甲基丙烯酸甲酯（PMMA）是一种很好的充填材料，为避免出现皮肤隆起或丘疹，可在皮肤深层或皮下注射充填。如果注射层次合适，很少出现炎症反应。每一个聚甲基丙烯酸甲酯微粒最后都会被患者体内的胶原组织包裹，而牛胶原会完全消失。最终的结果是形成一层生物学稳定的聚甲基丙烯酸甲酯，它可以抵抗游走，从而具有永久性的软组织充填效果。

操作技术

操作前准备

成功使用注射充填材料的关键点是建立一种操作规范。主要目的是避免充填过度。这一点对于那些经验较少、需要进行长效和永久性充填材料注射操作的医生尤为重要。不幸的是，过去人们错误地认为注射充填治疗是一种可以一次完成的治疗。而事实上，注射充填治疗是一种需要经过多次注射才能完成的治疗。医生要向患者说明，首次注射充填会有明显效果，但要达到理想的治疗结果，需要常规在数周之后进行后续的精细充填治疗。

在注射充填治疗前，还需要与患者进行深入交流，从而使患者对所选的充填材料及治疗效果的期望值更趋合理。询问既往病史可以帮助医生了解患者是否是高敏体质或是否会对充填材料产生过敏反应。其他一些禁忌证包括妊娠、哺乳和有瘢痕疙瘩或增生性瘢痕病史，这些患者均不能进行长效或永久性充填材料注射治疗。如果要注射任何含有牛胶原的充填材料，则需要提前数周进行皮肤敏感性测试。

在治疗开始前10～14天，患者应被严格限制使用可以导致出血和肿胀的药物。在治疗前后使用诸如山金车酊等草药已被证明有助于减少出血和肿胀。治疗前应在光源充足的情况下，采用标准化角度给患者拍照，以便更精确地评估治疗效果。术前还应让患者签署知情同意书。

在查体过程中应进行美学分析和组织缺损量评估。术前还必须标记出存在的任何不对称、轮廓不平和皮肤色斑等，这些都可能会对治疗结果产生影响。有些充填材料需要在真正使用前临时配制，如聚乳酸充填剂是袋装的粉末，在注射前需要加入纯净水配制。建议在使用前2～24小时配制，以使产品充分溶解。诸如聚甲基丙烯酸甲酯等其他一些充填材料需要在冰箱中保存，在使用前需要进行20～30分钟的解冻。

另一项注射充填前的重要工作是评估需要进行的麻醉的类型。必须强调的是，如果患者能保持舒适的状态，就不容易出现与注射治疗相关的高血压以及后期容易出现的瘀斑和肿胀。最简单的麻醉方法是：在即将注射前和刚结束治疗后，对注射区域进行直接冷敷。这种方法大多在治疗单独的皱纹时使用。另一种流行的方法是：在治疗前45～60分钟进行表面麻醉。这种方法只有在将皮肤表面的化妆品和油脂彻底清除后才可使用。在口周注射时，可以使用蘸有麻醉剂的棉签擦拭上下唇沟。由于黏膜具有良好的吸收率，该方法在注射治疗前几分钟使用即可。

有些患者仅行表面麻醉不足以产生最好的效果，为了增加患者在治疗过程中的舒适性，可以进行局部或区域神经阻滞麻醉。在进行表面麻醉后，用含有碳酸氢钠和1:10万的肾上腺素的1%～2%的利多卡因溶液，对将要进行注射治疗的区域进行浸润麻醉。必须注意以避免过度浸润麻醉，因为这样会使软组织的轮廓扭曲，从而降低充填治疗的精确度。对于泪沟或鼻唇沟区域，可以通过眶下神经阻滞对中面部进行麻醉。即在眶下神经出口处注射大约0.25ml的麻醉剂，注射路径可以选择经皮或经黏膜入路。对口唇充填来说，采用对上、下唇的区域阻滞麻醉方法是非常有效的。操作过程是：沿着上下龈颊沟在4～5个注射点分别注射大约0.5ml的麻醉剂。如果要进行口周的广泛麻醉，可以采用颏神经阻滞法，这通常适用于对木偶纹和（或）下颌前沟进行的充填治疗。通过在颏孔处注射大约0.25ml的麻醉剂，就可以对下唇和颏部充填治疗提供良好的麻醉效果。

注射技术

所有的软组织充填材料都需要通过一个锋利的注射器针头来完成注射。针头的型号选择与充填材料的黏度相关。对诸如透明质酸类的低黏度充填材料来说，采用较细的注射针头（30号）可以比较容易地完成注射。而对于黏度较高的充填产品，则需要使用更粗的针头（26～27号），这样才能够克服更高的流动阻力。

首先使用非优势手拉伸皮肤表面，这样可以保证针头插入皮肤时不会出现明显的皮肤移动。在针头刺入皮肤后，针头的斜面应向下方，这样可以最大限度地减少浅表层次的充填剂聚集。在进行注射充填治疗时，可以采用多种不同的注射技术使充填剂聚集在理想层次。最常用的技术包括：连续线形注射、连续点状注射、放射状扇形注射和网状交叉注射（图 7.2）。

连续线形注射

连续线形注射技术是指在皮下退针时注射充填材料，使其呈线性分布（图7.2A）。由于这一过程中可形成一条充填材料的隧道，这一技术也称为隧道注射技术。这一注射技术最常用于矫正包括鼻唇沟在内的单独的皮肤皱纹和皱褶。对于比较深的皮肤皱褶，可以采用分层平行线形注射技术。

连续点状注射

连续点状注射是指沿着皮肤皱纹的长轴方向进行多次点状注射，点与点之间紧邻（图7.2B）。要注意每个注射点要紧密相邻，这样才可以达到相对平滑、连续的线形充填效果。如果出现两个注射点之间的充填剂有明显中断，注射后可行局部按摩以求平滑效果。

放射状扇形注射

放射状扇形注射是连续线形注射的拓展（图7.2C）。与连续线形注射技术相似，也采用退针直线注射方法。不同的是，在针头即将从皮肤拔出时，再次沿着扇面方向进针并退针注射。以此类推，一直达到理想的充填效果。这种注射技术常用于颧颊区域的充填治疗。

网状交叉注射

网状交叉注射技术是连续线形注射的改进（图

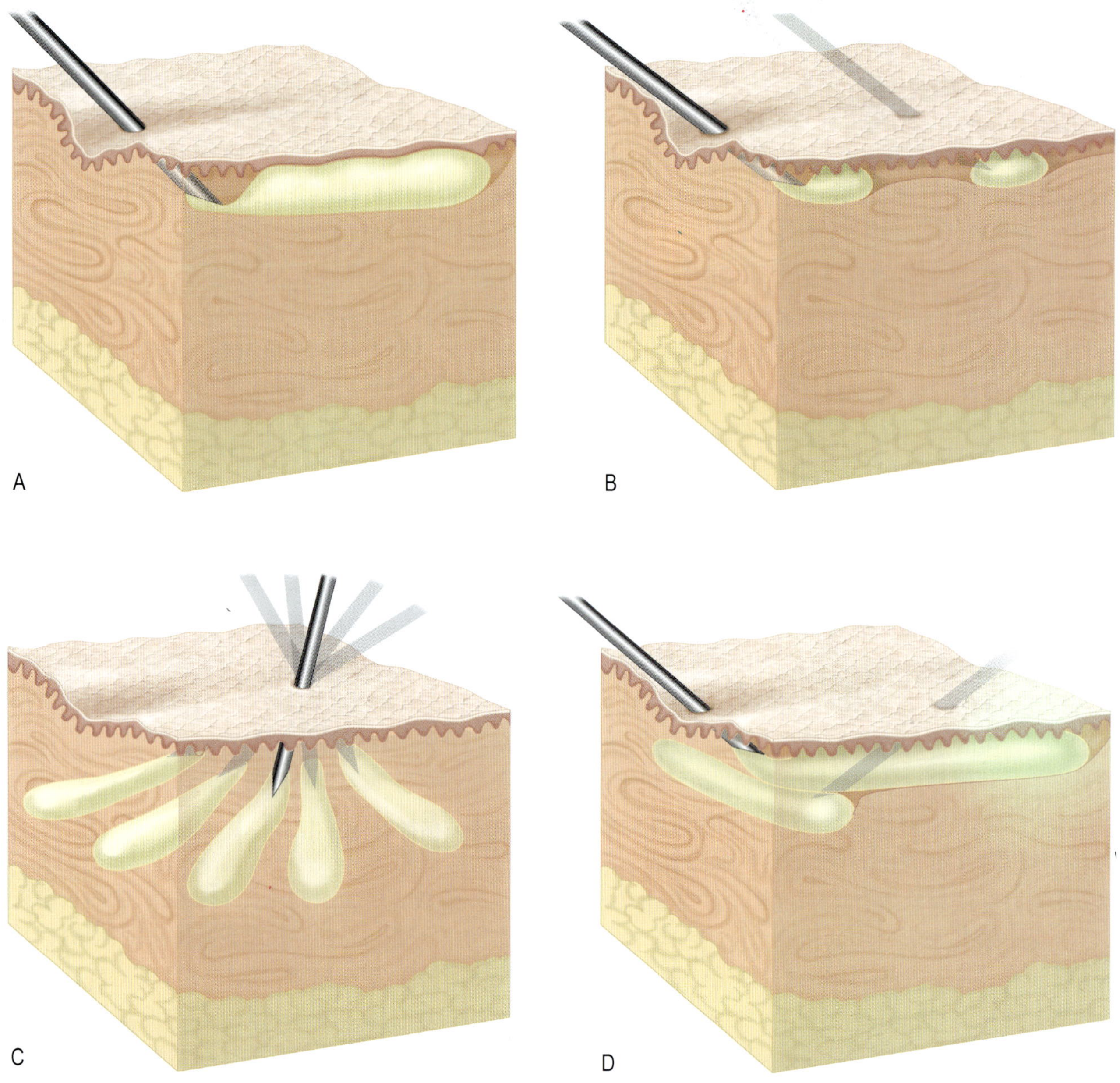

图7.2 各种充填注射技术。A. 连续线形注射技术：在退针时将充填材料直接注射在皮肤皱纹下，注射层次可以在真皮层或真皮-表皮交界处。注射时针头斜面向下。B. 连续点状注射技术：沿皮肤皱纹长轴多点注射充填，点与点之间紧邻。C. 放射状扇形注射技术：在需要充填的区域先行连续线形注射，在针头即将拔出皮肤前，再向新的方向重复注射，在充填区域的注射路径呈扇面分布。D. 网状交叉注射技术：这是一种连续线性注射的改进。首先进行多次平行分布的连续线形注射，之后于垂直方向重复进行该操作。

7.2D）。首先进行多次平行分布的连续线形注射，之后在垂直方向再重复进行该操作。在充填区域用记号笔标记出网格状标记线会有助于操作，这样可以最大限度地减少充填区域的不平整。这种技术常用于边缘区域的充填治疗，如木偶纹和下颌前沟。

技术细节

眉间注射

较深的眉间皱纹是连续线形和连续点状注射充填技术的典型适应证。尽管注射充填有助于减轻这些皱纹，但要想达到最佳效果，还要联合采用A型肉毒素注射治疗。首先，应用A型肉毒素来降低能够导致皱纹的降眉肌和皱眉肌的动度。然后，在肌肉麻痹后，注射大约0.25～0.5ml的充填材料，这样可以舒平残留的皮肤皱纹。将暂时性充填材料注射到真皮上层到中层可以得到确切的效果。也可以采用长效或永久性充填材料，但必须将它们注射到皮肤的更深层次。由于深层组织血管丰富，理论上会增加将充填材料注射到血管内的风险。据报道，这可导致皮肤坏死。基于这一考虑，有些医生建议在充填注射时按压附近的滑车上血管。还有其他一些医生建议：先对一侧眉间进行充填注射，择期再完成另外一侧的充填治疗，这样可以最大限度地减少潜在的严重并发症。

鼻唇沟注射

对鼻唇沟的充填治疗主要采用连续线形和连续点状注射技术。为了达到更好的充填效果，要将进针点选在鼻唇沟内侧。如果选在鼻唇沟最深处或更外侧进针，就非常有可能在注射时使充填层次过深。经典的方法是，在鼻唇沟下缘进针，然后潜行向鼻翼-面连接处推进。通常来说，暂时性材料最好充填于真皮中层，而长效和永久性材料则要充填于真皮深层。如果充填层次合适，随着退针注射会看到皮肤立即隆起。如果没有这种效果，就要调整进针层次以达到这种充填效果。在很多患者中，鼻唇沟上方需要分层注射充填，因为这部分的组织量缺少更加明显。通常注射大约0.5～2ml的充填剂就可以满足双侧鼻唇沟的充填需要。

泪沟–颧颊注射

对泪沟的充填治疗通常采用连续线形和连续点状注射技术。暂时性、长效以及永久性充填材料均可以用于该部位的充填，充填后下睑和面颊可以呈现平滑的过渡。但是对于皮肤菲薄的患者，最好选择暂时性充填材料进行充填治疗。如果将长效和永久性材料充填于菲薄的眼睑皮肤下，容易出现肉眼可见的不平整皮肤轮廓。

在注射时通常让患者保持直立位。因为在仰卧位时，眶周脂肪趋于分散，这样难以精确评估注射充填过程。进针方向为从外向内，进针层次为泪沟最深处。要注意内侧充填止点要与鼻背保持2～4mm的距离，否则会增加鼻背宽度。还要注意避免进针到眶缘层次，以最大限度地减少损伤眼球的风险。注射层次为骨膜上方，这样可以使充填材料表面有更多的软组织覆盖。根据需要充填的程度，每一侧可以平均注射0.5～1ml的充填材料。

在对泪沟进行注射充填治疗时，可以联合对邻近的颧骨区域进行充填治疗。对颧骨区域来说，最好采用放射状扇形注射充填技术，因为这一区域的充填范围较大。与泪沟充填相同，所有类型的注射充填材料都可以用于颧骨区域的充填治疗。进针点选择在颧突外上方数毫米处，然后在骨膜上方进行扇面注射充填。当充填区域靠近菲薄的下睑外侧和下方时，为了安全起见，注射层次要更靠近皮下组织层。每一侧只需要注射大约1～2ml的充填材料即可满足充填要求。

口唇注射

如前所述，年轻患者丰唇的目的是为了直接增加口唇的体积。当前，只有暂时性充填材料才能安全有效地用于唇周充填治疗。对于大多数患者来说，只需沿着口唇中间3/5的区域进行充填（图7.3A）。经典的注射技术是，从外向内采用连续线形或连续点状注射技术进行充填治疗。在红唇部分，充填的目标层次是唇黏膜和口轮匝肌之间。在许多患者中，采用分层注射充填有助于获得更丰满的充填效果。为了增加红唇的显露，注射针头应位于红唇与白唇之间的潜在腔隙。如果入针层次合适，即使针头没有向前推进，也可以观察到注射的充填材料将红唇缘隆起。如果情况不是这样，就需要调整针头层次，直到可以感受到较低的注射阻力为止。很多年轻患者还能从人中嵴的充填治疗中受益。可以在每侧人中嵴真皮中层充填，这样可以使口唇具有更好的轮廓。1～2ml的注射剂量就足以达到理想的充填效果。

对于年龄较大的患者，除了前文讲述的内容以外，需要说明的是，应该对整个口唇进行充填，而不是仅仅限于中间部分（图7.3B）。此外，大龄患者常会有更多纵行的口唇皱纹，一些医生更喜欢逐个对这些皱纹进行充填治疗。在使用透明质酸类充填材料时，必须仔细，由于这类材料要被充填在真皮中深层次，因此，不能精确地矫正这些细小的浅表皱纹。如果充填过多，会出现垂直棘状隆起。一种更好的选择是：在对红唇进行充填时，单纯增加注射剂量，这样在一定程度上可以舒平这些细小的垂直皱纹。另一种选择是：应用胶原类暂时性充填材料分别对这些皱纹进行充填治疗。由于胶原更适合注射在真皮浅层，因此，可以更有选择性地矫正每条皱纹，同时可以减少矫正过度的情况发生。

木偶纹：下颌前沟注射

对木偶纹的充填治疗通常采用连续线形或连续点状注射技术。几乎所有种类的充填材料都可以安全用于此项治疗。注射层次为真皮深层和皮下层。很多患者不仅存在口角处的较深皱纹，还存在周围区域组织量减少。对这些患者，可以采用网状交叉注射技术来增加更多的组织量。充填区域通常要到达倒三角形的外侧边缘，即木偶纹的最深部位。如果计划对降口角肌使用A型肉毒素，则要在充填治疗后进行。

对下颌前沟的充填治疗可以在矫正木偶纹的过程中完成，即在充填木偶纹的时候向下颌缘方向继续注射充填。对于皮肤较薄的患者，如果采用长效和永久性充填材料，应将其注射于骨膜上方，以保证具有更高的安全性。由于平卧时下颌的组织会出现移位，因此推荐在直立体位时进行注射充填，以达到更精确的矫正。如果下颌软组织较松弛，则充填材料会沿下颌骨下缘分布。注射充填的范围是从下颌骨前缘到颏中线，这样可以恢复这两点之间流畅的年轻态轮廓曲线。在木偶纹和下颌前沟之间注射2～3ml的充填材料就可以达到满意的矫正效果。

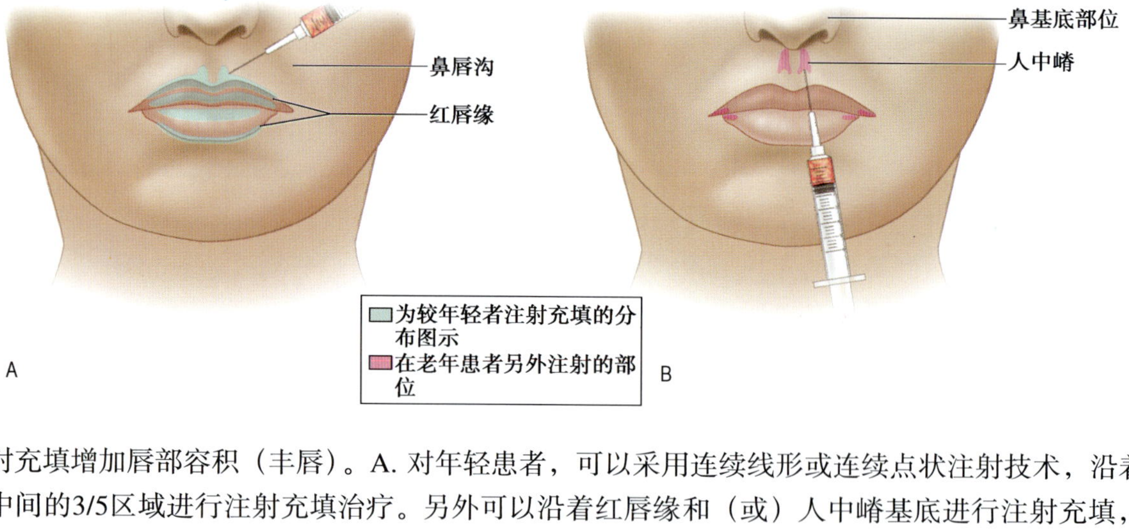

图7.3 注射充填增加唇部容积（丰唇）。A. 对年轻患者，可以采用连续线形或连续点状注射技术，沿着上下红唇靠中间的3/5区域进行注射充填治疗。另外可以沿着红唇缘和（或）人中嵴基底进行注射充填，这样可以使口唇具有更好的轮廓外形。B. 对老年患者，由于其口唇出现萎缩变化，需要通过注射充填再现口唇轮廓，因此，需要对整个上下唇进行注射充填。此外，其整个人中嵴也需要进行充填，而不是仅仅限于基底部分。对于散在的垂直口唇皱纹，可以通过注射人体来源的胶原组织，后者更适合治疗这类细小的皱纹。

鼻部注射

鼻部的充填注射采用连续线形或连续点状注射技术。鼻的充填治疗只要充填层次位于皮下层，就可以采用所有类型的注射充填材料。对于皮肤较薄的患者，要谨慎使用长效和永久性充填材料。有时在注射充填时，可以用非优势手捏住鼻背或鼻尖，这样可以最大限度地防止充填材料扩散到鼻两侧，防止鼻的宽度看上去增加。鼻部充填剂量很少超过0.5～1ml。

操作步骤

- 保持一种保守的治疗策略。
- 获取完整的既往病史，如有相关病史，需要进行皮试。
- 提供合适的麻醉。
- 选择合适的注射技术。
- 注射层次根据充填材料的种类和治疗区域不同决定。

术后护理

注射结束后可以进行轻柔的按摩。如果注射后皮肤出现不平整，医生应立即进行按摩。在口唇和鼻部注射充填时，可以采用轻柔的按捏技术，以防充填剂扩散。在诸如泪沟等其他区域，采用轻柔的按压可以舒平、分散充填材料。在其他不适合应用这些技术的部位，可以使用22～25号针头以减少注射材料过度集中。

如果在患者离院后出现新的皮肤不平整，我们建议至少在充填治疗12～24个小时后再进行操作。大多数情况是由于入针部位局部肿胀所致，这种情况可以自行恢复。如果这种不平整持续不消失，可以让患者自己进行上述按摩，直到情况改善。

治疗后48小时内进行冰敷可以最大限度地减少肿胀和瘀斑出现。但要注意避免施加过大的压力，以致出现不理想的轮廓外形。我们建议术后对患者进行2～4周的随访，以便进行必要的修整。

结果

病例1

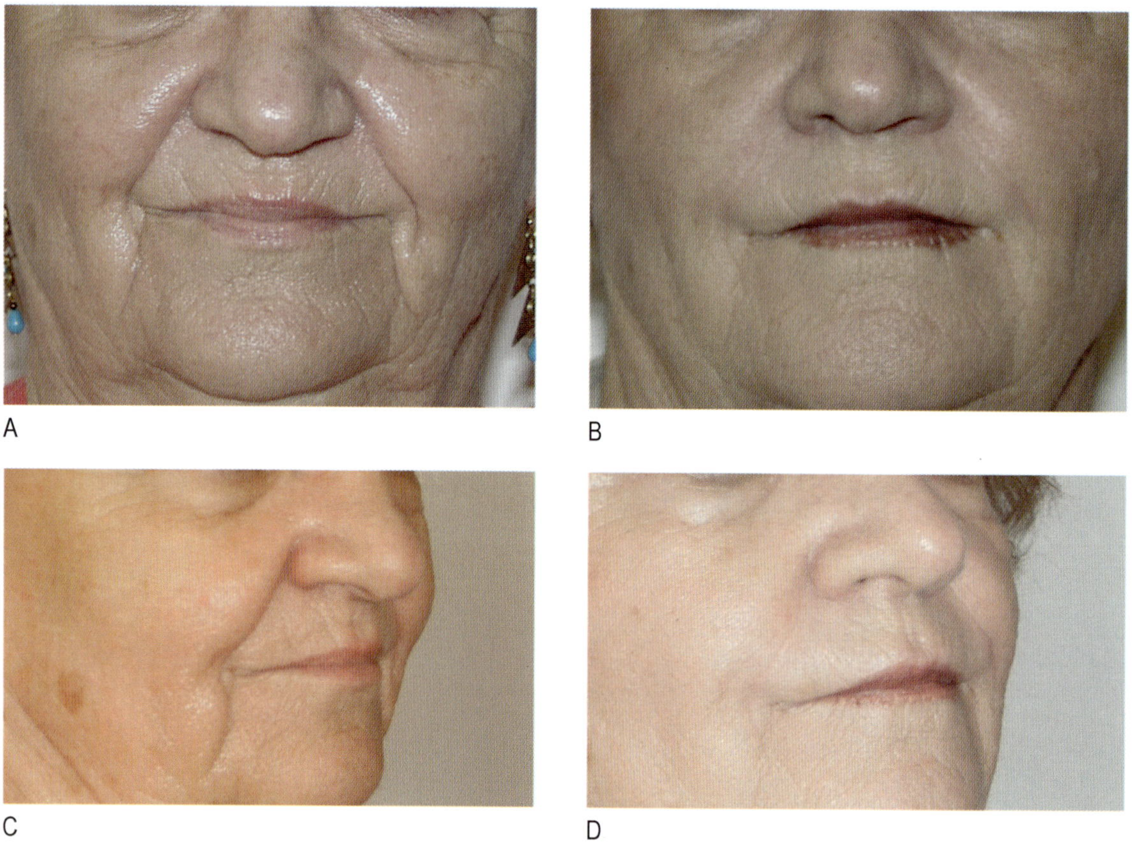

图7.4 鼻唇沟充填病例。这位老年女性患者希望对其很深的鼻唇沟行非手术治疗。她接受了近3ml的羟基磷灰石钙双侧注射充填治疗。可以观察到治疗效果非常明显，总体来说，面部变得更加平顺。A. 术前正位；B. 术后正位；C. 术前斜位；D. 术后斜位。

病例2

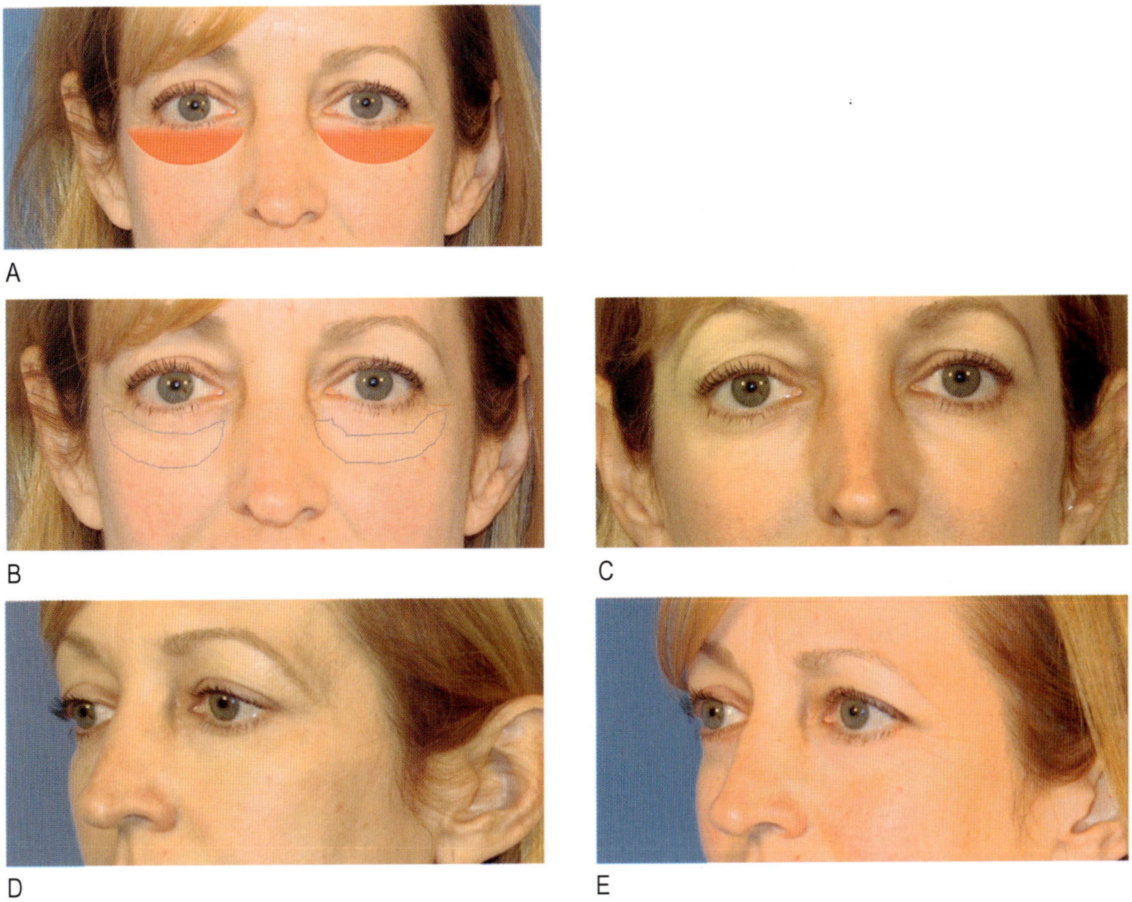

图7.5 泪沟充填病例。该患者一直被其较深的泪沟困扰着。其较深的泪沟导致了其该区域出现阴影和凹陷（彩色区域为充填范围，图7.5A）。她原本考虑进行面颊部假体充填，但后来改为接受注射充填治疗，对其每一侧注射了近1.0ml的透明质酸充填剂。此外，该患者每侧鼻唇沟还接受了0.5ml的注射充填治疗。注射后可见其下睑轮廓变得更加平顺，看上去更加年轻和精力充沛。A. 充填区域；B. 术前正位；C. 术后正位；D. 术前斜位；E. 术后斜位。

病例3

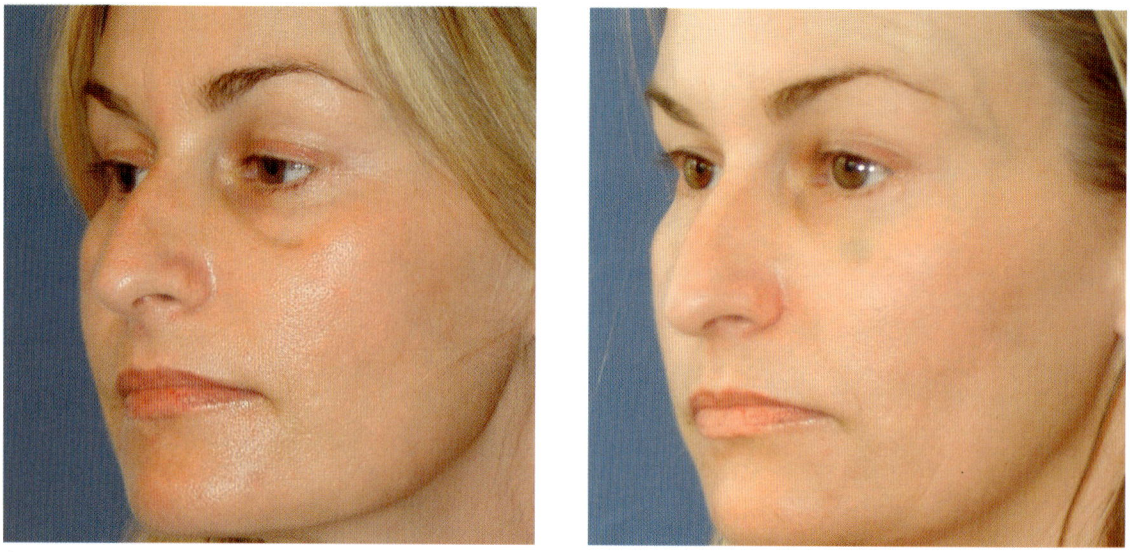

A B

图7.6 泪沟注射充填病例。该患者一直被其较深的泪沟困扰着，后者导致了其泪沟出现阴影，很显老态。她接受了近1.5ml的透明质酸注射充填治疗。治疗完成后，阴影不再明显，从泪沟到颧骨区域变得更加平顺。

病例4

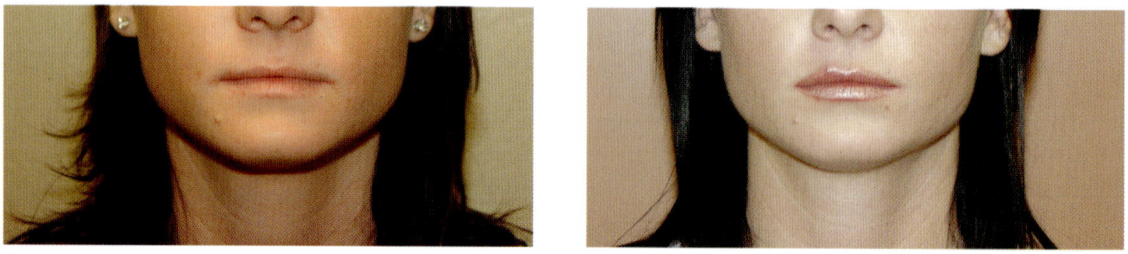

A B

图7.7 口唇注射充填病例。这位年轻女性不喜欢自己扁平且轮廓不佳的口唇。她上下唇接受了近1ml的暂时性材料的注射充填。治疗后，其口唇轮廓更加清晰，更加富有女性特征。A. 术前正位；B. 术后正位。

病例5

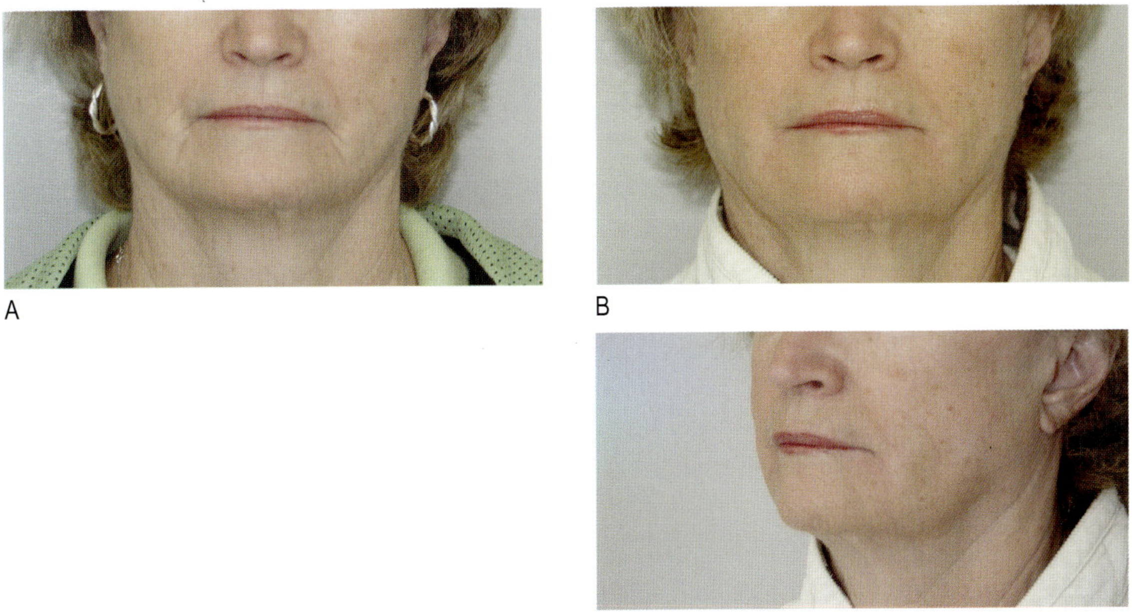

A　B　C

图7.8 木偶纹注射充填病例。这位中年女性不喜欢自己较深的木偶纹和伴随阴影，后者让其看上去呈现悲伤容貌。她接受了近0.8ml的羟基磷灰石钙注射充填治疗。治疗后可见皱纹几乎消失，皮肤更加平顺，原来呈现的悲伤容貌明显改善。A. 术前正位；B. 术后正位；C. 术后斜位。

病例6

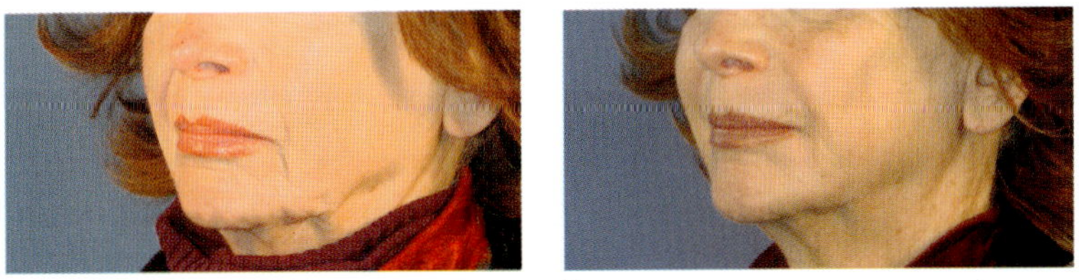

A　B

图7.9 下颌前沟和木偶纹的联合注射充填治疗。这位老年女性希望接受一种非手术方法的面部提升治疗，希望对其口周萎缩进行处理。她选择接受了大约4ml的羟基磷灰石钙的双侧注射充填治疗。治疗后，其下颌前沟和木偶纹都得到了改善，她看上去更加年轻和富有活力。A. 术前斜位；B. 术后斜位。

不良反应及处理方法

像任何医学中的所有事物一样，皮肤注射充填也有其不良反应。因此，在进行任何进行注射充填治疗前，都必须签署知情同意书，并且要将不同充填材料的优点和缺点一起告知患者。幸运的是，由注射充填治疗引起的不良反应非常罕见，并且通常非常轻微。在皮肤穿刺和注射充填材料过程中都可能出现相应的不良反应。由皮肤穿刺导致的不良反应包括针眼遗留、肿胀、顽固性瘀斑、疼痛以及瘙痒。表面麻醉剂也会导致皮肤的局部反应。幸运的是，这些反应都具有自限性，并不需要进一步治疗。

对于大多数患者来说，最好首先选用暂时性充填材料。因为如果患者在肿胀消退后不满意充填效果，比较容易修正。在有些患者，通过注射盐水或利多卡因溶液就可以让医生和患者评估注射充填后的真正效果。这种方法对轻微鼻畸形的矫正非常有帮助，如可以观察充填鼻背到鼻尖过渡区域的效果，也可以通过该方法观察鼻额角过大患者的鼻根充填效果。

与注射技术有关的并发症主要包括：矫正不足和矫正过度。导致矫正不足的最常见原因是：注射层次过深，这主要与暂时性充填材料有关。这种充填材料本该注射于真皮层内，但如果错误地注射到皮下层，就会不出现明显的充填效果。在这种情况下，充填材料会被白白浪费而不会产生任何临床效果。如果充填材料不足，也可以导致矫正不足的情况发生。出于费用考虑，患者通常要求只使用一支充填材料。但不幸的是，如果患者不同意使用更多的充填材料，就很有可能造成治疗失败。因此，必须在治疗前向患者建议使用足量的充填材料，并鼓励患者对此进行合理的投资，以达到理想的充填效果。

矫正过度在注射过多充填材料时发生。当使用聚甲基丙烯酸甲酯等永久性充填材料时，避免出现矫正过度是非常重要的。但这些并发症可以出现与使用任何类型的充填材料时。矫正过度通常表现为：有可触摸到的和可看到的结节，这种情况常常出现于透明质酸充填治疗后泪沟和下睑-颊的接合部位。如果注射时出现矫正过度，可以使用22～25号针头在最隆起的地方抽出过多的充填材料。如果这个方法不能解决问题，对该区域进行几天的按摩后，可以得到平顺的皮肤轮廓。如果这些方法仍无效，可以使用透明质酸酶降解多余的透明质酸充填剂。透明质酸酶是一种可注射的酶，它可以在数小时内选择性地降解透明质酸，其效力可维持几个星期。最终的结果就是去除不需要的过量充填材料。但是必须留意以免过度依赖使用透明质酸酶，因为后者可以迅速颠覆原本理想的充填效果。

由聚乳酸导致的结节更容易出现在皮肤较薄的区域，如下睑-颊交界处。不幸的是，目前还没有诸如透明质酸酶这样的拮抗剂。目前只有使用25号针头来机械性地破坏聚乳酸结节，同时注射的麻醉剂可以将破坏的充填剂碎片稀释并使其重新分布。还可以通过热敷使聚乳酸重新塑形。

注射聚甲基丙烯酸甲酯后出现的结节可能是由于某一部位充填材料聚集过多导致，也可能是由于增生的瘢痕组织替代了可吸收的牛胶原成分。微粒体的聚集也可以导致结节出现。通常可以在局麻下用针头成功地对这些结节进行机械破坏。如果结节是由瘢痕增生导致，注射类固醇激素会有所帮助。对有些患者则必须将结节切除。经典的方法是：通过口内入路来切除鼻唇沟、口角和木偶纹处形成的结节。对于在口唇注射半永久和永久性充填材料后形成的结块，可以从黏膜入路进行切除，这样可以避免出现明显的瘢痕。

其他不良反应包括一种皮肤蓝斑。如果注射透明质酸和羟基磷灰石钙充填剂的层次过浅，则可以出现这种皮肤蓝斑。任何一种注射充填材料都可以出现血管栓塞，可以应用透明质酸酶和硝酸甘油联合热敷处理。为了避免这种潜在的并发症，要强调退针注射的重要性，并且要确认针头没有在无意中刺入小血管。

所有充填材料都曾被文献报道可以形成肉芽肿。幸运的是，这种情况很少发生。肉芽肿大多会较晚出现，绝大多数出现在口周区域。很多出现肉芽肿的患者之前曾有全身病毒感染或面部创伤。肉芽肿的形成可以毫无症状，也可以伴有红斑和肿胀，甚至可在数年后出现。开始时可在病灶内注射激素和抗生素（如针对肉芽肿的米诺环素）。更加严重的患者可以口服类固醇激素。治疗非炎性纤维化结节可以在病灶内注射类固醇激素和5-氟尿嘧啶。有些病例则需要切除肉芽肿。另外可以通过穿刺活检来明确诊断，以区分肉芽肿和肉芽肿瘤。

一个罕见但明显的并发症是：继发于充填治疗的单纯疱疹病毒感染发作。如果出现这种情况，涂抹杀菌药膏可以最大限度地减少继发性细菌感染。尽管对是否在病毒感染发作后口服抗病毒药物存在争议，但这可以加速恢复进程。因此，出于谨慎，对有单纯疱疹病毒发作病史的患者，在充填治疗前要对其进行预防性抗病毒治疗。

结论

注射充填治疗是一种公认的面部进行充填的非手术方法。随着注射充填材料种类增加，它们的适应证也不断拓展。目前最流行的适应证包括：鼻唇沟去除、口周充填、泪沟矫正、颧部塑形和鼻塑形。所有操作的关键点是遵循保守、循序渐进的充填原则。在选择合适的充填材料和注射技术时，有些病例可以获得堪与手术效果媲美的令人满意的美学效果。

（韩新鸣　杜建龙　译）

推荐阅读文献

Biesman B. Soft tissue augmentation using restylane. Facial Plast Surg 2004;20:171–177.

Broder KW, Cohen SR. An overview of permanent and semi-permanent fillers. Plast Reconstr Surg 2006;118(Suppl):7S–14S.

Burgess CM, Quiroga RM. Assessment of the safety and efficacy of poly-L-lactic acid for the treatment of HIV-associated facial lipoatrophy. J Am Acad Dermatol 2005;52:233–239.

Cohen SR, Berner CF, Busso M et al. Five-year safety and efficacy of a novel polymethylmethacrylate aesthetic soft tissue filler for the correction of nasolabial folds. Dermatologic Surgery 2007;33:S222–S230.

Duffy DM. Complications of fillers: Overview. Dermatol Surg 2005;31:1626–1633.

Humble G, Mest D. Soft tissue augmentation using Sculptra. Facial Plast Surg 2004;20:157–163.

Lemperle G, Holmes RE, Cohen SR, Lemperle SM. A classification of facial wrinkles. Plast Reconstr Surg 2001;108:1735–1750.

Marmur ES, Phelps R, Goldberg DJ. Clinical, histologic and electron microscopic findings after injection of a calcium hydroxylapatite filler. J Cosmet Laser Ther 2004;6:223–226.

Niamtu J. Accurate and anatomic midface filler injection by using cheek implants as an injection template. Dermatol Surg 2008;34:93–96.

Sadick NS, Katz BE, Roy D. A multicenter, 47-month study of safety and efficacy of calcium hydroxylapatite for soft tissue augmentation of nasolabial folds and other areas of the face. Dermatol Surg 2007;33:S122–S127.

Vartanian AJ, Frankel AS, Rubin MG. Injected hyaluronidase reduces restylane-mediated cutaneous augmentation. Arch Facial Plast Surg 2005;7:231–237.

8

眼眶周围注射充填年轻化治疗

Woffles T.L. Wu 著

关键点

- 随年龄老化而出现的容积改变
- 老化面部的年轻化容积恢复
- 面部轮廓整形规划
- 在修复面部老化和轮廓改变中对表情肌肉的处理
- 面部年轻化的综合疗法

引言

在面部年轻化非手术方法治疗中，用合成材料充填修复面部容积减少是个很重要的方法，其构成了年轻化的四个主要支柱之一或四个“R”之一，它们是：松弛（relax，肌注肉毒素治疗）、修复（restore，注射合成材料充填缺损）、提拉（redrape，应用锯齿线向上提拉固定组织）以及皮肤再生（resurface，用化学剥脱方法使上皮再生）。

许多作者描述过改变眼眶周围区域体积的年轻化手术方法，如Flowers用硅胶类充填剂改进泪沟（Flowers 1993），Loeb（1993）使眶隔脂肪重新分布于泪沟中，Little（2004）将皮下脂肪移植用在同样的区域，更著名的Coleman向我们介绍了自体脂肪移植的概念，以及将自体脂肪应用于支持下眼睑、增加颧骨突出程度以使眉间和眉毛增高的成功经验。

在非手术方法中，对于患者脸部年轻化，在眼眶周围区域使用充填剂比用其他方法有更好的效果，通常操作简单，效果明显，在无痛的情况下几分钟内就能完成，患者当天即可恢复正常的社会活动。一个最初看上去疲惫的患者离开诊所时眼眶周围区域精神焕发并因此像换了新颜也是值得做的一件事。然而，对于没有经验的注射者来说，在眼睛周围注射有许多问题且有可能导致严重的后果，这些都是操作不适或充填剂选择错误造成的。本章的目的是向读者介绍用充填剂创造一个美丽的眼眶周围区域的概念。

定义

眼眶周围区域是一个微妙且复杂的三维区域，在光线下呈现许多连续的亮区和暗区，这些连续的亮区和暗区正好与威尼斯面具或一副激光护目镜下面的区域相吻合（图8.1）。这个区域在由于年龄老化使其轮廓发生变化而使人看上去突然变得苍老和疲惫之前，很自然被当作年轻和富有朝气的象征。眼眶周围区域不仅仅由上下眼睑组成，还包括邻近的支撑眼睑、帮助确定眼睑视觉起点和终点的区域。

这个复杂的眼眶周围区域包含：

- 下眼睑和眶下沟（包括鼻面沟）。
- 眶下软组织和颧骨凸出。

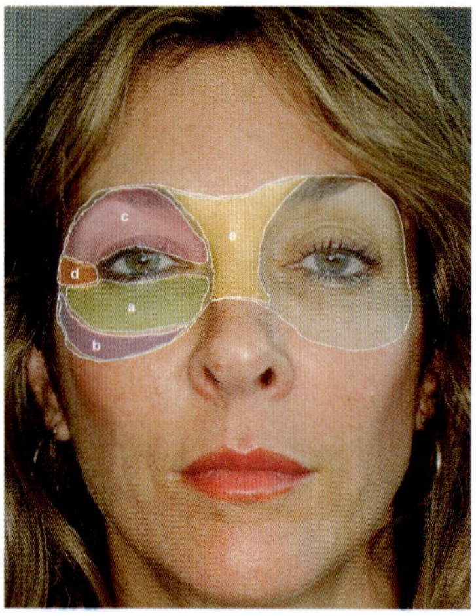

图8.1 按照一副护目镜覆盖的区域对眼眶周围区域的划分。

- 上眼睑、眶沟和眉毛。
- 眼外眦侧面区域。
- 眉间区和鼻根部。

如果对所有这些标明的区域进行体积恢复而不仅仅是把注意力集中在泪沟或鼻面沟上，会产生更加柔和匀称的外表。年龄会同时影响到眼睛周围所有的软组织，如果鼻面沟或眶上凹槽已经形成，那么很可能邻近的另外区域也类似地会被影响而出现下垂。

凹陷区域

为了便于理解眼睛周围区域衰老的过程和使用充填剂后的逆转情况，在此，我介绍一个眶周和面中区域的概念，叫做下眼睑面中部的凹陷区（Wu 2004）（图8.2）。在眶下区，区域1代表内侧眶下沟区，区域2代表中部眶下沟区，区域3代表外侧眶下沟区。这三个区域代表了眼袋和面颊之间的连接，并且直接位于眶下缘的上面。它们在大多数患者都容易被看见。对于这些区域触诊能摸到骨头上面常常只有皮肤。当面部软组织松弛和下降时，这个区域是面部衰老的早期部位，也是眼袋和面中部软组织结合处，这个结合处在年轻时紧密相连。

区域4是直接位于区域2之下的眶下凹陷区，相当于眶下孔的位置，是由于眶下神经附近的脂肪垫变薄或萎缩而发生的。事实上，它是第一个出现在眶下-面中部区域的凹陷区，有时甚至在20岁左右就出现了。我把区域4叫做“衰老的第一标志”。事实上，最近几

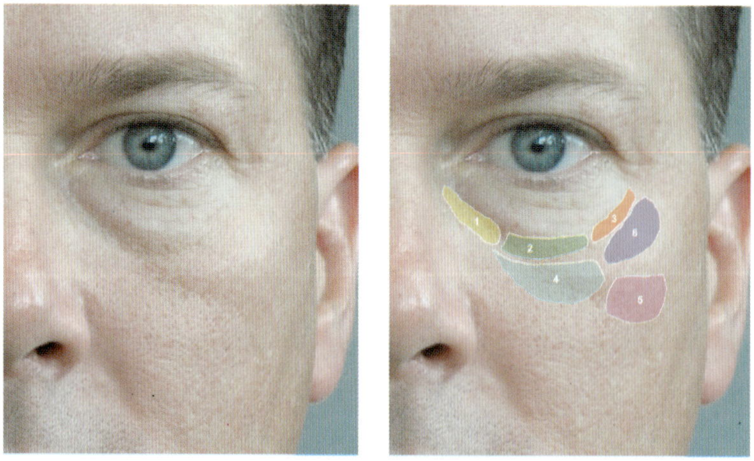

A B

图 8.2 A. 30～40岁年龄组的下眼睑和面中部凹槽的典型外表。B. 眶下沟和面中部凹槽的分布。

年已成为年轻化的热门话题的鼻颧沟或“泪沟”是区域1斜向区域4延伸同时还有区域2混合的区域。区域5是颧骨下凹陷区域或颊下的凹陷区域，区域6是颧骨突出。这两个区域同时远离眶下沟，但事实上相互有联系，并且当一个人需要从沿着下眼睑不断地向区域4、5和6充填以达到平衡和自然光滑的结果时，这两个区域很重要。在临床上，区域1、4和5也与颧骨下凹陷区域相关，而颧骨下凹陷是泪沟通过面中部向外延伸而产生的疲乏劳累的表情。

为了分析哪个区域是充填最频繁的区域以及每个区域需要的相对注射量，我用这些凹陷区域的一个图表来解释每个眶周年轻化的情况。在我们分析的2000—2007年的2000多个眶周修复病例中，区域4是最经常进行充填的区域，然后是区域2和区域5。在上眼睑，我用了一个与上睑凹陷区域相似的图表（图8.3）。区域1是与内侧脂肪垫相应的区域，区域2是眶上孔上面的中空区域，区域3与中间脂肪垫相对应，而区域4与外侧脂肪垫相对应。

年轻的眼睛特征和眼眶的“图片框”。

漂亮年轻的眼睛其特征是牢固紧密和上下眼睑的轮廓光滑。在上眼睑睑板上有一个清晰的重睑皱褶，眶上区呈现饱满连续、沿着眉毛的走形光滑的轮廓。眉毛完整，内侧眉毛低平滑过渡到鼻子根部，形成一个鼻子-眼眶的曲线。今天的审美和65年前没有区别。

我们要考虑到男性和女性之间上眼睑的区别。男性的上眼睑更低、更扁平，眼睑软骨上裂缝和眼眉之间的表观高度更低（图8.4）。女性的双眼皮和眼眉之间的宽度要更大一些，眼眉中部向上拱一些，这些都是允许的（图8.5）。我们也必须对不同的面部、不同的种族中的审美敏感，并且不要试着充填每个眼眶周围区域的中空。对有些面部多骨构架人，上眼睑少充填看上去才更有吸引力，而对另一些人则看上去很空；自然状态下东方人的上眼睑很丰满，与高加索人相比，东方人的上眼睑需要更多的充填。

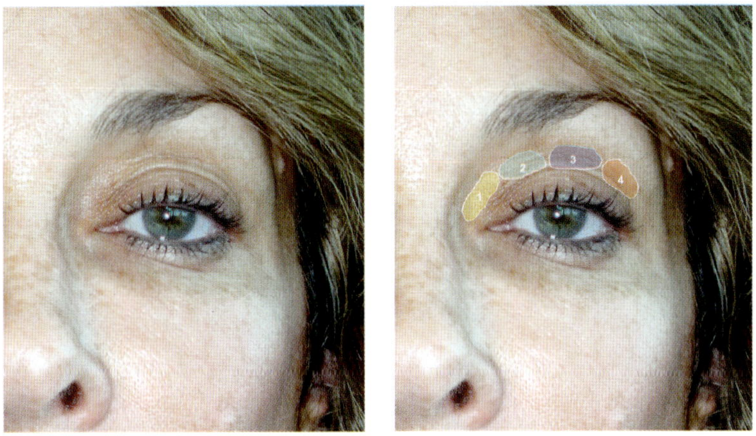

A B

图 8.3 A. 30～40岁年龄组的上眼睑凹陷的典型外表。B. 眼窝上凹陷的分布。

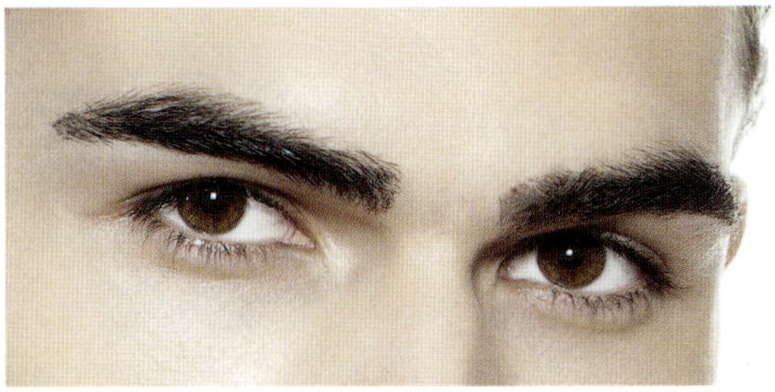

图 8.4 一张现代广告上的一个富有魅力的男模的眶周外表。

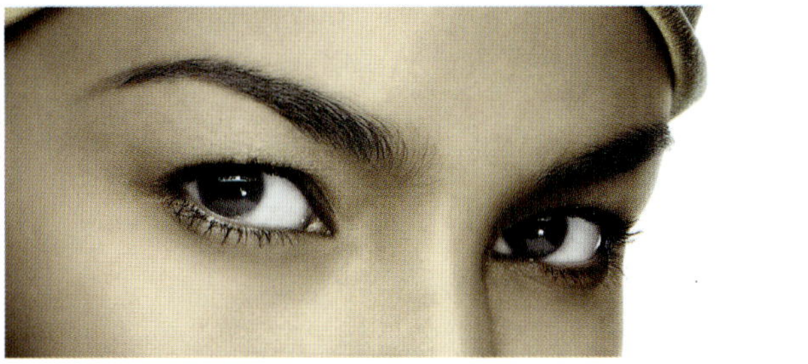

图 8.5 一张现代广告的一个富有魅力的女模的眶周外表。

在下眼睑，有关需要多大的体积和修复的结束点争论较少。对于所有种族的人来说，下睑应该沿着眼睑-面颊的接合处光滑过渡，不应该有明显的鼻颧沟、泪沟或眶下沟的痕迹。外侧眼睑区域要丰满，因为要与颧突和上眼睑外侧及眼眉相协调。睑板前眼轮匝肌肥厚膨出，能够形成睁眼时上眼睑-面颊接合处较高而收缩时又接近睫毛线的表情。上眼睑软骨上皱褶和清楚的下眼睑软骨上皱褶一起可形成沿着眼睛"图片框"的效应。框越窄，眼睛看上去越年轻。眼袋的发展或眶下缘的骨架化也会通过降低眼睑睑颊接合部和使眼睛看上去老化、疲惫和失去魅力而使这个图片框扭曲。

充填剂的选择

现有的充填剂是如此之多，以至于初学者不知选择那一种。在我看来，在眼睛和鼻子周围最好用可吸收性的充填剂。我更喜欢应用透明质酸充填剂中的几种常用类型。所有的充填剂在最初期都可以产生相同的好结果和修复效果，但我选择充填剂主要是看后期会发生的情况。一些透明质酸充填剂交联程度小或黏度更小，在注射之后有吸水的趋势。这可以导致局部肿胀或水肿的外表，需要很多天甚至1周才能恢复。我通常用最黏稠的透明质酸充填剂（需要通过27号针注射）来充填眼眶周围区域，但针要换成30号。这样会降低注射流速，但这对于注射者是好的，因为注射者可以更好地进行控制。我也发现，更黏稠的充填剂注射后肿胀或水肿更少，因此，更稳定，尤其是在鼻面颊区或上眼睑注射时。

我很少用有持久颗粒的充填剂。我过去用过很多次有持久颗粒的充填剂，也做出过好的结果，但是患者有时会发生肉芽肿、出现包块或注射后几年发生罕见的硬化。用这些有持久颗粒的充填剂，我的许多患者在眼眶周围区域注射后获得了极好的长时间矫治，一些人7年之久不需要重新充填，但这些充填剂的不可预知的特性已使我转向应用纯的透明质酸充填剂。如果患者完全清楚后果，即应用有持久颗粒的充填剂可能在注射多年后还会出现并发症，而且还坚持应用的话，我才会用有永久颗粒的充填剂进行治疗。

在什么位置注射：表层还是深层？

我通常喜欢在尽可能深的层次（在肌肉下）注射，但有时这是不可能的。在某些区域，沟沟或凹陷的情况要求充填剂置于皮肤下面。在眶下沟和眶下凹陷部位（区域1～4），我更喜欢用倒锥形（垂直撤退）技术注射。在此，我介绍一下倒锥形（垂直撤退）技术注射方法：首先，垂直皮肤表面进针并使针向下到骨面，将一些充填剂注射在骨面；然后，边退针边继续注射，当针接近皮肤时就基本没有充填剂了。倒锥形的垂直柱（底部较宽，上部较窄）注射方法可提供更好的结构支持。然后，在毗邻点重复这个过程直至充填完成。我认为骨膜下放置充填剂是不可能的！如果一个人熟悉从骨头上抬起骨膜需要多少努力的话，那么你就明白单独注射产生的压力达不到这个效果。

麻醉技术

对于所有的眶周充填，我首先用混有2%的利多卡因和1: 20万的肾上腺素的麻醉剂，向眶下、颧面和眶上神经进行局部阻断。眶下神经很容易通过触诊眶下缘下面的骨凹陷进行阻断麻醉，而颧面神经在外眦腱下1.5cm处阻断。眶上孔在眼窝上缘可以触诊到，而眼窝上缘通常有一个明显的刻痕，在每一个点上只注射0.25ml，以免太多的麻醉剂使眼眶周围区域的轮廓变形。我尝试向有神经走行的骨旁边注射，以降低神经本身的擦伤和损伤。我也感觉到肾上腺素有助于这个区域的血管收缩，可降低退行性注射和充填材料导致的血管栓塞的危险。

纠正下眼睑和眶下凹陷

当实施眶周年轻化治疗时，下眼睑和眶下区域是修复的最重要区域。所有其他区域都是精致的。这是由于出现眶下或颊部凹陷可使人呈现一种疲惫不堪的表情，而这些又不能通过面部提升、埋线术、肉毒素除皱甚至皮肤磨削再建外科来改善。我们可以通过实施下眼睑整容术，应用或不应用脂肪再分布或下睑颊复合体向外眦肌腱收紧而修复这个区域。然而，术后必须有一段休息时间（停工期），而患者总是想要相同的结果而没有停工期或停工期最短。在这方面，充填剂变成最重要的工具。

患者常常不能用语言表达他们出了什么问题，只是告诉医生：尽管他们已休息了足够，但看上去仍然显得疲惫和没有活力。通常此时患者的眶下区域都有凹陷和阴影区域。此时医生不得不自己判断，以决定采用何种方法对患者是最好的。外科医生必须首先观察患者是否有显著的眼袋；产生的阴影是否是由眼袋引起的；或是否有明显的眶下区凹陷，是单侧的还是双侧的。如果眼袋明显很大，首先需要切除眼袋，简单的结膜脂肪垫切除即可以达到这个效果。如果眼袋适度，并且眶下凹陷明显是由眶周的骨架或面中部的下垂及容量不足导致，则此时进行充填是很好的选择（见病例研究1，图8.7）。甚至十八九岁到二十几岁的年轻患者也可以显现衰老的迹象，这在区域1、2和4上可以很明显。矫治这些区域就可以使患者的面容恢复年轻（见病例研究2，图8.8）。

我们必须清楚，眼袋与眶下区凹陷沟是两种不同的情况。单独消除眼袋可能不能改善眶下区凹陷或泪沟的情况，但能使随后这些区域的充填更容易一些。当确定患者既有眼袋又有眶下区凹陷时，我会首先实施一个简单的结膜入路眼袋成形术，去除眶隔脂肪；术后1个月，当水肿完全恢复后，我会再在眶下区凹陷处进行充填，使眼睑脸颊接合处变得平整光滑（见病例研究3，图 8.9）。

对于那些眼袋很小但有明显眶下区凹陷沟和泪沟区阴影的患者，充填是好的解决办法。在进行局部麻醉阻断之后，应用上面描述的垂直撤退注射技术进行眶下区域的充填。首先在区域4和区域2进行深度注射比较容易，然后在区域1和3进行注射。这是因为区域4比较丰满，而区域2直接覆盖在骨质上面，在此处注射首先可给医生一个组织抵抗和软组织膨胀的感觉。每一次仅推少量的充填剂于组织中。在区域1和3，注射很容易过量，必须加以避免。如果在深部充填区域4、2和1之后仍然有皮肤凹槽，就需要应用很细的注射针头在皮下以微量的液滴行精细注射，在区域1的上部尤其如此。在这个部位，凹陷倾向于远离骨组织，离皮肤软组织更远。在这种情况下，不要用垂直注射技术了，可以在凹陷的皮下区域直接将充填剂行微滴注射。

在所有眶下区凹陷的注射中，触及下面的骨骼、眼袋以及看到眶隔和眶下缘连接的位置很重要。不要在眶下缘的过浅或过深处注射过多，否则眼袋和眶下凹陷区域会更难看。每注射一次后，都应该轻轻按压一下，使每个点的充填剂和周围的组织完全平整和协调。当沿着眶下凹陷区域倒退注射时，要避免产生充填剂形成的管样效应，这是由于注射充填剂没有充分展开、仅在注射径路上造成的。如果离表皮太浅，这种管样效应表现为局部呈现淡蓝色的影响患者情绪的形态。也要避免向区域1的肌肉内注射过多的充填剂，否则会产生局部“香肠样”膨隆，当患者微笑和眼轮匝肌收缩时这种情况更明显。在区域1～4注射而使局部凹陷改善后，随即而来的区域5和6的凹陷就容易看到了。为了得到平整光滑的效应，区域5和6也要充填。对于轻度的眶下凹陷，每边注射0.3～0.5ml就足够了，但在严重凹陷的病例，尤其是区域4、5和6同时充填时，每边注射量需要达到2ml。

病例1

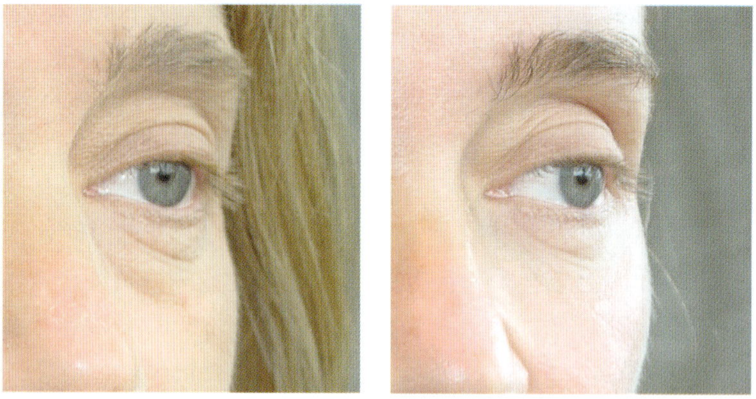

图8.6 该女性45岁，由于节食和运动减轻了10kg体重，这使得她的眼袋变得明显，她想要去除眼袋，但不想通过手术来去除眼袋。其区域1、2、4和5每侧注射1ml的透明质酸充填剂后得到了明显的效果。

病例2

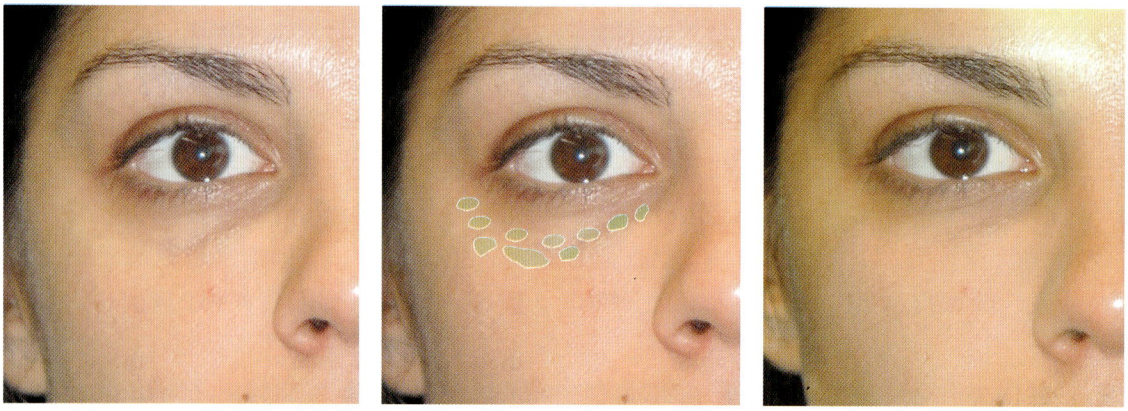

A B C

图8.7 这是一位28岁的模特，尽管有充足的休息和运动，她仍感到疲倦并对自己的面部表情感到不开心，她自觉有眼袋。我们的进一步检查发现：她的问题是其眶下区域的早期骨架化（软组织缺少）使她的眶下产生了黑影，这使她很忧虑。因为在未来的3天的时间里她还要工作。我们认为局部充填剂是最好的解决方案。如图（B）所示，我们在其1～5区域每侧共注射1ml充填剂。修复结果是其立即恢复了年轻化的表情（C）。

病例3

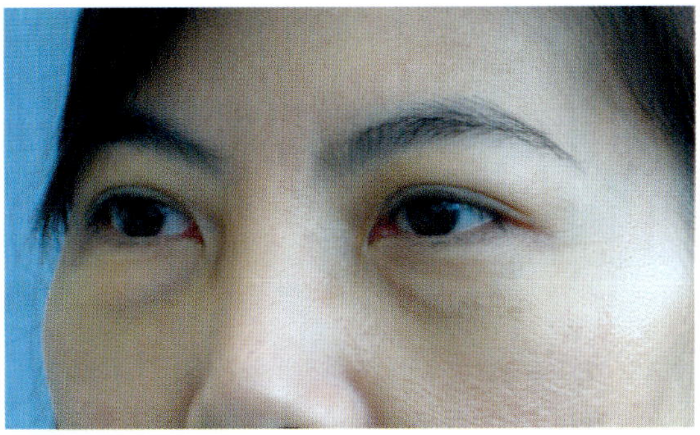

A

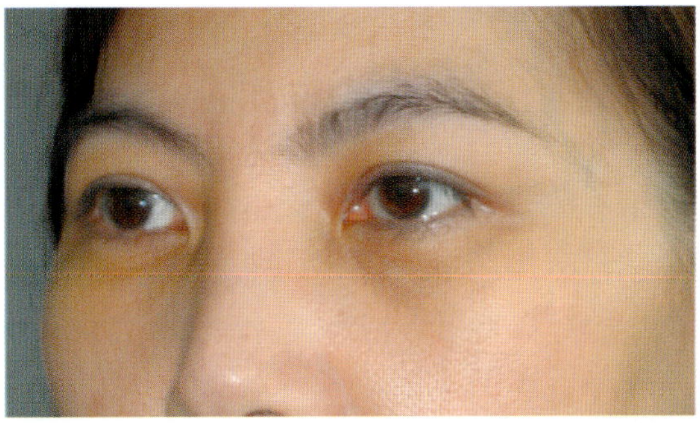

B

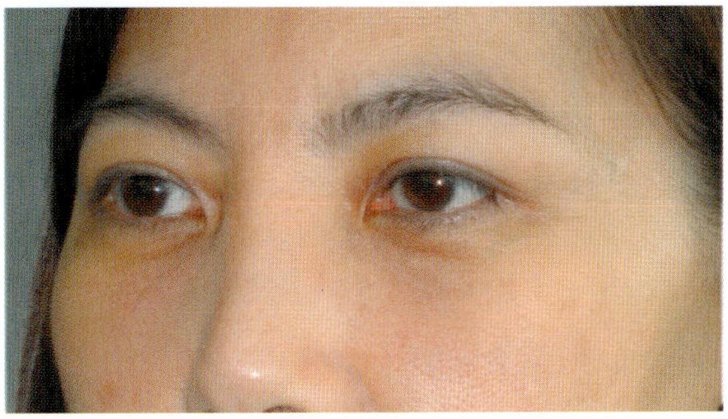

C

图8.8 该女性39岁，看上去疲惫衰老，要求去除她的眼袋。检查之后我告诉她：她同时存在眼袋和眶下区域凹陷（A）。如果单独去除眼袋，可有一定程度的改善，但不能去除由眶下凹陷产生的阴影。这个凹陷在眼袋去除之后可能仍然保留，会使她看上去仍然显得疲惫衰老。我对她进行了结膜入路的眼袋整容术，术后的效果很好。但是正如预计的那样，在其区域1、2和4有残余的凹陷（B），因为没有进行脂肪的重新分布，眼袋的去除不会改善眶下区域的凹陷。充填眶下凹陷1个月后复查：眼睑-面颊接合处相对提高了，改善了“图片框”效应，结果很好（C）。

修复上眼睑和眼眉区域

Coleman首先注意到：将少量体积注射剂注入眼眉水平皮下及其稍下皮下就可使面部提升并产生提眉的感觉。从那时起，我们中的许多人都探究了在这个区域使用充填剂的新方法。毫无疑问，外侧眉毛部位的容量不足可导致眉毛下沉和上眼睑臃肿下垂，所以在这个区域用充填剂恢复年轻丰满是合乎逻辑的。中间眉部体积的缺失同样也可产生这个区域凹陷和下垂的效应。这会加重眉间的皱纹或上睑部位的凹陷，使得鼻子-眼眶线不清晰。上眼睑凹陷的修复常常需要眉间区和鼻根部的修复。

眶上区凹陷也会使眼睛缺乏表现力和吸引力，这在任何年龄段都很难看。另外，眶上区的凹陷会改变上睑板的皮肤，当此处产生第二道或第三道褶皱时，会形成混乱的皱纹外观。上眼睑由于软组织垫比下眼睑少，处理起来同样很困难，任何错误或过度修复都很容易看出来。只有对修复下眼睑很熟练的医生才可能尝试对上眼睑进行修复。明确地讲，没有永久性的充填剂！当往上眼睑注射充填剂时，一定要对眶上切迹的位置有一个明确的概念，仔细触摸、避免眶上切迹很重要，因为直接注射到眶上切迹会引起血管和神经的损伤。如果需要充填这个区域，最好在其邻近区域注射一个推注剂量，然后轻揉注射剂使其到达凹陷的部位。

对于整个上眼睑，眶上神经阻断通常已经足够了。从哪里开始注射取决于患者何处凹陷最明显。如果是在上眼睑的区域3注射，应该让患者向下看，然后沿着眶上缘的下面即在眶上切迹相同水平，把针垂直地插入凹陷的深处进行注射。我试着想象或紧靠骨头的下面或紧靠脂肪垫的平面。在上眼睑不用垂直撤回注射方法。我宁愿先在一个部位少量注射一些充填剂，然后在这个部位的邻近处重新注射。如果需要，在区域1、2和4进行连续注射。每次注射后，都要轻轻按摩注射部位使之与周围的组织和充填剂混合平整。要经常让患者向上和向下看，以免产生局部可见的包块。如果出现包块，在团块上轻压揉按，或在其邻近部位放置少量物品压迫使其轮廓平滑。当你充填凹陷的底部时，可能还要在接近皮肤表面之下注射少量细小的充填剂来使皮肤平整。要标明这个区域的所有血管走向，并且要用30号注射针头注射，以减少损伤血管和发生其他并发症的风险。

上眼睑的凹陷充填后，就可以进行眼眉下方和后方的注射充填了，每次都要评估是否能够达到了期望的充填或提升效果。注射前要了解患者对提高或降低眉毛的要求，然后在眼眉皮下平稳地注射并按摩平整，以避免患者抬高眼眉时局部出现包块或结节。双眼睑眉毛皮下注射1ml通常足够，在眉弓下注射通常需要2ml。通常要为患者准备多个充填剂包装单位，以使其眼眶周围区域得到最适当的修复。修复眼眉后，则要进行眉间和鼻根区的注射。

病例4

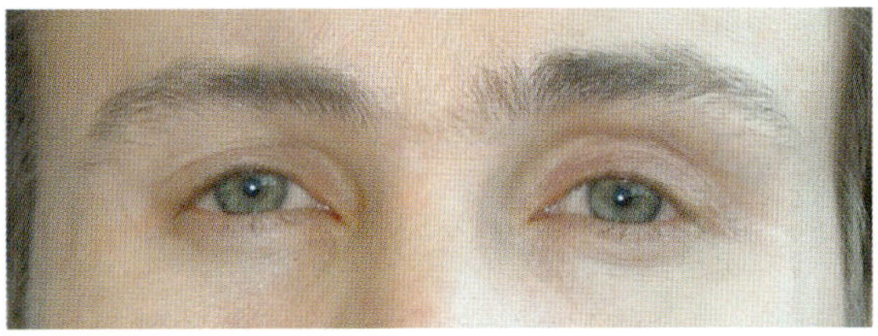

A

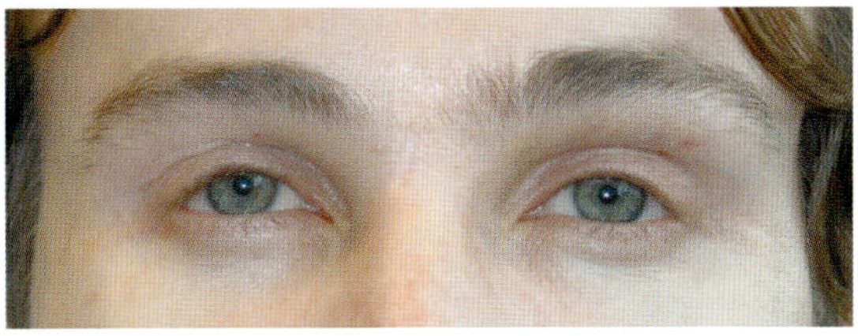

B

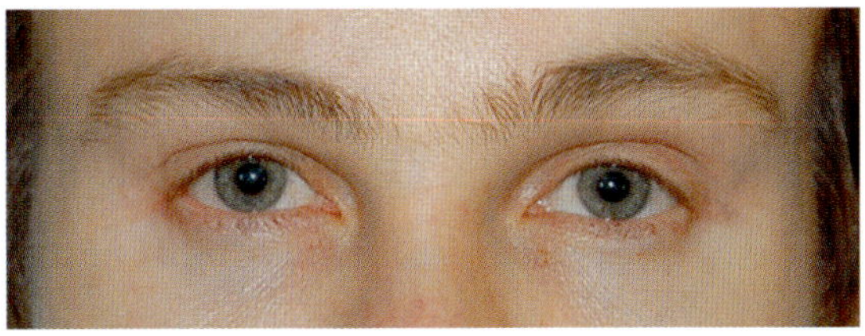

C

图8.9 该男性40岁，曾接受内镜除皱术和上眼睑成形术，术后出现上眼睑凹陷。A. 其右眼眉上面以前注射皮脂类固醇的部位留有痕迹。他希望他的上眼睑更丰满一些，右眼睑的凹陷可以改善，睑褶可以减少而显得更年轻些。第一次，我们对其右眼睑的凹陷和睑褶区域进行了矫正，注射了2.5 ml的充填剂（B）。一年后他又进行了进一步的补充注射（C）。

眉间区和鼻根部的修复

虽然鼻根部和眉间区的处理与上眼睑的处理是同时进行还是分别进行，取决于患者的要求，我处理上眼睑时通常会考虑到这些区域的处理。因为它们是相邻区域，这里处理后可以极大地影响眼睑的外观。有些人的眉间皱纹非常深，形成了皱纹凹陷。眉间的皮肤皱纹看上去像一条、两条甚至三条垂直的凹陷或裂缝（所谓的1、11、111的外观）。这种体积的缺失导致内侧眉毛塌陷，使鼻子眼眶线或本应该温和光滑的曲线产生不规则的轮廓。

在面中心部位，鼻子根部是一个不受重视和不大进行处理的区域，但如果这里的缺陷得到矫正，面部和眼睛可以达到明显的年轻化效果。鼻根部出现横向皱纹或凹陷，表明局部体积缺失，在我所治疗的所有面部年轻化病例中，它们即使不明显，不管患者年纪大小，其注射修复也已成为常规。其矫治为首先将肉毒素注射到眉间和眉区以松弛皱眉肌（内侧、中间和外侧的）、上部轮匝肌、眉间肌和降眉肌。肉毒素对于降低这个区域的活动很重要，因为正是活动使这里产生了磨损而引起了体积缺失。如果患者对肉毒素的效果反应不好，我再用充填剂治疗，但我要告诉他们，如果没有肉毒素治疗，由于肌肉的反复运动，充填剂的效果有可能会缩短。

我首先会在鼻根中央直接向最凹陷的区域注射，这个凹陷一般在横向皱纹的下面。我用垂直撤退注射技术持续向下充填直到鼻子的K点和眉间区域。然后我在眉间凹陷区域用水平撤退注射技术进行充填，当这些完成之后，我再向鼻子（这是垂直向量）和眉毛（这是水平向量）之间的夹角里面注射少量充填剂。

这样鼻子-眼眶线可形成柔和的曲线，并且可以避免鼻子-眼眶接合处不美观的90度夹角。如果经过深部充填，鼻根部的横向皱纹还没有得到完全矫正，我就在皮下或真皮内再注射少量充填剂使局部平整圆滑。我还用压迫方法使充填剂成型及止血，并用冰袋冷敷使患者保持舒适。

病例5

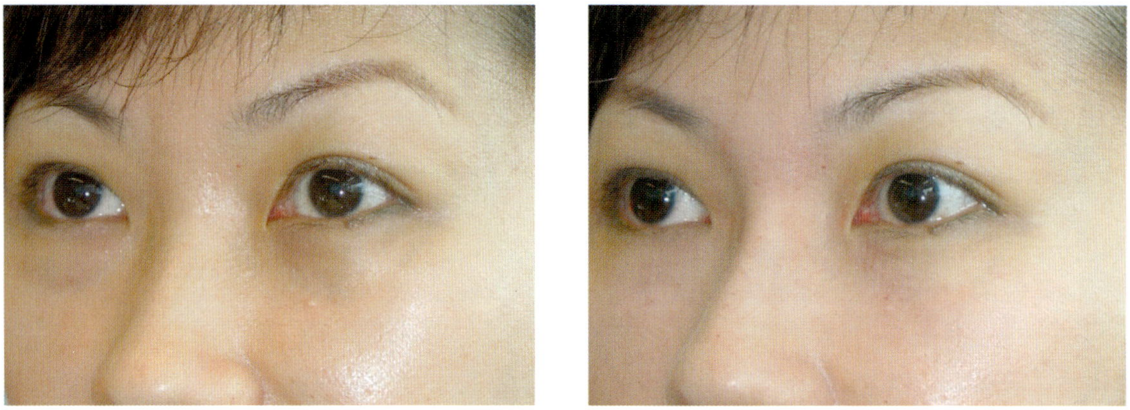

图8.10 该38岁女性，有明显的眼袋、鼻背低平、鼻-眶轮廓线不明显。用2ml的透明质酸充填剂来改善眼袋和鼻背低平，从侧面扩展了鼻根部的形态，突出了鼻-眶轮廓线。

病例6

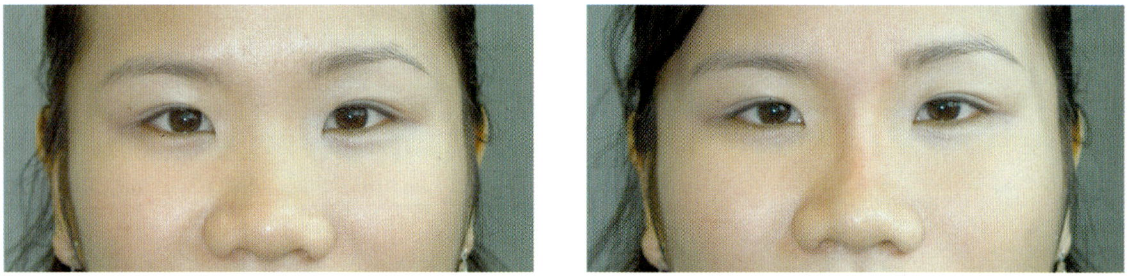

图8.11 该26岁女性，希望在不去脂肪或植入充填剂的情况下使上眼睑有更好的外观。她自觉眶周轮廓平坦、没有特征。在仔细检查之后，我选择把充填剂充填到眉间区域和我称为鼻-眶轮廓线的鼻子和眼眉的接合处而不是充填鼻柱和鼻根部。这个大大地改善了她的眼睛和鼻子外观，她对这个结果很满意，而这个结果用透明质酸充填剂在10分钟内便达成了。上眼睑本身不需要做什么。

并发症

注射后局部区域的淤紫痕迹和轻微的红肿隆起（Benslimane 2003）都会出现，相关区域的红肿可能会持续几个小时甚至1天左右。大多数患者离开诊所时看上去都很好，少数人有注射后淤紫痕迹和轻微的红肿隆起，所以不要向你的患者许诺太多。因为这是科学，而不是魔术。这些状况会很快消失，随后患者就可以享受几个月的修复效果。我认为，对接受眶周修复的患者予Arnica montana（Sinech公司产品）可减轻反应。

我最常遇到的并发症，尤其是由新手注射的并发症，是矫正过度或充填剂放置位置不合适。这可导致局部包块和结节；区域1出现“香肠样”变形，尤其是在微笑时；褶皱更明显；皮肤浅层淡蓝色变色；眼袋加重（如果充填在隔膜后时）；以及患者失望和痛苦。包块有时只需用力按摩即可消除。如果不行，可以应用透明质酸酶来化解。我经常通过在结节周围注射更多的充填剂来消除局部隆起。最重要的是要知道：患者之前注射了什么充填剂。必须让患者找医生了解自己应用了的充填剂的种类。这会影响预后，因为具有永久性颗粒的充填剂几年后还会产生进一步的问题。你不要因为给患者治疗这个包块而让患者许多年之后再到法院起诉你，而这个包块不是由于你的注射而是由于之前其他人的注射造成的。如果患者注射过这种永久颗粒的充填剂，最好让他们清楚可能的后遗症并在得到完整的知情同意书后再进行修复处理。

眶周充填最可怕的后遗症是失明。尽管文献极少报道，但其发生的实际机制并不清楚，虽然其发生可能与局部损伤和不成熟的注射手法有关。尽管这里面有偶然的成分，但我并不排除其发生的可能性。我采取的谨慎方法是：使用含有肾上腺素的局麻药以诱导血管收缩，用30号的针来注射充填剂，永远也不要向眶下孔或向眶上切迹内注射，每次注射要非常缓慢，并且每次注射量要非常少。

病例7

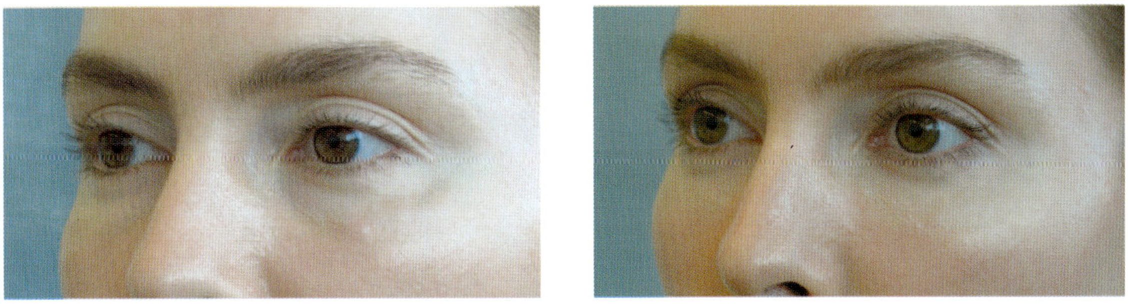

图8.12 该年轻女性有眶下区域凹陷，曾接受过全科医生进行的局部充填剂的修复。一些充填剂被错误地注射到眶隔的后面，还有一些被注入靠近眶下皱纹处而使眼袋加重。此外后来发现其充填的是带颗粒的充填剂。6个多月后，该患者的眼睛周围仍然凹凸不平，也没有减轻的迹象。由于这些肿块不能被透明质酸酶溶解，我选择用充填剂对其周围凹陷进行纠正。最后达到使其表面光滑平整的效果。

（常冬青　隋志甫 译）

推荐阅读文献

Benslimane F. Periorbital microfat grafting: the Benslimane's Frame concept. In: Coleman SR, Mazzola RF (Eds). Fat injection from filling to regeneration. St Louis, MO: Quality Medical Publishing; 2008: ch 13.

Coleman SR. Structural fat grafting. St Louis, MO: Quality Medical Publishing; 2004.

Flowers RS. Tear trough implants for correction of tear trough deformity. Clin Plast Surg 1993;20:403–415.

Little WJ. Personal Communication and The Art of Facelifting Course, American Society of Aesthetic Plastic Surgeons (ASAPS) Annual Meeting, Vancouver Convention Centre, Vancouver, Canada, 16–21 Apr 2004.

Loeb R. Naso-jugal groove leveling with fat tissue. Clin Plast Surg 1993;20:393–400.

Wu WTL. Facial rejuvenation without facelifts – personal strategies. Presented at the Regional Conference in Dermatological Laser and Facial Cosmetic Surgery, Hong Kong, 13–15 September 2002.

Wu WTL. Non-surgical facial rejuvenation with the 4R principle – IPL, fillers, Botox® and the Woffles lift. Presented at APSICON 2003 – 38th Annual Conference of the Association of Plastic Surgeons of India, Ooty, India, 9–13 September 2003.

Wu WTL. Dermalive® and Dermadeep®: a 3-year experience with 2000 vials. Presented at the American Society of Aesthetic Plastic Surgeons Annual Meeting, Vancouver, Canada, 16–21 April 2004.

Wu WTL. Innovative uses of Botox® and the Woffles lift. In: Panfilov D (Ed). Aesthetic surgery of the facial mosaic. Berlin: Springer; 2006: 636–649.

9

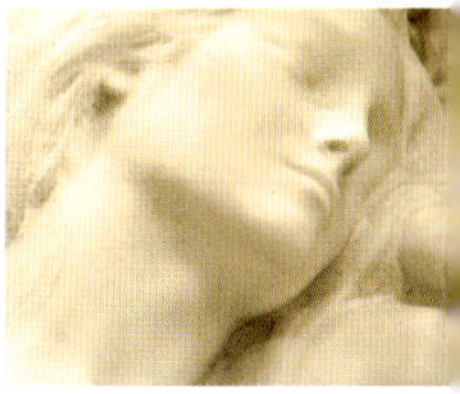

脂肪源性干细胞作为半永久性或永久性充填剂在美容外科中的潜在作用

Marc H. Hedrick、John K. Fraser和Kevin C. Hicok著

关键点

- 美容充填剂在整形外科手术中的运用要遵循“以类替类”的原则
- 自体脂肪移植（autologous fat grafting，AFG）的很多适应证都应遵循这一原则
- 自体脂肪移植的临床成功主要受到应用技术不同、移植物质量差异、患者变异性和移植物自身的生物学限制性的制约
- 脂肪和脂肪源性再生细胞（adipose-derived regenerative cells，ADRC）一起应用可以增强脂肪移植物的成活率
- 此外，标准化、系统化和改善组织处理方法可以增强ADRC的效果，最终提高脂肪移植的成活率

当前的美容充填剂：最先进的技术水平

现在有很多可供皮肤科和外科使用的面部美容充填剂产品。最近的一份消费指南（Moretti 2008）给消费者推荐了由30多家生产厂家生产的90多种充填产品。这些充填剂的组成可以被分为两种广泛且相互重叠的种类：真皮充填剂和软组织充填剂。如表9.1所示，可以根据不同的美容需要和临床适应证来选择真皮充填剂和软组织充填剂。

真皮型充填剂最适合用于修复皮肤上的较小和中等尺寸的皱纹，以及由于衰老造成的真皮/真皮下层肌肉间与皮肤作用形成的缺损。当前市场上大多数产品都是可注射型透明质酸凝胶。胶原、有机聚合物或矿物产品（如三钙磷酸盐或羟基磷灰石钙）则是其他一些充填剂的主要成分。出于技术和患者关注考虑，美容充填剂制造商也在尝试不同配方以弥补之前可供使用充填剂的不足之处。人工合成生物聚合物或利用人体组织萃取生物因子已被用来替代动物源性蛋白质。制造商也通过调整充填剂的颗粒尺寸、改善生物吸收特性和免疫原性来提高其产品的易用性、充填剂在手术部位的稳定性和降低异体反应的发生几率。尽管真皮型充填剂仍在应用，但当前可供使用的产品的不足之处仍在于其生物相容性较差，易于被身体的免疫和维持系统从体内清除，进而造成使用寿命缩短。只有一种产品——Isolagen®，目前可以利用活体细胞（自体培养的成纤维细胞）来修复皱纹和皱褶，理论上来讲，它能够克服人体吸收异物这一特性并重塑细胞外基质。

软组织型充填剂更适用于急性或慢性脂肪组织萎缩、外科手术切除或外伤造成的皮下脂肪缺失。纵观历史，已经有大量人工合成的充填剂被使用，如石蜡、橡胶、乳胶和硅胶；不管怎样，患者和医生都乐意选用自然的"以类替类"的解决方案来治疗皮肤和软组织缺失。自体脂肪移植（AFG）正是基于这一原因而广泛应用于针对各种美容问题和临床适应证的治疗。AFG被用来进行美容缺损的修复并不是什么新创意。最早报道使用AFG的医学文献可以追溯到19世纪晚期（1893，Neuber）。但是，即使是用20世纪70年代出现的脂肪组织收集方法，应用AFG进行面部美容修复的效果也成败参半（Coleman 2006）。表9.2描述了技术和生物学因素对AFG成败的影响。Coleman（2006）和Butterwick（2007）的综述对每种因素对AFG应用成败的影响进行了综合性分析。

两篇综述都指出：组织收集方法和植入技术是影响AFG能否成功的关键因素；但是，在进行大剂量脂肪移植手术时，脂肪的生物活性是手术成败的主要因素。如果植入物容量在组织注入后大于3mm³，则更为重要；在植入组织完成血管重建之前，植入物的内部区域会遭受一个由于营养和氧扩散不足造成的缺氧和营养缺乏过程。植入物新生血管形成延迟则有可能会造成细胞坏死、细胞凋亡，并可继发性地出现广泛水肿、脂肪溶解囊肿形成，最终可造成组织容量丢失。另一个会影响AGF的重要生物学的因素是：组织重塑量及其所占比率。由于移植物的准备方式不同，目前已经通过AFG小鼠模型实验观察到：脂肪移植物随着时间的推移会被纤维化基质所取代（Ramon et al 2005）。

因此，尽管当前可供美容外科使用的充填剂非常之多，仍然存在着进一步完善美容效果的发展空间。理想的充填剂是更易于使用、有更好的生物相容性和使用寿命延长（比1年更久），并且其使用并不仅仅限于小容量手术。成熟的干细胞的发现，特别是脂肪源

表 9.1　真皮型和软组织型充填剂：面部美容需要和临床适应证

	真皮型充填剂	软组织型充填剂
美容需要	修复由于衰老造成的细小和中等尺寸的皱纹，丰唇和充填鼻唇沟和烧烫伤所致的凹陷	修复皮下脂肪组织缺损
病因	老化，紫外线损伤	局部或系统性皮下脂肪萎缩，创伤造成的组织缺失
目前的解决方案	透明质酸，胶原，其他可注射型有机聚合物，脱细胞异体移植	自体脂肪移植
目前解决方案的缺陷	充填剂有效时间太短（需要多次手术维持效果；异物反应/免疫排斥反应）	对技术要求较高和移植效果不确切：远期成活率力低/容量丢失、脂肪细胞坏死和被纤维基质取代

性成熟干细胞（ADSC）的发现，为当前充填剂所面临的挑战提供了一种生物学解决方案。

ADSC：干细胞如何改善现有充填剂的局限性

多年以来，脂肪组织的主要功能被认为是能量和维生素储存库，其次是作为身体内脏和肌肉周围空间的充填剂以达到缓冲作用。20世纪90年代晚期，脂肪组织内的细胞已能分离出来并进行分类，它们具有分化为多种细胞表型的能力。这为我们今天了解脂肪组织的治疗潜力铺平了道路（Zuk et al 2001）。与从骨髓分离出的间质干细胞相似，ADSC展现了其能够成为细胞外基质产生骨细胞和软骨细胞的能力，并显示出了更为重要的美容功效，可以变成与原部位组织类似的脂肪等效细胞（图9.1）。随后发现，在不同的培养条件下，这些脂肪细胞可以变为平滑肌细胞、骨骼肌细胞和心肌细胞表型，之后，还发现可表现出神经细胞、胶质细胞、肝细胞和血管内皮细胞的特性（图9.1D）(Strem et al 2005)。

除了多能性分化能力外，ADSC细胞在体外还表达并分泌多种生长因子、细胞因子、趋化因子和细胞外基质分子，这些对于新生血管形成、细胞凋亡的调控、免疫应答的调节、细胞外基质的重塑、甚至对于多种内源性干细胞和再生细胞有作用的趋化因子都是至关重要的（Strem et al 2005）。这些数据支持了这样一个假说：ADSC细胞可以增强血管再生、调控基质重塑并因此减少充填剂的吸收，甚至可能可以维持一个具有合适分化表型的自我更新的细胞群体。

表 9.2　影响自体脂肪移植物成活的各种因素

因素	
术前	1. 遗传学 2. 患者健康状况
术中	1. 抽吸或脂肪组织的切除方式 2. 组织容量 3. 手术部位的选择 4. 手术器具的选择 5. 套管型号和尺寸 6. 肿胀性溶液的使用方法 7. 肿胀性溶液的配方 8. 机械力量的影响 9. 超声和激光的使用
移植物处理	1. 组织清洗 2. 组织分离： • 离心分离 • 过滤处理
移植或注射	1. 移植物植入的部位 2. 移植器械的选择 3. 移植组织的分配 4. 植入容量 5. 植入物状态：冰冻或新鲜

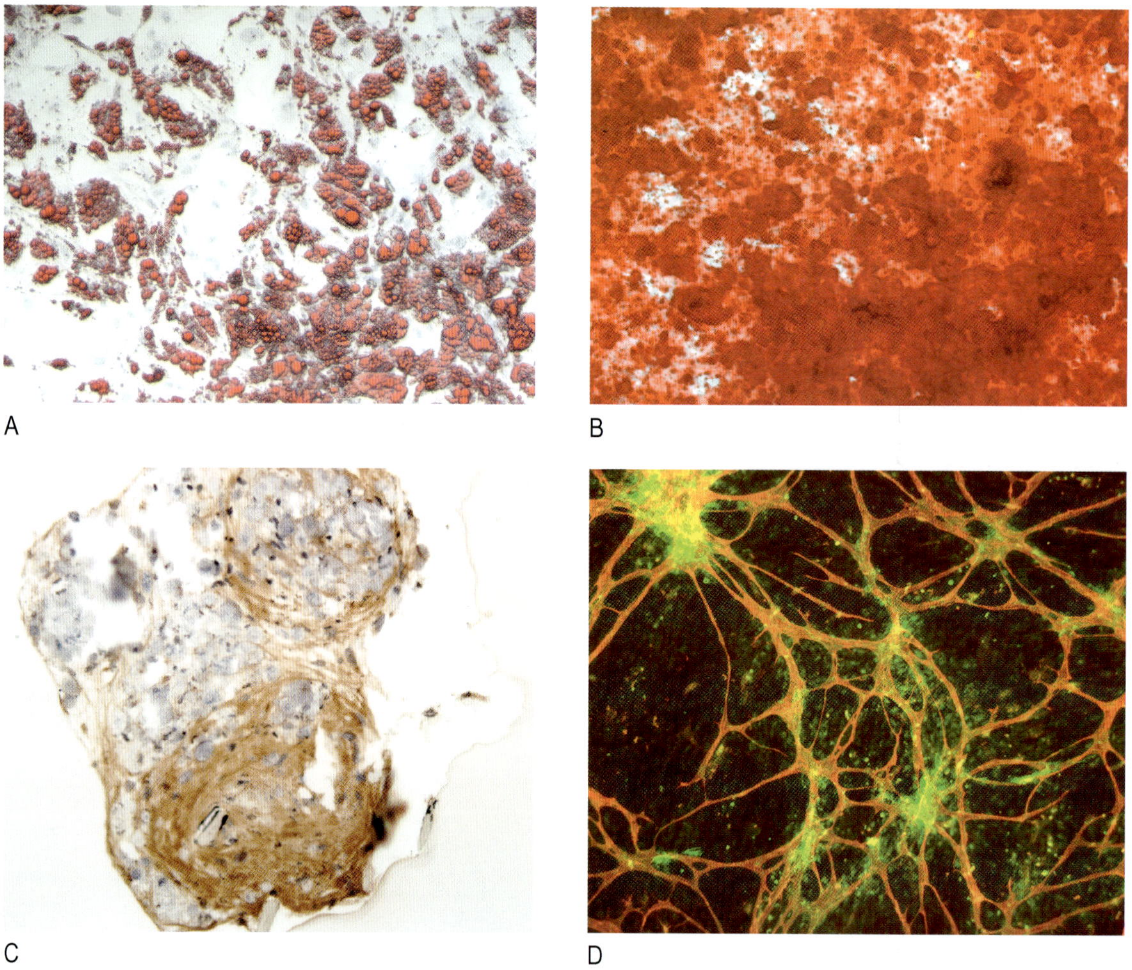

图 9.1 ADSC细胞的多向分化。当脂肪源性干细胞在适当的分化因素影响下进行培养时，它们可以朝着不同的成熟谱系表型间质进行分化。A. 经油红O组织染色可以看出，ADSC细胞在进行10天的成脂分化培养后变成了充满脂质的脂肪细胞。B. 茜素红染色表明，ADSC细胞在地塞米松和1,25二羟基维生素D_3的培养下经过28天后表现出了成骨细胞可以制造含钙骨样基质的能力。C. ADSC细胞的免疫组织化学染色表明，当其在转化生长因子β和骨形态发生蛋白-6存在的条件下生长29天后，分化成了可以产生Ⅱ型胶原的软骨细胞。D. ADRC细胞在基础内皮细胞培养管状结构中培养7天便会形成血管蛋白标记物CD31（红色）和血管性血友病因子蛋白（绿色）。

随着ADSC细胞临床前研究的进行，已认识到成熟干细胞自然性质中的两种主要特性。首先，ADSC细胞所处环境是其功能疗效的关键决定因素。其次，其移植后分化成为不同细胞表型组织的能力与移植部位组织可观察到的功能改变似乎没有明确的关联性。在事后可能没什么可惊讶的，但这些观察结果已经确定了ADSC治疗在未来发展的主要方向。

ADSC细胞可以通过几种方法应用于美容修复或重建。最直接的方法是：将ADSC细胞直接注射到皮内或皮下空间内。在这种情况下，ADSC细胞要么分化成真皮细胞，生成更多皮肤和相关的细胞外基质，要么会在内源性细胞上发挥作用，刺激它们增值，进而形成新的组织。已经有实验结果支持以上两种可能性（Altman et al 2008，Kim et al 2007）。技术因素会影响到ADSC注射后的保持力，并且后者也取决于治疗部位内部存在的适当环境是否支持这种方法改良版本的使用。 Andrew Altman及其同事（2008）近来报道了人类ADSC施用于经免疫抑制后的小鼠皮肤伤口模型。ADSC细胞连同脱细胞真皮基质（AlloDerm®）一同被移植入伤口部位。

移植前将ADSC细胞进行遗传学改良来表达绿色荧光蛋白（GFP）。接受ADSC细胞移植后1～2周内，伤口处的恢复速度与对照组相比有显著加快，而绿色荧光蛋白检验呈阳性的ADSC细胞在真皮层也被发现。这些细胞表现出了表皮或血管内皮细胞表型。因此，ADSC细胞以美容充填剂进行应用的优势不仅仅限于其可分化成不同细胞类型的能力，它们生成的不仅仅是最自然的充填剂（如新皮肤和胶原蛋白），它们还能通过强化血管生成增强新组织的持续性。

这种设想的一种延伸是通过将ADSC细胞连同现在可用的生物相容性充填剂一同注入，尤其是那些在真皮中自然存在的物质，如胶原。需要再次强调的是，不适宜的环境因素会导致不良结果。软组织充填剂含有透明质酸——这是一种被熟知的存在于软骨内的基质分子，理论上可以支持ADSC细胞的软骨型分化，而羟基磷灰石钙（三磷酸钙）串珠也已被广泛作为干细胞载体应用于骨科细胞治疗领域，并已展现出了强化骨再生的能力。

组织工程学是基于下述策略的：利用ADSC在体外生成新组织，取代依赖将细胞注射于体内部位并使其在适宜环境下在体内生长和维持新组织。数个研究小组已经证明了将ADSC细胞种植于自然或人造生物聚合基质内、以生成可达到移植量的脂肪组织的可行性（Gomillion & Burg 2006）。但这种方法面临着一些重大的技术上挑战和经济上的投入。首先，假设ADSC细胞是自体的，它们必须通过一个分离的初步处理程序，然后在体外进行分离、扩增、回收，在使用前还要么经过冷冻，要么第二步必须与干细胞培养和回收协调一致。尽管有潜在的好处，但基于组织工程学技术的大多数美容产品的相关生产成本较高，同其他可供使用的充填剂相比，组织工程学技术产品似乎并没有什么竞争力。尽管如此，如果同种异体的ADSC细胞可以使用，则无论是技术上还是花费方面的成本都会降低。使用同种异体细胞的一个潜在缺点是：它们可能会引发免疫不耐受，并且同其他生化基础的充填剂类似，会出现排异反应。尽管当下的研究数据支持同种异体ADSC细胞与骨髓间充质干细胞类似，具有免疫耐受甚至免疫调节的作用，但同种异体ADSC细胞的临床安全性仍要通过大样本临床试验才能断定（Yaňez 2006）。

另一个会影响到组织工程ADSC充填剂上市的显著技术障碍是：移植物中需要血管网络的快速搭建。除非在进行体外培养时已将新生血管形成方法融入工程移植物内部，否则移植物还是容易受到氧和营养物质扩散限制的影响，从而影响自体脂肪移植物的存活。尽管对自体脂肪移植物的新生血管形成的临床前模型的观察表明，其在移植后20个小时开始，但对于较大容量的缺损，则需要1周或更多时间以使移植物充分血管化。在此期间，可出现移植物内缺血，一些大容量移植手术后，有时移植物内部区域会出现细胞坏死进而导致脂解囊肿形成。需要再一次提到的是，对于近期内利用血管前ADSC组织构建脂肪移植物而进行面部整形手术的设想，其高额的花费仍然是一大障碍。

脂肪源性再生细胞充填剂：基于ADSC技术的实时解决方案

也许，在将脂肪源性干细胞用于制作永久型或半永久型充填剂的设想中，最有发展前景的设想是利用原始组织环境中细胞的功能上的优势。在大量具有再生特性的其他细胞内分离出的自体脂肪干细胞可作为脂肪源性再生细胞（ADRC），或者间质血管层（stromal vascular fraction，SVF）在基于治疗策略的组织工程学上也可以提供显著的治疗优势。ADSC是分离后ADRC细胞群中一种含量丰富的组分，但其他具有潜在价值的治疗相关性细胞群的存在也已有描述，包括血管内皮祖细胞和造血干细胞（Yoshimura et al 2006，Mitchell et al 2006）。

已经开展的临床前研究已经表明了这种方法的安全性和有效性。在比较研究中，Zhu（Mosely et al 2006，Zhu et al 2007）及其同事在转基因ROSA小鼠身上，将植入物同培养过的ADSC细胞或新鲜分离后的ADRC细胞搭配使用，成功地进行了颅骨下同源基因脂肪移植物的植入。ROSA小鼠是经过基因工程改良以表达细菌酶——β半乳糖苷酶的，后者在适当的生化条件下可产生一种蓝色沉淀物。ADSC或ADRC结合型移植物在移植前要进行称重，在6个月恢复之后要再次进行称重。与没有接受过任何细胞移植物的对照相比，ADRC可使移植物的重量增加2.5倍。

针对含有ADRC细胞的移植物进行组织学分析，发现了完整的单房囊肿脂肪细胞形态，在移植物的血管系统内部和周围也都发现了蓝染的ROSA ADRC细胞。有趣的是，与只有AFG作为对照的移植物相比，经过培养的鼠的ADSC不能显示改善移植物的维持。这些结果都被解释为：ADSC与其他重要组成细胞一起移植是可以更有效地提高植入物的持续性。这同March及其同事在印第安纳大学观察到的结果一致，即ADSC与其他内皮祖细胞（另一个已知的ADRC细胞族群）搭配使用时可以更有效地恢复缺血组织供血（personal communication）。

设计用以查明ADRC功能如何促进增加大型移植物的存活率和容量持续性的机制的研究正在进行中。一种有关组织稳定性、血管再生及其分化的主要行为模式的假说正在逐渐被接受。首先，ADRC通过生长因子和趋化因子的释放可以提高祖细胞和脂肪源性细胞的存活率、减少纤维化基质的累积，进而减少最初的细胞损伤和死亡。其次，ADRC中血管祖细胞的出现会促进移植物血管化的增长率，进而在移植后最初的一段时期和之后很长一段时间内可减少细胞损伤和死亡，ADRC族群中的干细胞成分可能可以扩展并分化为成熟脂肪细胞。已报道在很多临床前缺血模型中支持ADSC直接或间接促进血管化形成的数据（Strem et al 2005）。

由于对脂肪组织进行组织学分析的难度很大，有关ADRC具有长期效果的资料还不多。不管作用方式如何，利用自体移植ADRC替代经过培养的ADSC的一个显著优势在于：干细胞迅速再生的能力让外科医生通过一次实时手术即可实现改善的结果。

改善后的ADRC可以通过流程优化和自动化强化充填剂

如果想在医学界得到广泛的接受，基于脂肪源性干细胞和再生细胞研发的充填剂必须具有与已使用的充填剂同等或更优化的安全性和有效性，尽管ADRC的临床研究已经显示脂肪移植充填剂的发展前景很好，但那些常规使用AFG的人也很明白：移植材料的收集、处理及其植入患者体内的手法才是达到最佳结果的关键因素。已有几种专门用于自体脂肪移植物的采集/处理/植入的基于注射器原理的系统可供使用，有助于促进美容外科医生增强AFG有效性的努力。如Tissu-Trans™和LipiVage™ 器械（分别是Shippert Medical Systems 和 Genesis Biosystem公司的产品），就是利用过滤技术将脂肪源性移植物同其他不需要的脂肪吸取物分离，进而进行手术。

当应用手动“自制”程序时，ADRC的收集、分离和植入的处理程序在方法学上受相似变量的影响。基于自体再生细胞的充填剂更容易受到患者内部变量的影响，如干细胞和祖细胞量、组成和功能性。因此，方法学的优化是成功的关键，而程序自动化既可以实现充填剂合成的重复性，也可为安全和有效性提供充分保障。

Cytori Therapeutics公司最近推出用于美容整形和重建手术的自动化细胞处理装置Celution®系统，可使生成ADRC溶液的关键程序优化和自动化。Celution®系统在欧洲已经获得上市许可，在日本也已开始进行研究性试验。该系统是专门设计用来为进行实时软组织重建和充填手术提供ADRC的强化自体脂肪移植物的系统。

通过吸脂取得的脂肪组织被放入Celution®系统的组织收集容器内，随后进行洗涤以除去不需要的红细胞、血小板、脂质和细胞外基质（图9.2）。剩下的组织由专用的酶溶液Celase™进行消化。一经消化，组织基质会释放出有核细胞，释放的细胞会被自动转入Celution®系统的细胞处理盒内。悬浮液中的细胞经过浓缩和洗涤，以从含脂肪细胞的成熟脂质中分离再生细胞，并去除残留的Celase™酶。 在这一点上，需要的细胞族群以一个最小的溶液容量被浓缩并局限于处理盒的两端。然后将恢复的ADRC再次加到经洗涤的脂肪移植物材料中（同时由Celution®系统制备出来）。最后，Celution®系统将移植物和ADRC缓慢混合，然后医生就可以用组合的细胞强化型AFG进行移植了。

通过这个程序，Celution®系统提供了一种ADRC强化型自体脂肪移植充填剂，并且解决了几个以前没有解决的问题：（1）处理时间过长；（2）医生之间组织准备技术的标准化；（3）由于缺乏闭合处理系统可能产生的病原污染物。所有的这些问题都会对ADRC强化型自体脂肪移植物的实际应用产生不良影响。

当考虑手术室的人力资源时，这些程序的自动化就更具有优势和成本效果了，因为全部收集处理程序是否能在3小时或更少时间内完成，取决于移植物容量多少和所需的“动手”时间。例如，一个典型的乳房再造术需要处理大约250ml脂肪组织，只用1小时左右就可以完成。相比之下，手工实验室方法常常需要专业技术人员花费很多小时来处理同等容量的组织，使这种方法很难标准化。今后，Celution®系统将被设计提供更小容量的ADRC强化型充填剂，从收集到注射

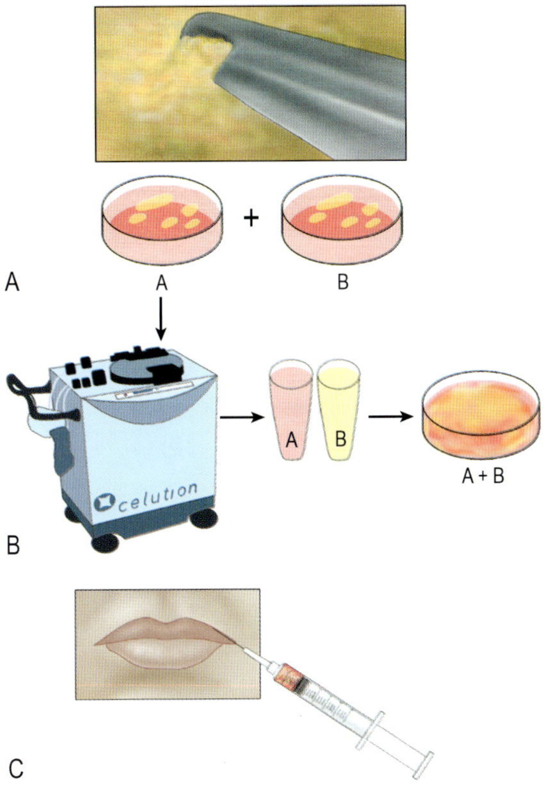

图 9.2 Celution®800系统：自体移植脂肪源性再生细胞再生强化型脂肪移植物的自动化方案。A. 第一步，医生取得移植物和组织，并使用优化的抽脂仪和方法分离ADRC。B. 第二步，脂肪组织通过Celution®系统的处理，生成ADRC，随即将额外的脂肪组织加入、洗涤并与ADRC混合，以生成ADRC强化型AFG，用于面部整形（C. 第三步）。

需要的时间减少到1小时甚至更少。

ADRC和脂肪移植物处理的标准化是Celution®系统的一个额外优势，如之前提到的，由于最近实施AFG的医生们报道的成功的不一致性，AFG经常被划分为非标准化组织获取、处理和植入技术。Celution®系统为外科医生提供了一套优化的组织收集装置，可以用对细胞和移植物造成损害最小的方法获取脂肪组织。推荐选用扩散限制为3mm³的器械。通过使用自动化传感器和处理算法，每一次手术和每一个术者对组织的处理和随后的细胞分离都是一致的。一种经验证的细胞解离酶可进一步促进ADRC修复的标准化和最佳化。经校准的植入装置也使细胞强化型移植物组织进入患者身体的一致性得到了保障，这在概念上是基于Coleman表述的技术。

最后，灭菌问题。外科医生在制备ADRC种植型移植物时，Celution®系统的封闭式处理环境，为其减少手工组织处理方法相关性病原体污染提供了极大帮助。这在使用Cytori的一次性使用灭菌Celution®耗材设备和临床级别溶液如生理盐水和乳酸林格液体时是可以达到的。因此，半自动化的实时脂肪源性干细胞的应用同其他再生细胞和总体ADRC细胞相比，似乎实时脂肪源性干细胞型充填剂将是进入市场的突破口。

ADRC强化型自体脂肪移植充填剂的临床适应证

脂肪干细胞和再生细胞强化型自体移植的临床应用和实施目前还处于初期。时至今日，仍然没有脂肪干细胞强化型自体移植用于面部充填的临床报道。然而，最近已经有几名外科医生报道，应用新鲜分离的ADRC强化脂肪移植物，用以治疗由于乳腺癌导致的胸部软组织缺失，效果很好（Kitamura et al 2007，Yoshimura et al 2007）。Kitamura及其同事选入了21例经由放射治疗和局部乳房切除术的患者进行了治疗研究（Kitamura et al 2007）。以下是其中的2个病例（图9.3和9.4）。

患者选择和适应证

女性乳腺癌患者（年龄在29～59岁之间，平均年龄为46.9岁），在保留乳房手术（部分切除）和放射治疗（范围在50～60Gy）后至少1年内没有复发。

术前准备

在对每一位患者进行乳房缺失容量的初步筛选和对ADRC强化型移植物所需容量进行估算时，都要按照表9.3所示的指导来进行。该表定义了“湿性”脂肪和“干性”脂肪之间的关系。“湿性”脂肪容量定义为：保留盐水或吸脂麻醉止痛液的脂肪组织，这种脂肪是悬浮状态的；“干性”脂肪容量定义为：手术后消肿后最终所需的组织容量，等于移植物经离心去除掉盐水/吸脂麻醉止痛液后所剩实际移植物组织的容量。另外，对受累乳房造成的放射损害严重程度和残留组织瘢痕和纤维化也要进行评估。脂肪抽吸手术前，患者要接受全身或局部麻醉，并取典型的乳房手术仰卧位。

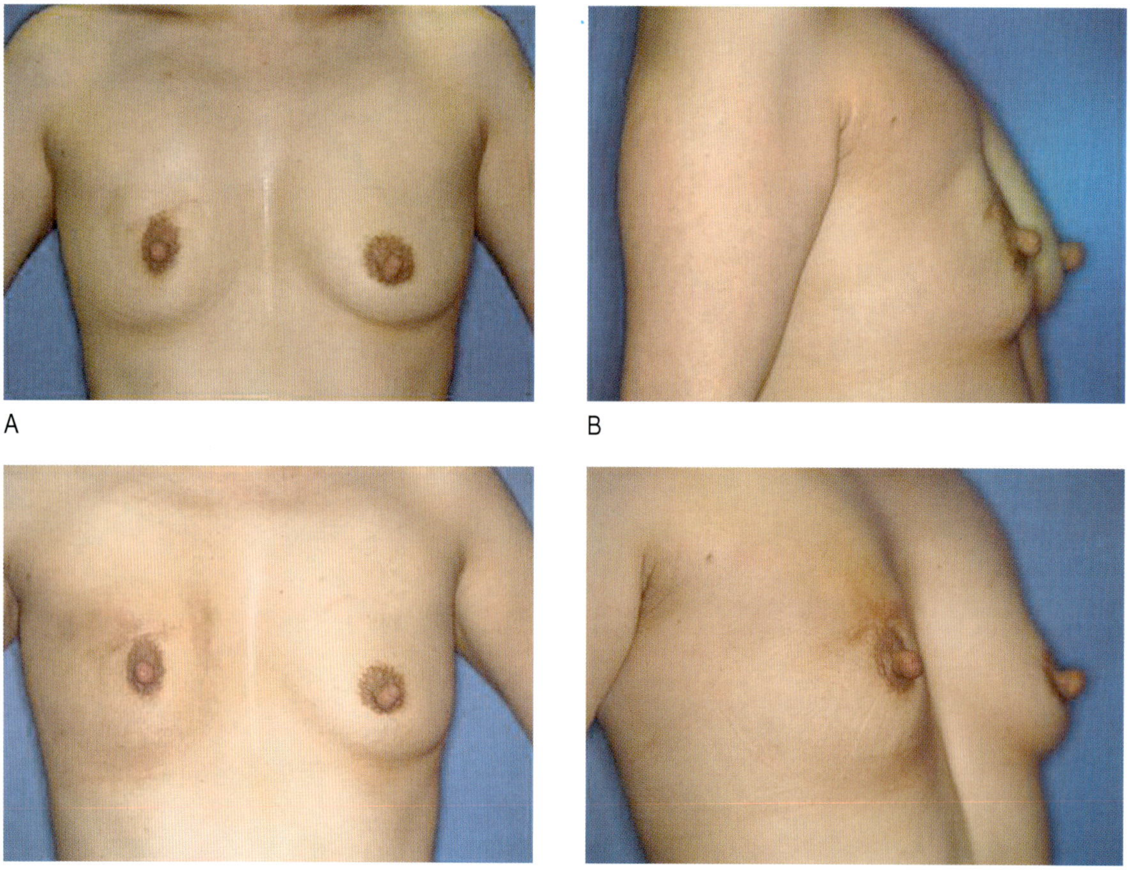

A B C D

图9.3 患者1：48岁女性，为Ⅰ期肿瘤，接受了右侧乳房外上象限区段的切除术后，随即进行了放射治疗（60Gy）和辅助激素治疗（A和B）。9个月后ADRC强化型自体容量得到了很好的保留。

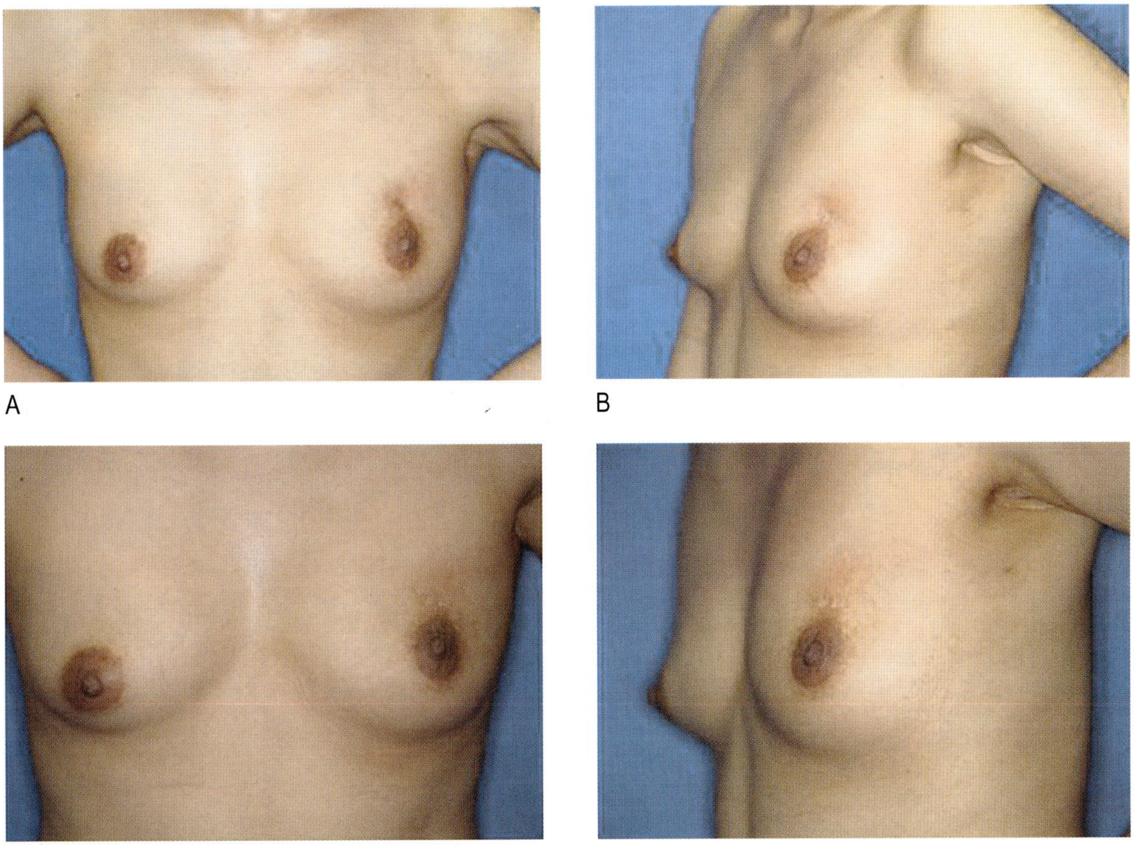

图9.4 患者2（A和B）：38岁女性，在进行区段切除、淋巴结切除及放射治疗和辅助激素治疗后，其左侧乳房上象限可见一处明显凹陷（C和D）。在接受ADRC强化型AFG治疗后1年，移植物容量明显保留。（Courtesy of Drs Kaoru Kitamura and Keizo Sugimachi，Department of Breast Surgery，Kyushu Central Hospital，Fukuoka，Japan.）

表 9.3 组织缺损容量（“干性”脂肪容量）与需要制备的ADRC强化型移植物容量（“湿性”脂肪）之间的关系

所需移植物容量（ml）（“干性”脂肪）	需要制备的组织容量（ml）（“湿性”脂肪）
100	265
125	345
150	400
175	470
200	545
225	610
250	675

技术

脂肪移植组织通过局部肿胀麻醉技术从腹部、大腿和臀部利用3mm直径吸管结合注射器抽吸来收集。将大约一半的收集到的吸取物输入Celution®系统进行处理以取得ADRC。剩余的组织量输入Celution®系统进行洗涤，然后与分离出的ADRC混合。在辐射粘连融解之后，应用Coleman和Rigotti技术，用14号针头来完成移植物的移植。将ADRC强化型移植物通过2.5ml的注射器和Coleman针注入2～3个切口中。

创口闭合

伤口用单针进行缝合，并用轻型绷带包扎。

操作步骤

- 确定缺失组织的尺寸，标记取材和接受移植的部位。
- 全身或局部麻醉。
- 用3mm套管搭配注射器在腹部、臀部和大腿进行脂肪抽吸，抽吸量为最终移植容量的2倍。
- 处理半数容量以获取ADRC。
- 洗涤剩余容量去除自由脂质、血和基质碎片。
- 将移植物与ADRC混和。
- 用14号针头裂解掉瘢痕组织。
- 用2.5ml注射器以每次0.1～0.2ml为单位注射ADRC强化型移植物。
- 利用单针和轻型绷带进行缝合和包扎。

结果

在治疗的21名患者中，有80%在术后12个月的随访中对保留容量的效果表示满意。

不良反应及其处理方法

这一手术的主要操作性失误是对缺损量的纠正不够。例如，如最终要保留100ml容量，应植入130ml移植物。评估“湿性”脂肪移植物容量时一定要考虑到盐水/脂肪抽吸麻醉液在移植物中的残留容量，以获得足够的组织用以进行移植。

手术后护理

术后患者应该住院治疗，一般出院后很快就能恢复正常活动。在研究期间没有患者出现炎症和移植物免疫应答或需要进一步住院治疗。

其他ADRC强化型移植物的研究

在另一项研究中，Yoshimura及其同事报道了40例利用ADRC强化型自体脂肪移植进行乳房增大的结果。在平均植入270ml移植材料后，乳房的最终容量增大了100～200ml。手术后2个月中注射脂肪的萎缩量极小，总体来说没有发生改变。只有10%的患者出现了囊肿或轻微钙化，90%的患者认为增大效果无论从视觉还是触觉角度来讲都令人十分满意。

ADRC充填剂的安全性特性

据已知数据显示，以干细胞为基础的治疗方法其主要的安全问题是有致癌的可能，如有形成畸胎瘤的倾向。另外，有关认为干细胞是肿瘤细胞的来源的假说也引起了关注。刊登在《癌症研究》杂志上的一份由Rubio发布的研究报告认为：当成熟骨髓间质干细胞在体外进行广泛培养时，会具备向恶性转化的能力（Rubio et al 2005）。基于这个原因，考虑将ADRC尽快用于及时的移植而不是将其置于细胞中进行培养价值更大。

另一份在《自然》杂志上发表的研究报告认为：当间充质干细胞（MSC）与人乳腺癌细胞株一同注入裸鼠皮下间隙后，可以观察到乳腺癌肺转移增加了2～7倍（Karnoub et al 2007）；但是，该研究也表明：当将MSC和肿瘤细胞分开注入这两个部位但很接近时，肺转移率没有升高。

MSC细胞的植入位置无论是在MDA-MB-231细胞（一种乳腺癌细胞）对侧还是在注射部位邻近的独立区域，都不会影响到所产生的原发性肿瘤转移可能（数据未展示），这表明，只有当MSC细胞接近所接种的BCC细胞（乳腺癌细胞）时，才会提高癌症转移的可能性。

作者进一步观察到了MSC细胞诱导增加转移的机制，是MSC细胞同肿瘤需要有直接的接触。当丰富且经培养的干细胞直接同肿瘤细胞进行混合并被一同植入时，才会观察到转移概率的增加。因此，这项研究的实验室环境非常不同于现实中Celution®系统的临床环境所取得的ADRC细胞（表9.4）。第三个安全问题，尤其是对于癌症患者，是成熟干细胞效能机制的中心，是能够分泌促血管生成的生长因子，增加组织血管重建的。从而使人担心：由于引起肿瘤内血管生成从而激活休眠状态肿瘤的生长。

表 9.4 临床使用的ADRC强化型脂肪自体移植和实验条件下癌细胞转移活动增加的不同

研究设计	实验室环境	ADRC临床环境
所用细胞族群	100% MSC	~1% ADSC
	经培养MSC	新鲜分离的初代细胞
	增殖活跃细胞	静态细胞
细胞植入方式	与肿瘤细胞直接混合。如果没有与肿瘤细胞直接混合，则无法观察到转移的增加	同来自其他解剖位置的脂肪组织相混合

肿瘤血管生成是乳腺癌发展过程中的一个关键过程。实际上，乳腺癌发展中出现的最早期改变之一是：刺激血管生成的能力增加，促血管生长因子的表达增强，即使在这种疾病的最早期（乳腺非典型性导管增生和导管原位癌）也是很明显的（Viacava et al 2004）。当这一过程开始时，似乎只有一个或两个血管生长因子参与其中，但其发展迅速。在一项有64个乳癌样本的研究中（Relf et al 1997），在每一份样本中至少检测到了七种促血管生成因子中的六种有所表达。

通过这种方式乳腺肿瘤可以通过多种形式刺激血管生成。这也解释了为何针对乳腺癌的抗血管生成剂单药治疗似乎效果有限。这还表明，乳腺癌细胞有其自身的强有力的促血管生成能力，并且独立于由ADRC带来的任何外源性血管生成刺激。实际上，乳腺肿瘤不需要任何血管生成的帮助。抑制血管生成可以抑制肿瘤生长，但不意味着反过来讲一样说得通，提供额外的血管生成刺激不一定会更有效地刺激乳腺肿瘤生长。在将两种人乳腺肿瘤细胞植入免疫缺陷小鼠的实验中，将ADRC同脂肪移植物联合植入并不影响体内肿瘤的形成（未发表数据，图 9.5）。

ADSC充填剂应用总结和展望

基于脂肪源性干细胞的移植物，通过提供长期无免疫性和生物相容性解决方案，如ADRC强化型AFG，有着大大改变美容手术的前景，甚至可以用于更大移植容量的适应证。当基于ADSC组织工程的产品还在继续进行开发时，应用于面部美容的脂肪再生细胞充填剂已经上市了。利用Cytori’s Celution®系统技术的两种手工生成的标准化和优化的ADRC强化型脂肪移植物其能力已经得到了证实，通过提供长期存活的移植物，其安全性和有效性也得到了认可。

脂肪源性再生细胞技术的进一步发展已经初露端倪：例如，组织和细胞低温冷藏技术的改进，可以使从年轻患者收集的自身移植充填剂在其年老后使用；进一步提高再生细胞持久生存能力和有效性的方法也正在研究。总体来说，自体移植脂肪充填物辅以再生细胞进行面部整形手术已经指日可待。

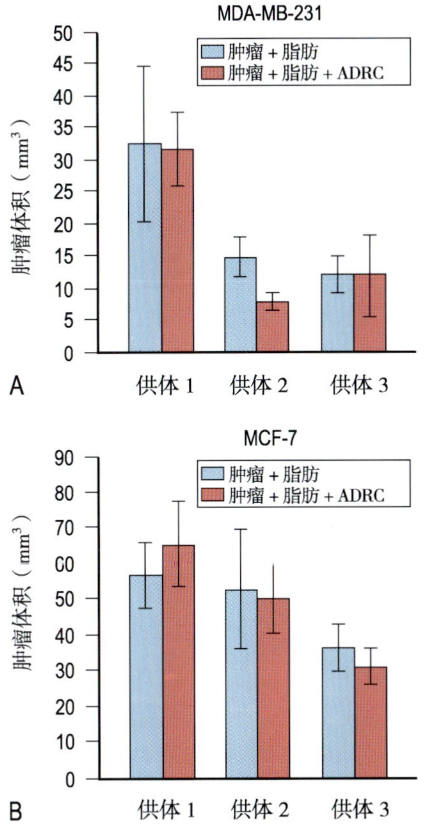

图9.5 将自体脂肪移植物或ADRC强化型自体脂肪移植物与人乳腺癌细胞系MDA-MB-231（A）或MCF-7（B）联合植入于免疫缺陷小鼠。比较通过自体肿瘤细胞移植产生的肿瘤大小，来自三位健康女性捐献者的ADRC强化型自体移植物没有促进肿瘤的生长。

（李　鑫　谷廷敏　李　比　译）

推荐阅读文献

Altman AM, Matthias N, Yan Y et al. Dermal matrix as a carrier for in vivo delivery of human adipose-derived stem cells. Biomaterials. 2008;29(10):1431–1442. Epub 2008 Jan 11.

Butterwick KJ, Nootheti PK, Hsu JW, Goldman MP. Autologous fat transfer: an in-depth look at varying concepts and techniques. Facial Plast Surg Clin North Am. 2007;15(1):99–111, viii.

Coleman SR. Facial augmentation with structural fat grafting. Clin Plastic Surg 2006; 33:567–577.

Gomillion CT, Burg KJ. Stem cells and adipose tissue engineering. Biomaterials. 2006;27(36):6052–6063. Epub 2006 Sep 14.

Karnoub AE, Dash AB, Vo AP et al. Mesenchymal stem cells within tumour stroma promote breast cancer metastasis. Nature. 2007: 4;449(7162):557–563.

Kim WS, Park BS, Sung JH et al. Wound healing effect of adipose-derived stem cells: a critical role of secretory factors on human dermal fibroblasts. J Dermatol Sci. 2007;48(1):15–24. Epub 2007 Jul 23.

Kitamura K et al. Stem cell augmented reconstruction: a new hope for reconstruction after breast conservation therapy. Breast Cancer Res Treat 2007;106 (Supp1): Abstract 4071.

Mitchell JB, McIntosh K, Zvonic S et al. Immunophenotype of human adipose-derived cells: temporal changes in stromal-associated and stem cell-associated markers. Stem Cells. 2006;24(2):376–385. Epub 2005 Dec 1.

Moretti M (ed). The Aesthetic Guide. Aliso Viejo, CA: Medical Insight, Inc.; 2008: 92–94.

Moseley TA, Zhu M, Hedrick MH. Adipose-derived stem anc progenitor cells as fillers in plastic and reconstructive surgery. Plast Reconstr Surg 2006;118(3 Suppl):121S-128S.

Neuber F. Fettransplantation. Bericht über die Verhandlungen der Deutschen Gesellschaft für Chirurgie. Zentralbl Chir 1893;22:66 [in German].

Ramon Y, Shoshani O, Peled IJ et al. Enhancing the take of injected adipose tissue by a simple method for concentrating fat cells. Plast Reconstr Surg 2005;115(1):197–201; discsussion 202–203.

Relf M, LeJeune S, Scott PA et al. Expression of the angiogenic factors vascular endothelial cell growth factor, acidic and basic fibroblast growth factor, tumor growth factor beta-1, platelet-derived endothelial cell growth factor, placenta growth factor, and pleiotrophin in human primary breast cancer and its relation to angiogenesis. Cancer Res. 1997;57(5):963–969.

Rubio D, Garcia-Castro J, Martín MC et al. Spontaneous human adult stem cell transformation. Cancer Res. 2005 Apr 15;65(8):3035–3039.

Strem BM, Hicok KC, Zhu M et al. Multipotential differentiation of adipose tissue-derived stem cells. Keio J Med. 2005;54(3):132–141.

Viacava P, Naccarato AG, Bocci G et al. Angiogenesis and VEGF expression in pre-invasive lesions of the human breast. J Pathol 2004;204(2):140–146.

Yañez R, Lamana ML, García-Castro J et al. Adipose tissue-derived mesenchymal stem cells have in vivo immunosuppressive properties applicable for the control of the graft-versus-host disease. Stem Cells. 2006;24(11):2582–2591. Epub 2006 Jul 27.

Yoshimura K, Shigeura T, Matsumoto D et al. Characterization of freshly isolated and cultured cells derived from the fatty and fluid portions of liposuction aspirates. J Cell Physiol. 2006;208(1):64–76.

Yoshimura K, Sato K, Aoi N et al. Cell-Assisted Lipotransfer for Cosmetic Breast Augmentation: Supportive Use of Adipose-Derived Stem/Stromal Cells. Aesthetic Plast Surg 2007 Sep 1 [Epub ahead of print].

Zhu M, Zhou Z, Chen Y et al. Co-transplantation of adipose tissue-derived regenerative cells improves long-term retention of fat graft. Abstract 4072 presented at San Antonio Breast Cancer Symposium, Dec. 2007.

Zuk PA, Zhu M, Mizuno H et al. Multilineage cells from human adipose tissue: implications for cell-based therapies. Tissue Eng 2001;7(2):211–228.

10

塑造未来：来自欧洲的最新成果

Ute U.I. Bauer和Trevor M. Born著

关键点

- 为患者及塑形部位选择正确的充填剂
- 充填剂选择的安全性
- 新型充填剂使用前的培训
- 充填剂标示外的用途
- 新型充填剂的分类

引言

无论是对于消费者还是医生，要在种类繁多的塑形充填剂中做出恰当选择都是一种挑战。在世界上的一些地方，充填剂出厂后是直接推向市场的，其有效性及安全性是在其经历大量实际临床应用之后才进行随机试验评估的。制造商的这种反向周期的做法确实会使所有受试者承担极大风险。但尽管市场投放量很大，实际的并发症发生率却很低。一般来说，大多数新充填剂都是先在欧洲上市，获得美国食品药品管理局和加拿大卫生部的许可后才能在美国和加拿大这两个国家使用。美国和加拿大的这种做法确实可以使一些新的充填产品得到事先评估，并为其未来在整容行业应用提供一些研究依据。

在帮助面部和身体去除皱纹、保持曲线的各种方法中，软组织充填剂与肉毒素搭配使用的做法具有非常出众的效果。这是一个快速扩展的领域，各种最新成果总是令整容患者及整个整容行业兴奋。未来的充填剂更新换代将更加频繁，本章将重点介绍几种可塑性强、特性突出并具有一定市场影响力的充填剂。到本文出版时，又会有数种最新充填剂及肉毒杆菌毒素上市。未来的充填剂会分为暂时性、半永久性及永久性充填剂三种类型。其中一些会与利多卡因搭配使用以减少注射时产生的不适感。

聚酯纤维（Macrolane™）

Macrolane凝胶于2004年进行了先期研究（a pilot study），于2007年初由Per Heden投入市场，其为身体塑形提供了新的可能。这种凝胶首次实现了在人体的大剂量注入。它们既能立即增量，又具有长期稳定性。像所有Q-Med（Restylane）产品一样，这种凝胶性状稳定、生物相容性好且能被人体吸收。Macrolane凝胶目前有两种组方可供使用，也可被称为容量恢复因子Macrolane™ VFR 20及Macrolane™ VFR30——是为了提供不同级别的组织支撑而研制的。

凝胶的注射深度取决于治疗部位，可以从皮下至骨膜下。Macrolane™ VFR 20更适用于组织支撑覆盖很薄的身体区域——可见于极瘦患者，可用于这种患者的胸部皱纹矫形或组织层极薄的腹壁矫形。Macrolane™ VFR 30是一种更厚的凝胶，主要应用于组织覆盖较厚的部位的矫形，例如，臀部矫形或由于吸脂术造成的较厚组织区域缺损。

这些材料应由经验丰富的医生使用，医生要深入了解治疗部位并全面了解吸脂充填等相关技术，因为这些凝胶会迅速充填在深部组织的大部分区域并立即取得明显效果（图10.1和10.2）。其适应证是非面部缺陷的矫形，如创伤造成的伤疤、瘢痕形成和吸脂手术后的组织萎缩、身体凹陷缺损的修补或身体区域的充填（如增乳术正处于试验阶段）。其创伤应小于脂肪移植，应是可吸收的并可提供长期效果，而且不良反应要少。最常见的不良反应是：患者自体修复导致的局部炎症，对后者应给予外用药膏和口服抗生素，2周之内应该可以治愈。对于大多数面部充填剂，局部症状如发红、水肿和疼痛很常见。已有Macrolane™凝胶应用时发生体内游走的情况；增乳术的初期研究发现，应用100ml的移植物，放射线检查可见微钙化。

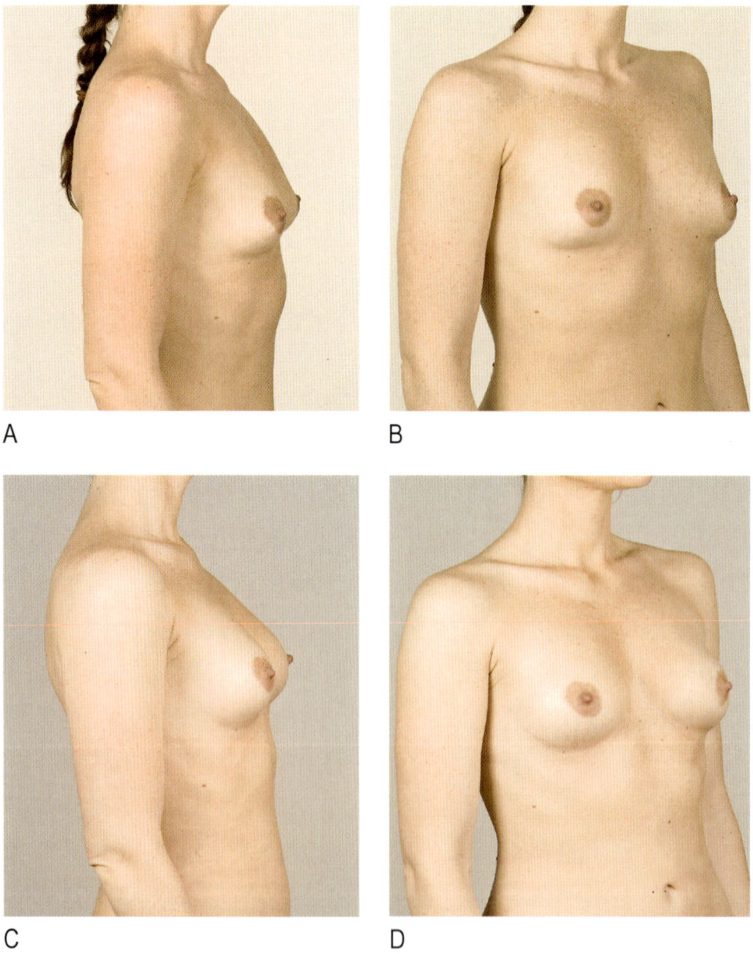

图10.1 Macrolane™治疗。A和B 术前。C和D 术后 。胶原充填技术的进步。

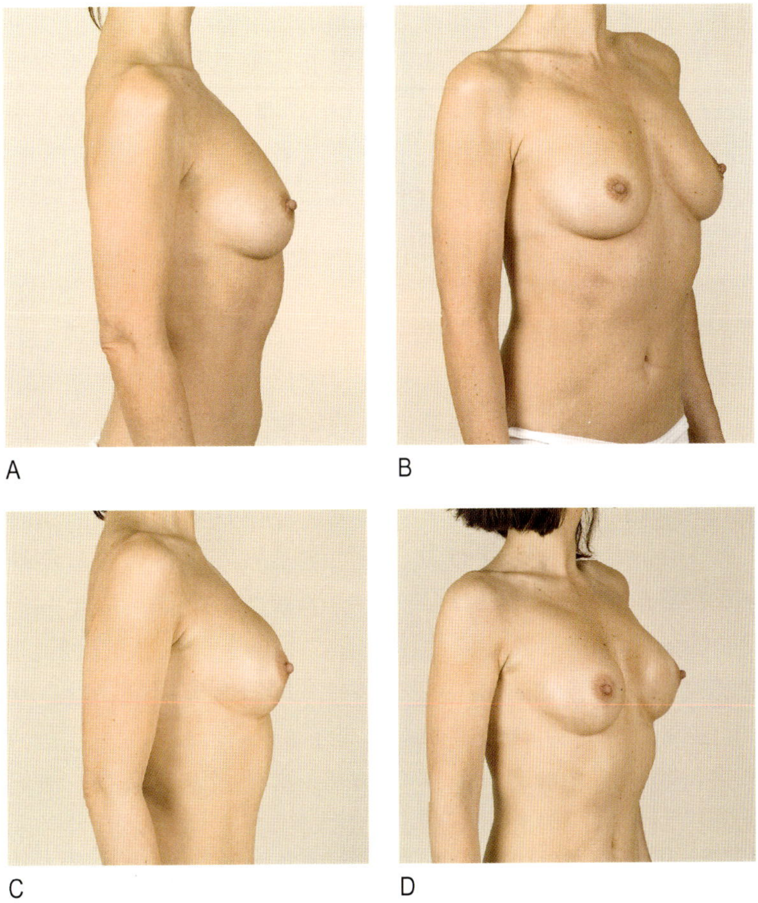

图 10.2 Macrolane™治疗。A和B　治疗前。C和D　治疗后。

患者选择

我们的大多数患者都是寻求无创的美容方法，并且希望风险低、无瘢痕。此外，他们还希望没有全身麻醉的风险，或恢复时间短、有完美的持续效果。另外，还有一些患者惧怕外科手术，但希望见效快且并发症发生率低，并希望能被朋友及家人接受。一个好的候选者应该能够理解注射材料的局限性、可吸收性，以及每个区域的注射量是限制在100～120ml。

技术

如果拟整形的区域不是很大，则充填剂的注射应在局麻下进行。进行注射的身体区域要根据组织覆盖情况以及皮肤过剩的具体条件来定。在术前要对皮肤进行弹性扩展以及捏撮收缩测试。

弹性扩展测试

确定皮肤是否过剩，是否是Macrolane™的适应证，在拟治疗区域的边缘分别标注两点。将这个区域拉伸后用卡尺对两点间的距离重新进行测量。如果长度变化大于原长度的50%，则判定皮肤过度松弛，不适宜进行此类治疗。

捏撮收缩测试

在治疗区域边缘提拉组织并对皮褶的厚度进行测量，皮褶厚度应大于2cm。

注射技术

Macrolane™的注射技术同传统脂肪移植术相似。局部麻醉时要避免过量液体注入或组织肿胀，这样会使治疗区域扭曲进而造成失真。通过在治疗区域边缘的一个小切口（11号刀片），即可利用10ml注射器搭配0.2号专用钝性套管将Macrolane™注入。套管尖端可以在皮下或者骨膜下前后移动，充填材料无需很大压力即可以小剂量慢慢注入治疗区域。应注意避免过度矫形。另外，注射部位充填材料的漏出同样应该避免。 后期处理主要为轻轻按摩、冰敷手术区域以及局部抗生素软膏的使用。后者应尽快进行，患者要避免运动或任何会导致治疗区域受压的运动。

Q-Med的制造商描述其效果可以持续1年。问题在于其效果是否与消费者的支出成正比，因为很多患者在经历了较好的充填效果后，纷纷转向整形手术。Q-Med的费用可能高达10 000英镑。而且到目前为止，还没有有关乳房增大的出版物。2008年5月16日至18日，来自意大利的乳房专家Giovanni Botti博士首次针对Macrolane™进行了公开演讲，提到了Macrolane™用于身体整形获得准许的可能性。从官方的角度来看，Macrolane™还不能用来进行纯粹的乳房增大，只能用于去除乳房皱纹、矫正乳房回缩或两侧乳房不对称。在英国Bazaar杂志最近发表的一篇文章中，一位编辑回顾了其同Chris Inglefield医生进行的一次整形手术，并表示对整形效果非常满意。Macrolane™在日本应用已有3年，1100名接受整形的患者在随访中表示他们的满意度很高。

Restylane Lipp™

Restylane Lipp™，光滑且延展性强，是第一种专门为黏膜及黏膜下扩容而研制的充填剂。在过去几年中，许多隆唇术取得了各种各样的美容效果，大多数效果都是可见的，通常在静态、紧张或者不自然的神态下被展示。由于唇部占据脸下部的1/3，人们希望唇部的外形好看、饱满和显得年轻。随着衰老，唇部会逐渐丢失容量和饱满度，变得扁平不好看，并且可能由于鼻唇沟距离过长和肌肉松弛而发生反转。Restylane Lipp™作为最新的Q-Med NASHA产品，有一款紧致凝胶可以使唇部矫形后呈现自然外观。

治疗的目的在于重塑唇部外形，矫正容量丢失及增强唇部的垂直方向上的突度。与单纯的除皱手术相比，唇形的重塑需要更好的艺术感觉，要避免过度的容量替换。紧致凝胶是专门针对唇部的解剖特点研制的。黏膜下层组织与皮下组织不同，任何矫形材料都必须能够均匀地渗透到细胞间的基质中。Restylane Lipp™是一种动力学凝胶，可以支持唇部的内在运动，令其看上去平滑且富有感觉。

患者选择

为了隆唇效果最佳，必须了解唇部的解剖学及其美学比例。唇部并非线性结构，其呈现出来的是不同的轮廓、容量以及效果。在年轻人，唇部的理想上下唇比例应为0.6～1。上下唇不对称的情况几乎比比皆是，应该在手术治疗前及时发现并指出。隆唇的主要问题是唇红缘界线、口角高度、容量替换以及立体形态的塑造。Restylane Lipp™是唯一被认为是以恢复容量为目的紧致皮肤的凝胶。

同所有充填剂治疗一样，治疗前患者应被告知可能有的不良反应，尤其是一些常见反应，如发红、水肿、紧绷感以及瘀血。他们也应该被告知常常需要做后期的补充注射，因为必须避免这种增厚凝胶一次注射造成的过度矫形。垂直的皮肤缺失以及口角畸形应该使用Restylane®进行矫正，或使用其他诸如激光消融或剥脱术进行治疗。

技术

区域性神经阻滞在隆唇时非常有效，因为黏膜内渗透会导致疼痛。这种技术是一种在黏膜下层面进行的缓慢线性注射。注射器要同唇部平行持握，要用拇指对唇部进行轻度的张力拉伸，材料通过穿透技术注入。医生必须非常均等地控制植入物的分布，这需要经验和审美意识。必须要避免过度矫形，因为这种材料是无法通过简单按摩移开的，而且如果因为创伤性施压破坏了凝胶的致密结构，会导致整形不平整很快显现。一次隆唇每片唇体注射4～6次已经足够。红唇边缘的矫形不应该使用这种致密的材料，而应该使用Restylane®。黏膜浅表部的注射会导致结节性红斑，应该避免。只能在黏膜下层进行注射。

作为一种用于唇部容量恢复的动力学凝胶，Restylane®由技能熟练且审美意识强的医生应用。这种致密的凝胶对于唇部细胞间基质的注射是最佳的，可以适应唇间不断的互相摩擦，并且效果可以持续1年甚

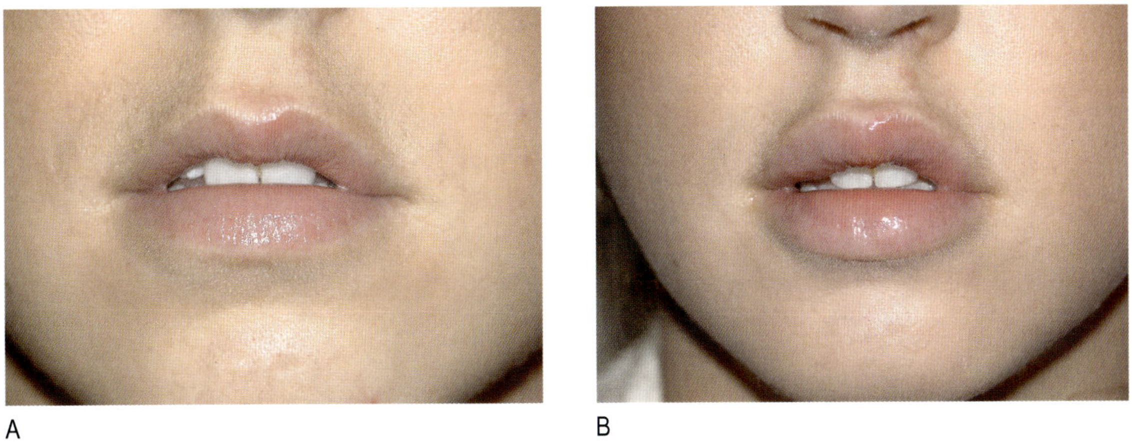

图10.3 Restylane Lipp™ 治疗。A. 治疗前。B. 治疗后6天。

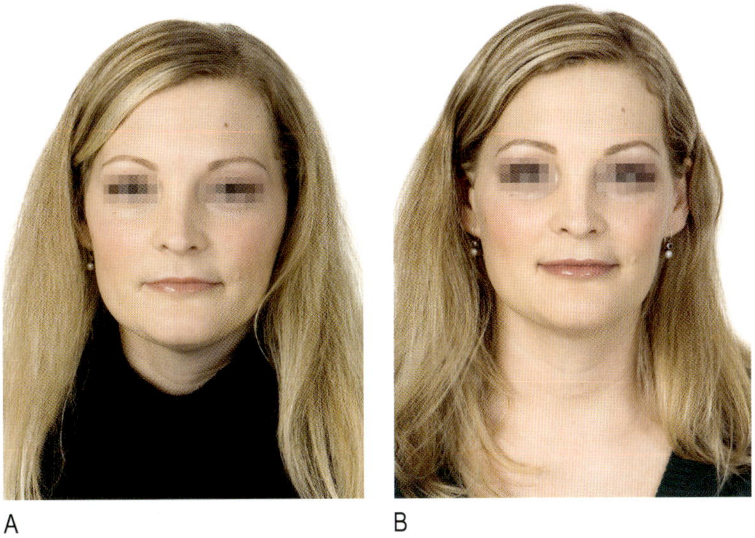

图 10.4 Restylane Lipp™ 治疗。A. 治疗前。B. 治疗后。（Courtesy of Q-Med.）

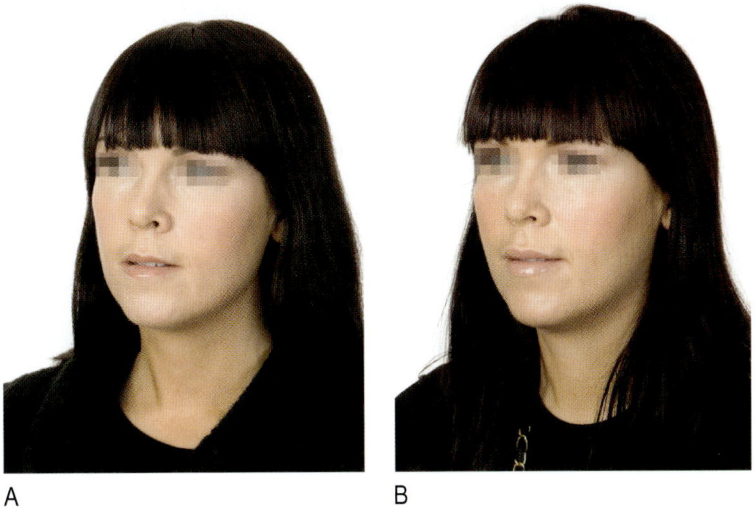

图10.5 Restylane Lipp™ 治疗。A. 治疗前。B. 治疗后。（Courtesy of Q-Med.）

至更久（图10.3、10.4和10.5）。

Evolence®和Evolence Breeze™

胶原是我们身体内的一种自然成分，也是组织及细胞间支撑功能的关键。70%～80%的胶原成分分布于真皮层，以维持皮肤的强度。胶原会随着身体衰老逐渐流失，导致皱纹、褶痕以及老化线条的出现。随着进一步衰老，人体内的自然胶原会呈现出三螺旋改变，并随着粒子化进一步减少，最后从Ⅰ型（新生且完整）变成Ⅲ型（纤维化）。

最初的可注射型胶原于1982年上市，是从牛身上提取的，称为Zyderm®。其后续产品为Zyplast®，有着更高的浓缩性，且持续时间更长。这些注射型胶原使用前必须进行过敏性测试，在注射初期效果表现非常出色，且用途广泛，但效果仅能维持2～6个月。第二代可注射型胶原为人提取胶原，包括Cosmoderm®和Cosmoplast®，不需要进行过敏性测试，效果可持续6个月左右。

Evolence®是由Colbar公司生产的一种新型胶原充填剂，目前在市场上有两种产品：一种是性质温和、主要用于较深线痕、皱纹、褶痕及修补曲线缺陷的Evolence®；另一种是用于正常线痕充填及唇部轮廓再造的Evolence Breeze™。这些胶原被封装于容量为1ml的注射器中，有浓度为35mg/ml的猪源胶原蛋白，通过Glymatrix™技术与天然蔗糖交联。处理主要包括：通过酶解过程将胶原（猪腱）打碎，然后通过Glymatrix™交联技术进行胶原再造。这种处理过程避免了化学交联，并排除了所有可能会导致过敏反应的抗原成分。这种产品对于已知会对胶原过敏的人群是禁止使用的。这些产品的有效期可达到12个月且不用进行皮肤测试。技术上与其他胶原的不同之处在于，可以通过非常低速的注射技术完全避免过度矫形。

可以用27号针头将黏稠的Evolence®注射到真皮层较深的区域，如鼻唇沟、颊唇沟、软性暗疮瘢痕、鼻部轮廓塑造以及下颏增大术。必须注意的是，这种产品同透明质酸类非常不同，并且其注射技术也因其需要迅速的术后护理而不同。精确的皮下注射部位及迅速按摩非常重要，有助于容量最大化并避免注射后皮肤表面深浅不一。与其他充填剂相比，初次使用可能需要量更大，但适应后这个需要量也差不多。这种产品用27号针头可以很容易流动，如果用手温加热，用30号针头注射也是可能的。Evolence®由于颗粒太大，可能会导致皮肤表面出现结节性红斑并持续很长一段时间（大于2年），因此，其不适于进行唇部轮廓的塑形。早期由于组方问题及注射时胶原凝结成块，若不及时进行按摩，会导致注射部位出现结节性红斑。

这种产品与目前市场上已有的其他充填剂相比有几个优势。其持久性可以达到12个月或更久，没有颗粒包裹问题，因此也就不存在注射后局部生物被膜形成的风险，颗粒会整合到宿主组织中，并可见新生血管形成。由于身体内的酶解/老化过程，会出现降解现象，注射部位很少出现肿胀和瘀血（由于胶原有止血功能），因此，患者注射后很快可以恢复一般正常活动。其缺点是：万一发生误差或造成畸形，没有方法能够将产品清除。因此，使用时需要不断强化技能，而且即使是在对胶原不过敏的人群，也要限制其个体的用量。

Evolence Breeze™可以用30号针头注射到真皮层的上方。应该采取退针注射方法，以避免充填剂置入过深。要加强护理以防皮肤变白。这种产品对唇部轮廓塑造非常好，并且可为精确塑造唇部外形提供了很好的支持结构。同Evolence®一样，如果用手加温，也可以用32号针头注射到正常的唇部线痕中，如唇部的垂

表10.1 Glymatrix™技术

	Glymatrix™	其他
生物材料	胶原	变动（如胶原、透明质酸）
交联材料	天然蔗糖	化学剂：固定剂（福尔马林、戊二醛等）
交联程度	可控——生物材料生产程序化	有限——由于毒素产生或不良反应
耐久性	提高，可达12个月	有限，3～9个月
基质属性	在结构及功能上均近似于皮肤的三维基质	改变生物性状

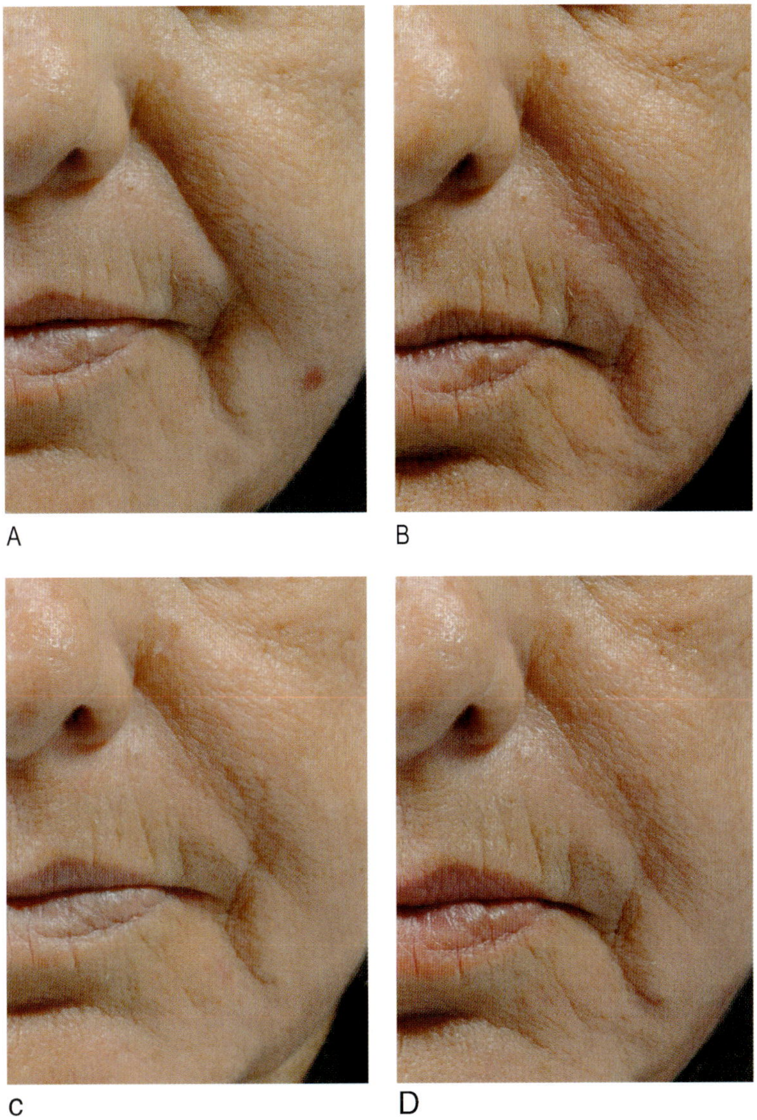

图 10.6 鼻唇沟。A. 治疗前。B. 治疗后3周。C. 治疗后6个月。D. 治疗后12个月。

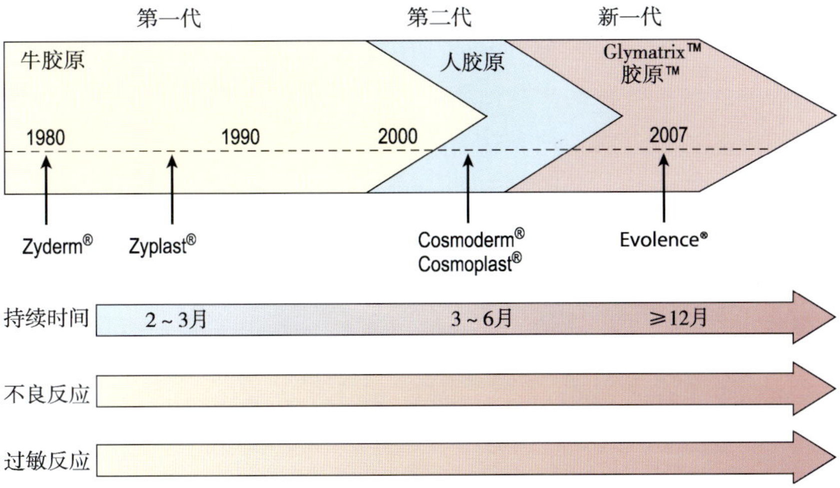

图 10.7 胶原充填剂技术的进步。

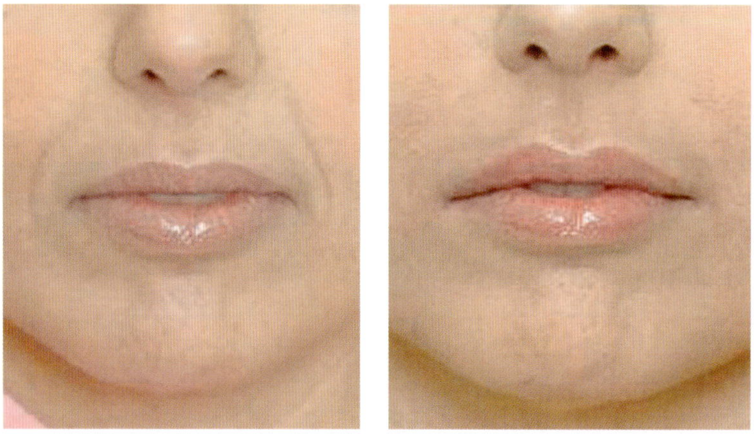

图10.8 用30针将Evolence®注射于鼻唇沟。适应达12个月。A. 治疗前。B. 治疗后。

直线痕。其优缺点与Evolence®的相同。Evolence®未来在充填剂市场中将发挥重要作用，并且有可能会取代诸如透明质酸之类的短时效充填剂，特别是在技能熟练的注射者手中（图10.6至10.8和表10.1）。Evolence®适用于软组织轮廓缺陷及畸形的矫正。

Juvéderm® Ultra

2007年，100名欧洲医生参加了一项每名医生负责10名患者的试验，对由Allergan生产的新型NASHA Juvéderm® Ⅲ进行了测试。这是一种添加了0.3%的利多卡因的、优化交联的透明质酸，其目的在于减少在应用过程中产生的不适感。

由于交联方式不同，有四种不同浓度的产品：Juvéderm® Ⅰ、Ⅱ、Ⅲ和Ⅳ，其应用范围很广泛。要修补的缺陷越严重，交联程度就要越高。这种产品在应用过程中很少由于注射而使患者感到不适，因为随着治疗进程，利多卡因同时推进局部麻醉。虽然对利多卡因过敏的患者很少，但采集病史时要注意。这种产品的应用方法同当今所有其他NASHA™的使用方法相似。Juvéderm® voluma在2008年年内上市，这是一种大颗粒性充填剂，可以用于需要大量充填剂进行身体曲线塑造的部位（图10.9至10.13）。

Atlean®（由法国ABR研发）

这是一种磷酸三钙（TCP）产品，其持久性及美容效果近似于羟基磷灰石钙产品的，如Radiesse®。TCP具有生物相容性，可被机体降解，具有免疫惰性且无毒，已被用于骨折后骨质再生数年。其含有透明质酸成分，可以很快见效，然后人体会长出新的胶原结构包绕在其周围。其效果可以持续12～15个月。在进行注射时要将其置于皮下及骨膜上之间的层面。其已经过了18个月的多中心临床试验，未出现大的反应或不良反应。Atlean®已于2006年7月在法国被准许用于鼻唇沟、鱼尾纹、皮下脂肪萎缩、面部轮廓塑造、下颏褶痕及颧骨的再塑形中。其最突出的优势之一在于：其在注射过程中所产生的疼痛感比其他充填剂要小很多（图10.14和10.15）。

Laresse® (FzioMed, Inc., London, England)

2006年和2007年，这种充填剂分别在欧洲和澳大利亚获准上市。在美国，它已经进入临床试验阶段。另一种寿命达12个月的新产品正在开发中。这种聚合物包含羧甲基纤维素（CMC）和聚环氧乙烷

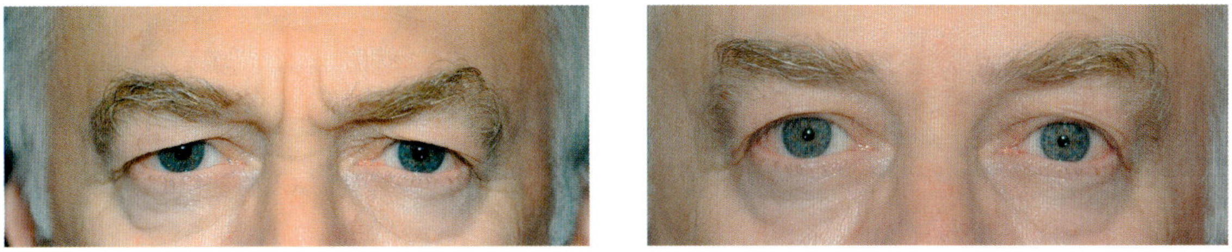

A　　B

图10.9　Botox® Ⅰ和 Juvéderm® Ⅱ一瓶装。A. 治疗前。B. 治疗后3个月。

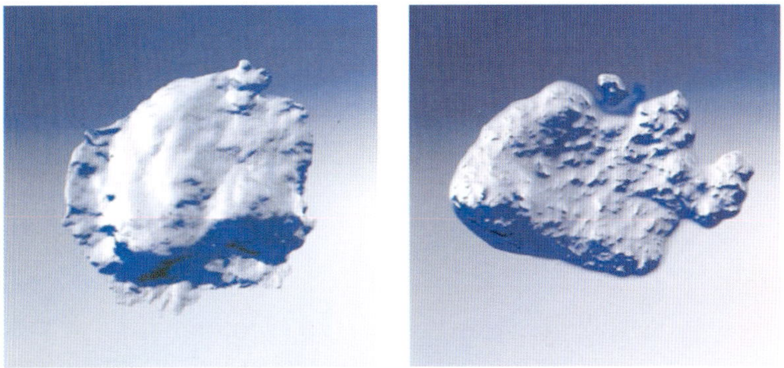

A　　B

图10.10　Juvéderm®皮肤充填剂系列：有效且持续时间长。平滑、优雅的流体特性同悬浮的凝胶颗粒。A. Juvéderm® 系列：平滑连贯。B. 其他透明质酸：颗粒一致性。

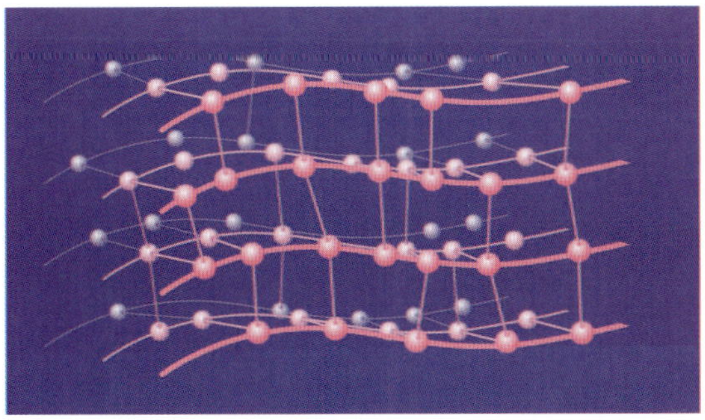

图10.11　三维透明质酸基质。由高纯度透明质酸交联构成的紧致网格结构，用以增强对各种降解因素的耐性及延长有效时间。同质性及紧致组方使充填剂在注射过程流动平滑且感觉自然：感觉自然且有效时间延长；平滑易于注射。

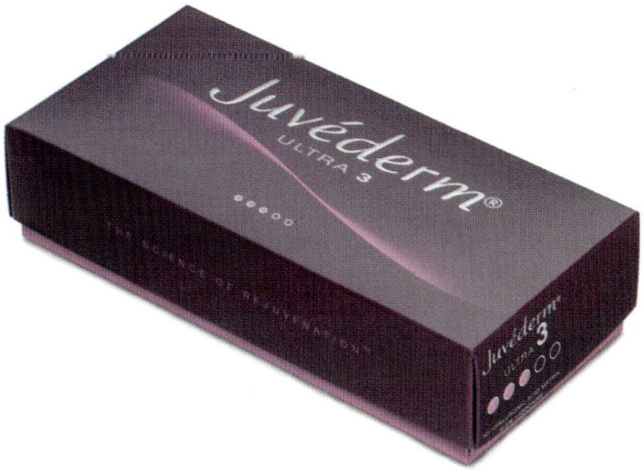

图10.12　Juvéderm® Ultra系列。

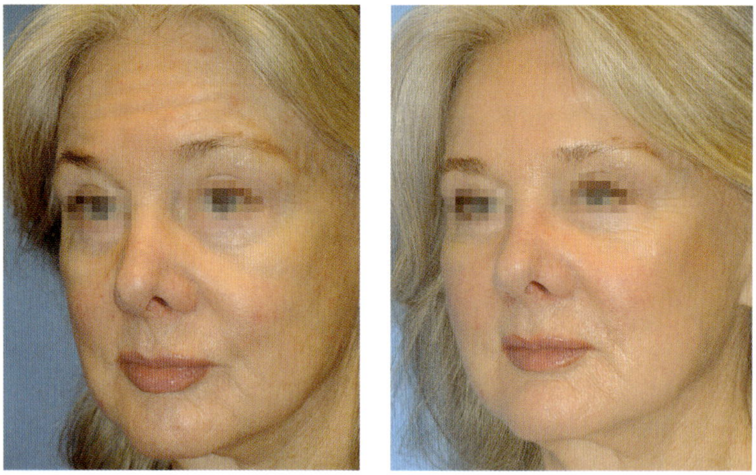

A B

图10.13 这位70岁的老年女性在脸颊每侧各注射了2ml，额头注射了Botox®。A. 治疗前。B. 治疗后。（Courtesy of Dr Steven Liew.）

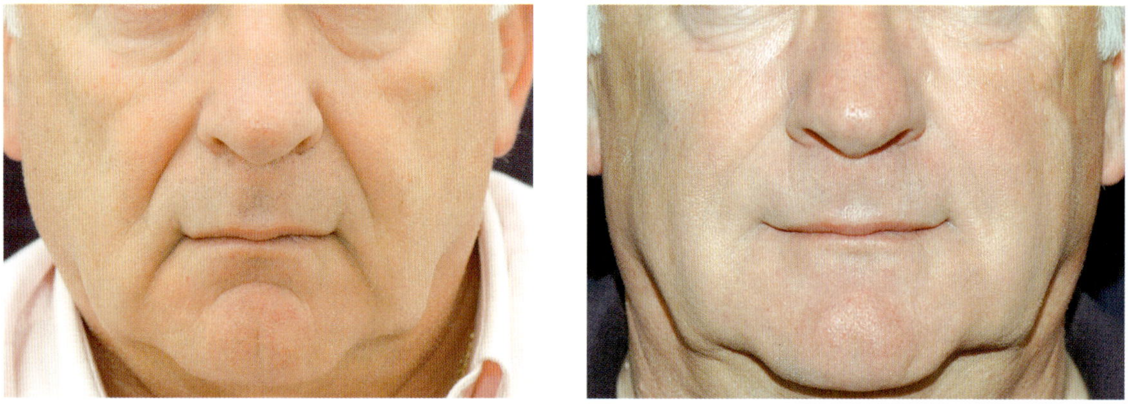

A B

图 10.14 Atléan™ 作为基础使用，1个月后使用Juvéderm® Ⅲ。每侧使用2瓶。

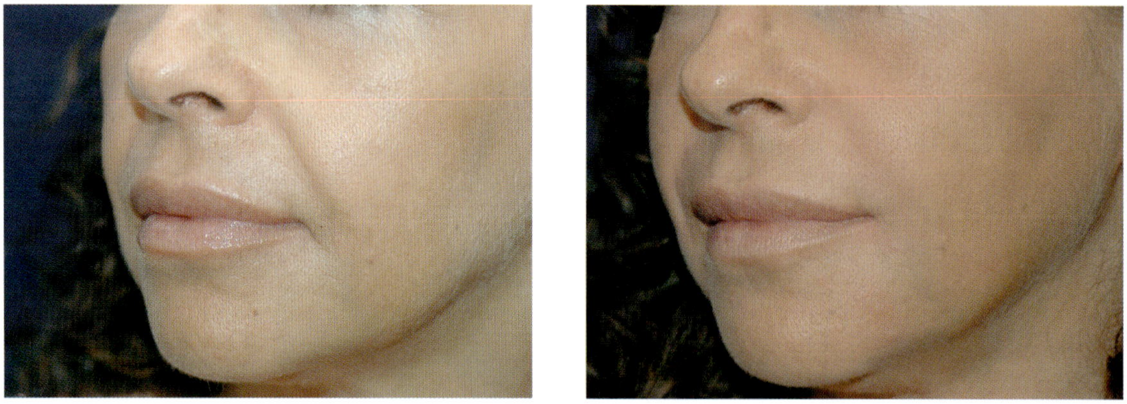

A B

图10.15 Atléan™，两个疗程，每次治疗使用2ml。A. 治疗前。B. 治疗后3个月。

（PEO）——这两种成分都已进行过仔细研究。其具有生物相容性，可以被机体降解，应用方式也多种多样。其可以在线痕以及褶痕下方注射，以强化面部形态结构。Laresse®主要用于消除鼻唇沟、鱼尾纹、唇线以及脸颊轮廓的塑造。目前产品的效果可以持续6个月。与透明质酸产品相比，其主要优势在于在进行皮肤浅表注射时其不会产生蓝色痕迹。

Agarose（Easy-Derm）

Agarose是一种聚合物，在2004年底在意大利上市，当时使用的商品名为Easy-Derm®。其有两种剂型：EasyDerm LD——用于浅表皮肤矫形的低密度型；以及EasyDerm HD——用于深部线痕、皱纹以及容量矫正的高密度型。这种材料的生物相容性在生物学界广为人知，在药理学释放系统和组织生长的免疫原性试验方面均有应用。这种聚合物由D-半乳糖、3,6-醚-L-半乳糖组成，在戊糖周期中被半乳糖苷酶降解。

技术

植入技术与NASHA充填剂和胶原非常相似。治疗后2周进行一次补充注射可以更好地控制治疗后产生的水肿。EasyDerm®LD植入的理想皮肤层面是皮肤浅表层，而EasyDerm® HD是中间层。使用的针头为30～32号。制造商产品说明书显示：这种材料的完全降解时间为8～11个月。这种材料的推广者（Canova 意大利）发表的一份专业出版物曾报道，已观察了100多名接受治疗的患者，没有出现并发症、过敏反应、感染或纤维化的现象。唯一报道的是：治疗后的水肿比其他充填剂更明显。这种材料仍处于研究中，未来这种新产品或许会有更加广泛的应用。

透明质酸CPM技术：通过“提拉”效果来矫形

透明质酸是美容界最常使用的一种分子，是经由细菌发酵作用制成充填剂。它必须经过化学改变或交联而使产品效果长久。用来进行交联的不同化学物质包括二乙烯基砜、DEO和BDDE。最近，一种单相型制剂也制备出来。单相型凝胶的制备以CPM®技术的应用作为代表。这种由Anteis SA开发的技术，包含同相性凝胶的发明，致密性和弹性高，其内密度多变。

这种凝胶的商品名为Esthélis™/Belotero®，在市场上有两种配方（基础型和柔软型），主要用于进行面部矫形和轮廓塑造。这两种配方与透明质酸的浓度和网格程度不同，与低密度和高密度区域（高密度聚合致密化基质）所占百分比也不同。

高密度聚合致密化基质（CMP®）技术

透明质酸分子以一种随机对齐的方式分布，并同BDDE一起在结缔网状组织中，得到一种相对较致密的凝胶，类似市场上的其他凝胶产品。紧接着是两个极其重要的阶段，均属于CPM技术专利：得到的凝胶是可以延展的，在凝胶成形后迅速加入新型网状剂（BDDE）和天然透明质酸，然后在已经存在的基质中反复交联。如此得到一种同相型凝胶，其稳定性趋于完美，但具有双交联（高密度区域）和简单交联（低密度区域）。

基础型透明质酸 CPM可通过其所含透明质酸浓度而区分（22.5mg/ml），高密度区域其所占双交联百分比更高、比低密度区域（简单交联）更重要。另一方面，柔软型透明质酸 CPM的浓度为20mg/ml，其特征是低浓度（简单网格化）百分比较高，而比高密度区域更重要。CPM致密型凝胶的优势在于：当其注射于皮层时其优化的生物整合性可以显现，令其可以通过实现“提拉”效果而达到矫形目的。能达到这类效果是因为：高密度凝胶部分会占据对整形最为重要且体积最大的皮层间空隙，而低密度凝胶则会占据最小的纤维间空隙。由于这一独特且出众的皮层分布特性，矫形的效果往往非常自然，而产品造成条索样痕迹或结块现象的可能性很小。

在进行浅表皮层注射时有一点要注意：基础配方要用于中间网状真皮，柔软配方只适用于乳突状真皮的下层。

适应证

对于眼部和口唇周围的皱纹治疗，柔软型CPM值得被推荐。对于深层的皱纹，基础型则更为合适。基础型还有可能用于唇形的塑造（巴黎唇部技术）或对唇部轮廓进行容量增加。

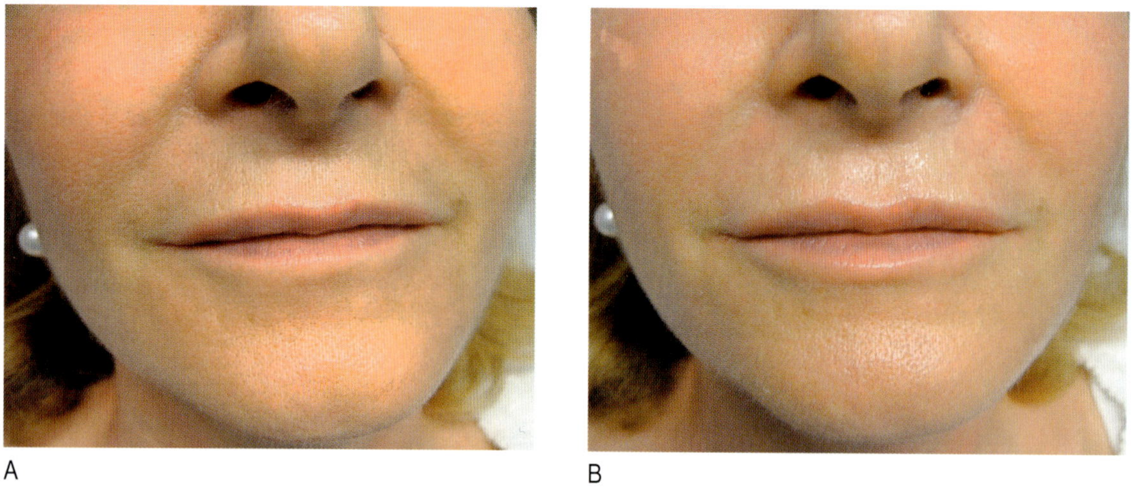

图10.16 透明质酸 CPM® 皮肤光滑以及组织增大。A. 之前 。B. 之后4个月。

安全性和性能

注射后的水肿轻微（图 10.16）。

结论

未来充填剂的发展趋势取决于市场需要：效果更长久、术后恢复期更短、风险更低和效果更好，并且效果是可以预见的、安全性高、重复性好。医生面临的挑战是要能够整合不同的产品，以令患者达到尽可能高的满意度。为了整合这些新产品，需要不断的学习，还要积极对患者进行随访，以发现哪些新充填剂可以达到最好的效果。Macrolane®在身体塑形方面可能会有非常重要的作用，但还要进行进一步的研究和随访。Evolence®已获准进入美国市场。而Evolence Breeze™也已提出申请，因为其适用广泛，未来在市场上将起重要作用。在欧洲和其他国家，还有大量的新型充填剂不断推向市场，其品质良莠不齐，有些仅仅是现有充填剂的复制品而已。在进行临床应用前一定要谨慎评估这些产品，其安全性及有效性必须经过适当的、一段时间的临床试验得出证明。

（李　鑫　杨荟娅 译）

推荐阅读文献

Abstract AAWC. Q-Med 2007.

Bergeret-Galley C. Comparison of resorbable soft tissue fillers. Aesth Surg J 2004;24:33–46.

Bezzola A, Micheels P. Esthélis, acide hyaluronique de conception Suisse. Première ètude complète des caractéristiques physico-chimiques et essais clinique. Journal Med Esthet Chir Dermatol 2005;125:11–20.

Carruthers A, Carey W, De Lorenzi C et al. Randomized, double-blind comparison of the efficacy of two hyaluronic acid derivatives, Restylane, Perlane and Hylaform, in the treatment of nasolabial folds. Dermatol Surg 2005;31:1591–1598.

Friedman PM, Mafong EA, Kauvar ANB, Geronemus RG. Safety data of injectable not animal stabilized hyaluronic acid gel for soft-tissue augmentation Dermatol Surg 2002;28:491–494.

Lowe NJ, Grover R. Injectable hyaluronic acid implant for malar and mental enhancement Dermatol Surg 2006;32:881–885.

Lowe NJ, Maxwell CA, Lowe P et al. Hyaluronic acid skin fillers:adverse reaction and skin testing. J Am Acad Dermatol 2001;45:930–933.

Lupton JR, Alster TS. Cutaneous hypersensitivity reaction to injectable hyaluronic gel. Dermatol Surg 2000; 26:135–137.

Micheels P. Human anti-hyaluronic acid antibodies: is it possible? Dermatol Surg 2001;27:185–191.

Hedén P. The promising future of hyaluronic acid for body contouring Presentation, Anti-aging Medicine World Congress, Monaco, March 22–24, 2007.

Micheels P et al. 'L'acide hyaluronique en esthetique:dix ans dejà!' J Med Esthet Chir Dermatol 2005;32:175–184.

Narins R, Brandt F, Leyden J et al. Randomized, double-blind, multicenter comparison of the efficacy and tolerability of RESTYLANE vs. Zyplast for the correction of nasolabial folds. Dermatol Surg 2003;29:588–595.

Narins RS, Brandt FS, Lorenz DP et al. A randomized, multicenter study of the safety and efficacy of Dermicol-P35 and non-animal-stabilized hyaluronic acid gel for the correction of nasolabial folds. Dermatol Surg 2007;33 (Suppl 2):S213–S221.

Olenius M. The first clinical study using a new biodegradable implant for the treatment of lips, wrinkles, and folds. Aesthetic Plast Surg 1998;22:97–101.

Periodic Safety Update Reports, 2006; Doc-id MA 4191, Q-Med AB.

Reinmüller J, Wolters M, Steinkraus V et al. Wirksamkeit und Verträglichkeit des hyaluronsäure Fillers IMD1 Basic (Belotero Basic) bei Nasolabialfalten. October 2007 Symposium at the XVI congress EADV Wien – Austria.

Wang F et al. In vivo stimulation of de novo collagen production caused by cross-linked hyaluronic acid dermal filler injections in photodamaged human skin. Arch Dermatol 2007;143:155–163.

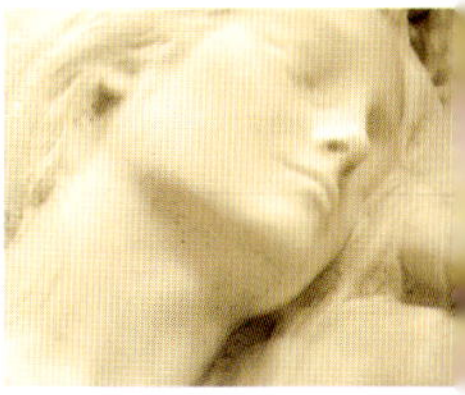

11

皮肤注射充填后并发症的预防和治疗

Gottfried Lemperle著

关键点

- 15种皮肤充填剂
- 禁忌证
- 正确的注射技术
- 由于操作造成的早期并发症
- 由充填剂造成的晚期并发症
- 并发症的治疗

引言

所有充填剂都有出现早期并发症和晚期并发症的风险。红、肿和擦伤等早期不良反应发生于皮内或皮下注射后，应该让患者知道并接受这些早期不良反应。这些症状若持续2周以上，则可能是由操作技术方面的缺陷造成的，例如，将长效充填剂注射得过浅。这类不良反应可通过局部注射5-氟尿嘧啶、类固醇或血管激光、强脉冲光予以治疗，后期再行皮肤磨削术即可。晚期不良反应包括免疫反应，如迟发变态反应和非变态反应性异物肉芽肿（FBG）。这两种晚期不良反应都对类固醇类药物注射敏感，但有时要多次注射以找到合适的剂量。手术切除多为最后的治疗方案，适于唇部硬结或明显的皮下脂肪层的质硬结节或肉芽肿。

所有注射充填剂都能引起并发症。晚期不良反应的原因分为两类：一为培训不足或注射中技术失误，二为对注射物的免疫反应（变态反应性和非变态反应性）。迟发性非变态反应的病理基础随注射物不同而不同，但都可归类为FBG的三种之一（Lemperle 2008，Lemperle & Gauthier-Hazan 2008）。它们的组织学反应相似（Zimmermann & Clerici 2004），且突然刺激巨噬细胞的启动因子可能是患者的全身感染（Lemperle 2008，Lemperle & Gauthier-Hazan 2008）。

皮肤充填剂

液态硅胶和牛胶原，Artecoll®和Restylane®已在世界范围内被广泛应用（Narins & Bowman 2005，Murray et al 2005）。最早出现的这类充填剂是达到医用级别的350厘沲（cSt）的液态硅胶，是在1954—1992年间由Dow Corning公司生产的，但却在1967年被FDA禁止用于美容（Hexsel et al 2003）。从1998年开始，一种更黏稠的名为Silikon®1000的液态硅胶获准用于视网膜复位，有人将这种产品撕去标签后用于皮肤充填。牛胶原于1981年被引入美容界，并于1983年成为了注射充填物的金标准。Artecoll®从1994年开始广泛使用，Restylane®自1997年起也开始了它的成功之路。从那时起，各种各样的充填物被引入美容界，其主要消费者在欧洲市场。Radiesse® 2003年获准用于面部骨组织的增容充填，2007年获准用于皱纹的治疗。Sculptra™已获准用于HIV相关的面部脂肪营养不良治疗，但2005年起对皱纹治疗成为“标签标示外”用途。FDA分别于2003批准了Restylane®、2004批准了Hylaform®、2005批准了Captique™以及2006批准了Juvéderm®用于面部皱纹的治疗。

注射物的临床持久性和对皱纹的治疗效果取决于其化学结构、用量和注射深度（表11.1）。一项研究比较了注射物在皱纹和正常皮肤下吸收的速度，发现在人面部持久存在的动力性皱纹下行细线状注射后，注射物吸收的比在大鼠额部和人类前臂皮下行片状注射后更快（Lemperle et al 2003）。在持久性的问题上，载体物质无论被吸收的快还是慢，也起决定性作用。到2003年止，没有一种注射物（除硅胶、聚丙烯酰胺和聚甲基丙烯酸甲酯外）的持续时间能达到9个月以上（Lemperle et al 2003），但Juvéderm®、Radiesse®和Restylane®可持续达12个月，Radiesse® 和Sculptra™甚至可持续长达2～3年。

尽管所有注射物，不管它们是否可以吸收，从临床上和组织学上看似乎都很安全，但却都表现出了不良临床反应；而且对于不同充填物，宿主防御反应也有差别（Carruthers 2006）。根据充填物刺激引起的组织反应，它们可被分类为：“增加体积（volumateurs）”而无细胞损伤类，以及“刺激（stimulateurs）”而可引起强烈细胞反应类（Nicolau 2007）。由于迟发炎性反应或肉芽肿的机制仍然未知，早期组织学发现对于预测充填剂可能导致的迟发免疫反应不太有用。这类迟发性并发症只有通过严格的长期临床研究以及按照管理部门有关规定向专门的国家植入管理处提交的报告才能确定。

为了避免或治疗皮肤充填剂造成的并发症，对皮肤充填剂的成分、组织生理反应、降解时间和持久性这些特性的了解是不可或缺的。正因如此，下面将对各国广泛使用的充填剂的相关情况进行描述。

自体脂肪移植类

- 脂肪塑型：用患者自体脂肪
- 脂肪前体细胞（Fidia Advanced Biopolymers，Padua，Italy）：暂无临床数据
- 脂肪组织来源的干细胞（Cytori，Inc.，San Diego，CA）：暂无临床数据

自体脂肪移植罕有恒久性，其命运往往不可预测。 现已有令人信服的无对照案例报道（Coleman 2006），但并没有有关行脂肪移植后脂肪存活的统计数据。注射脂肪长久存活的关键，即功能性前脂肪细胞的发育或干细胞的培养，还不清楚。如果患者是肥胖者，移植到面部的存活脂肪细胞会有怎样的变化也不

表11.1 FDA批准的注射剂的分类

商品名	有效成分	作用机制	是否可生物降解	持续时间
Zyderm®	胶原	增加体积	是	4个月
Restylane®	透明质酸	增加体积	是	6个月
ArteFill®	聚甲基丙烯酸甲酯（PMMA）	刺激物	否	永久
Silikon® 1000	硅胶	增加体积	否	永久
Radiesse®	磷灰石	增加体积	是	1年
Sculptra™	多左旋聚乳酸（PLLA）	刺激物	是	1年
Autologous fat	活脂肪细胞	增加体积	是/否	不可预知

清楚或还没有报道。

牛胶原类

- Zyderm® Ⅰ、Ⅱ和Zyplast®（Inamed Aest-hetics，Santa Barbara，CA）：FDA批准的
- Koken Atelocollagen®（Koken，Tokyo，Japan）

猪胶原类

- Permacol®（Tissue Science Labs.，Aldershot，UK）
- Fibroquel®（Aspid，Mexico）
- Evolence™（ColBar LifeScience，Herzliya，Israel）：厂家声称Evolence的效果可持续1～2年，但尚未得到临床验证

人胶原类

- Cosmoderm®和Cosmoplast®（Inamed Aesthe- tics，Santa Barbara，CA）：FDA批准的
- Isolagen®（Isolagen Technologies，Houston，TX）：来源于患者自体培养的成纤维细胞，正在进行临床试验
- Fascian®（Fascia Biosystems，Beverly Hills，CA）：剥离自人的筋膜组织；FDA批准的
- Cymetra®（Lifecell，Branchburg，NJ）：人类皮肤来源的可注射微粒；FDA批准的

到目前为止，所有胶原制剂临床应用后都会在4～6个月内失去作用，组织学上都会依注射量不同而在3～9个月被吸收（Lemperle 2003）。自体培养的成纤维细胞（Isolagen）仍需证明它们的可存活性和有效性。

透明质酸凝胶类

- Restylane®：FDA已批准；Perlane®、Restylane Fineline®、SubQ™、Macrolane™（Q-Med，Uppsala，Sweden and Medicis Aesthetics，Scottsdale，AZ）来源于马链球菌
- Hylaform®（Inamed Aesthetics，Santa Barbara，CA）；来自鸡冠；Hylaform Plus™、Hylaform Fineline™：FDA已批准
- Juvéderm® 18、24、30（Leaderm，Paris and Inamed Aesthetics，Santa Barbara，CA）。来自链球菌；FDA已批准
- Rofilan Hylan Gel™（Rofil Medical International RMI，Breda，The Netherlands）
- AcHyal™（Tedec-Meiji Farma，Spain）
- Matridur®（BioPolymer，Siershahn，Germany）
- Hyal-System®（Merz Pharma，Frankfurt，Germany）：可进行二维充填
- Puragen™、Prevell™（Mentor Corp.，Santa Barbara，CA）：包含利多卡因

像胶原和透明质酸这样的自然充填剂都可被酶破坏、吸收或渐渐吞噬，组织反应最小。Restylane®经进一步提纯后，1999年的并发症发生率明显减少。

聚甲基丙烯酸甲酯（PMMA）微球

- Artecoll®（Rofil Medical International （RMI），Breda，The Netherlands）包含直径为30～42μm的微球的欧洲的牛胶原
- ArteFill®（Artes Medical，San Diego，CA）包含直径为30～50μm的微球的美国牛胶原：FDA已批准
- ArteSense™（European Medical Contract Manufacturer EMCM，Nijmegen，The Netherlands），与Artecoll相似，加拿大已批准
- MetaCrill®（Nutricel Laboratorios，Rio de Janeiro，Brazil）：含直径1～80μm的PMMA微球的羟基葡萄糖酸锑钠，像从前的Arteplast一样有杂质。巴西已批准
- NewPlastic®（Biomedical Comercio，Porto Alegre，Brazil）；与MetaCrill相似，巴西已批准
- Precise™（Clinica Estetica，Tijuana，Mexico），与NewPlastic®相似

PMMA微球可以在患者体内维持终身而不变化，但每个微球都有自己的包膜以及结缔组织、巨噬细胞和散压的巨细胞。它们可为结缔组织生成、血管化提供支架作用（Lemperle et al 2006a）。

液态硅胶类

- Silikon 1000™（Alcon Laboratories，Fort Worth，TX）已于1998年获FDA批准用于视网膜的复位
- SilSkin™，1000cSt（Richard-James Development Corp.，Peabody，MA）正在进行用于治疗面部皱纹的临床试验，但未获FDA批准
- PMS 350™（Vicomed，Germany）是低黏滞度液态硅胶（350cSt），与先前的Silicone 350相似

可吸收的液态充填剂，例如，液态硅胶（Narins & Bowman 2005，Hexselm et al 2003，Duffy 2006）和聚丙烯酰胺，会逐渐逸散至周围组织，临床上不引起显著症状且很少造成纤维化。但是如果注射量较大，因肌肉运动和重力作用会向疏松结缔组织移位。这种移位被称做“无功能充填物”(Lemperle et al 2006b)。

聚丙烯酰胺凝胶类

- Aquamid®（Ferrosan AS，Copenhagen，Denmark）：2.5%的聚丙烯酰胺水溶液
- Interfall®（Interfall Ltd.，Kiev，Ukraine）
- Bio-Alcamid®（Polymekon，Milan，Italy）：4%的聚丙烯酰胺与聚烷基酰亚胺的交联剂
- Outline®（ProCytech，Bordeaux，France）：为暂时性的，可在1～2年内吸收
- Amazing Gel®（奥美定）(FuHua Ltd.，ShenZhen，China)
- Formacryl®（Bioform，Moscow）
- Argiform®（Bioform，Moscow）包含具有抗菌性的银粒子

聚丙烯酰胺凝胶具有良好的兼容性（Christensen 2005），在体内缓慢吸收，可存在多年。其结局有两种；要么像硅胶那样逸散（Aquamid®），要么通过纤维囊包裹而在原位，像植入假体一样（Bio-Alcamid®）。聚丙烯酰胺凝胶对皱纹的作用尚未经过足够的临床和科学验证。大量注射聚丙烯酰胺凝胶可引起像硅胶一样的较高的晚期并发症发生率（Lemperle et al 2008a）。

其他注射物

- Radiesse®（Bioform Inc.，San Matteo，CA）：是直径为40μm的羟基磷灰石钙盐（是骨骼和牙齿的组成成分）微球混悬于羧甲基纤维素凝胶中。当纤维素被吸收后，钙盐微球在朱红色皮肤和较薄皮肤下常显现白色。这是一种安全的注射物，因为它几乎不引起排异反应，并且可在9～12个月后吸收（Lemperle 2003）。
- Dermalive®和Dermadeep®（Dermatech，Paris）：是羟乙基甲基纤维素（Hydroxyethy- lmethacrylate，HEMA）粒子，混悬于透明质酸中。HEMA粒子在注射后被包裹，在1～2年内被吞噬吸收（Lemperle et al 2003）。这种注射物引起的肉芽肿发生率最高（Carruthers 2006），要想完全避免的话，只能用于骨膜下注射。
- New-Fill®/Sculptra™（Sanofi-Aventis，Strasbourg and Dermik Aesthetics，Berwyn，PA）：是聚乳酸微球（1～50μm）混悬于甲基纤维素中。New-Fill/Sculptra™治疗面部大范围缺损时似乎有很好的安全性和效果，例如在面部脂肪营养不良或颏部和颊部充填中。微球可介导炎性反应和异物反应，皱纹下注射6～9个月后临床作用消失（Lemperle et al 2003）。对于HIV感染患者的面部脂肪萎缩，使用此种注射物进行皮下脂肪充填治疗其“皮肤增厚效应”尚未被理解，但可持续2年或更长时间。
- Matridex®（BioPolymer，Siershahn，Germany）是直径为40μm的葡聚糖珠混悬于透明质酸（FDA已批准，在美国康复疗法协会正在推广至全美）
- Reviderm Intra®（Rofil Medical Int.，Breda，Holland）是直径为40μm的葡聚糖珠混悬于透明质酸。葡聚糖颗粒可引起明显的排异反应，并于6～9个月内消失（Lemperle et al 2003）。
- Evolution®（ProCytech Labs.，Bordeaux，France）是聚乙烯微球混悬于可被快速吸收的聚丙烯酰胺凝胶中。微球有良好的组织相容性和持久性，而凝胶则在9个月后在临床上和组织学上被吸收（Lemperle et al 2003）。
- Bion-Blue®（Polymekon，Milan，Italy）是8%的聚乙烯醇凝胶，可被快速吸收。

并发症的避免

对于那些首次关注皱纹治疗的患者和不知如何选择治疗方案的患者来说，应该让其尝试胶原或透明质酸类。如果患者对效果满意，但又不愿意每6～12个月进行一次治疗，则应建议其选择长效注射物，像Sculptra™或Radiesse®，或永久性注射物，像硅胶或TG TMMP。

医生可以通过选择合适的患者及选用适合的注射技术两种方式来减少并发症的发生率（Lemperle et al 2006b）。据无对照研究报告：那些有形成瘢痕疙瘩或增生性瘢痕倾向的患者注射后易形成肉芽肿。另据报道：结节病患者的注射部位可形成与原疾病相似的结节。但是由于上述报道包含的病例数少，增生性瘢痕、结节病与对胶原蛋白易感性之间的关系目前尚不能确定。

需要考虑的因素

薄皮肤部位的注射

一般而言，厚度仅0.4mm的薄皮肤处不宜行任何方式的注射，例如眼睑和有很多细纹的面颊部。在这些部位，激光和化学剥脱治疗是不错的选择。

在永久性充填物应用之前对唇部皱纹的临时性治疗

早先的胶原注射可引起唇红缘瘢痕形成，如果注射的是永久性注射物，则可引起不平整和不对称。这些良性的“包块”处理起来很容易，只要患者不急，最好在3个月后再进行处理。

皮肤充填后的激光治疗

大多数激光可导致皮肤表层灼伤而使皮肤收缩。所有长效充填物是存在于皮下层，受不到激光射线的作用或激光引起的高温效应。激光产热的温度在硅胶熔点（600℃）和PMMA熔点（125℃）之下。对于抗激光治疗的较深皱纹，可先行长效注射物充填，再行激光治疗，伴发的水肿亦可促进激光的疗效。

在注射处表面的永久性化妆

注射充填后表面的永久性化妆是在乳头浅层皮肤，因为注射微粒是被充填在真皮和皮下层之间的交界处，所以两层之间并无干扰。例如，ArteFill®作为一种成熟的充填剂注射充填后，皮肤表面可以像瘢痕一样可行纹绣、激光治疗，也可行磨削或剥脱。ArteFill®像瘢痕而不像纯充填物（仅增加体积），其引起的变化可自愈（Nicolau 2007）。

在永久性充填物浅层注射暂时性充填物

迄今为止，没有任何在一种充填剂上行另一种充填发生不良反应的报道，所以，对二次充填引起肉芽肿的担心只是一个假说。

在应用永久性充填剂之前应用暂时性充填剂

在欧洲，数以千计的患者在行半永久或永久性充填之前先做暂时性充填剂注射，并且二者互不影响。

永久性充填剂随着患者老化的显露问题

尽管老年人的四肢皮肤变薄，但其面部皮肤却随着年龄增长变厚（Pellacani & Seidenari 1999）。因此，在鼻唇沟充填的永久性充填剂不会被看到，即便患者已是90岁高龄。

补充注射

大多数患者需要1～3次补充性注射。这些补充性注射应在第一次注射后1～3个月内进行，只有当有其他原因时才提前进行，例如不平整或不对称时。3个月后，永久性充填剂已达最终形态，其上面的皱纹已被修复得与周围皮肤的厚度一样。

天气条件

有2例唇部注射后水肿很久的患者，系由于其在加拿大北部雪地里驾驶了一整天的汽车后出现水肿。因此，下面部注射后在寒冷天气进行体育运动（如滑雪、登山）时或需暴露在寒冷天气中时，应予遮盖术区，局部保暖。

未确定的禁忌证

自身免疫性疾病和胶原

在90年代早期，一些医生和律师声称：在一些患者中，胶原注射与其随后发生的多肌炎和皮肌炎有关联。FDA十分重视这个问题，但1995年宣布："胶原注射和多肌炎/皮肌炎或其他名单中的结缔组织疾病的发生之间的因果关系不成立"。

不同注射物的相容性

一些医生将Restylane®（或其他胶原类或透明质酸类充填剂）注射在皮内、直接注射在皮下长效充填剂之上以治疗眉间纹，这种治疗方式还未见不良反应报道。

糖尿病

此类患者除神经性足溃疡外，其创伤愈合与常人无异，因此，糖尿病并非注射充填的禁忌证。

HIV患者

有些产品的微球，例如ArteFill®的微球，会像手术或创伤那样刺激形成单纯肉芽（瘢痕组织）。免疫缺陷和高效抗反转录病毒治疗（HAART）并非禁忌。

免疫低下患者

一般而言，这些患者的创伤愈合不会延迟，因为与免疫细胞受影响相比，影响成纤维细胞需要近10倍浓度的免疫抑制剂。所以免疫低下并非注射充填的禁忌证。

狼疮

系统性狼疮是一种自身免疫性疾病，其特征是产生DNA抗体。FDA已经否定了胶原注射与自身免疫疾病的关联。到目前为止，系统性狼疮还不是皮肤充填的禁忌证。

类风湿病与充填剂

微粒与微球会像手术或创伤一样刺激肉芽形成（瘢痕组织）。理论上，过度刺激可使胶原过度合成，但类风湿病患者不会发生这种情况。如果创口能愈合正常，类风湿病就不是皮肤充填的禁忌。

硬皮病

因为硬皮病患者的创伤愈合无异于常人，所以不是皮肤充填的禁忌证。

油性皮肤

较厚的油性皮肤意味着皱纹更少和皱纹产生较晚。有此类皮肤的患者最适合做2～3次微粒充填。但是，在注射过程中，深部皮脂腺泡有可能被无意伤到，因而有可能引起继发渗漏或充填剂脓疱。

皮肤类型

一般而言，浅色皮肤较深色皮肤更容易过敏。充填剂相关问题只发生在皮肤极其薄的患者，因为此类患者行皮下注射时接近表皮。

正确的技术

皮下平面

皮肤和皮下脂肪之间是所有充填剂的最好的和最安全的注射平面，在此充填剂可被"锚定"在接合处的疏松网状纤维中（图11.1）。

皮下充填

面部真皮厚度从眼睑的0.2mm到眉间的1.0mm不

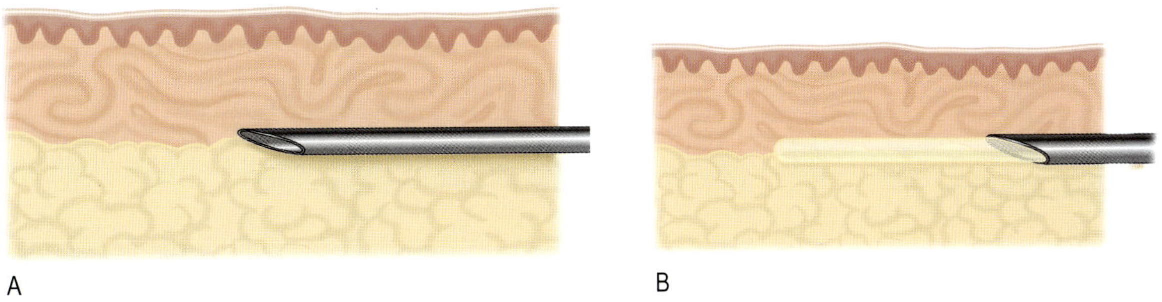

图 11.1 A. 最安全的注射方式是“隧道技术”，例如从下方摸着皮下的针尖。B. 皮下隧道式充填是边退针边注射。

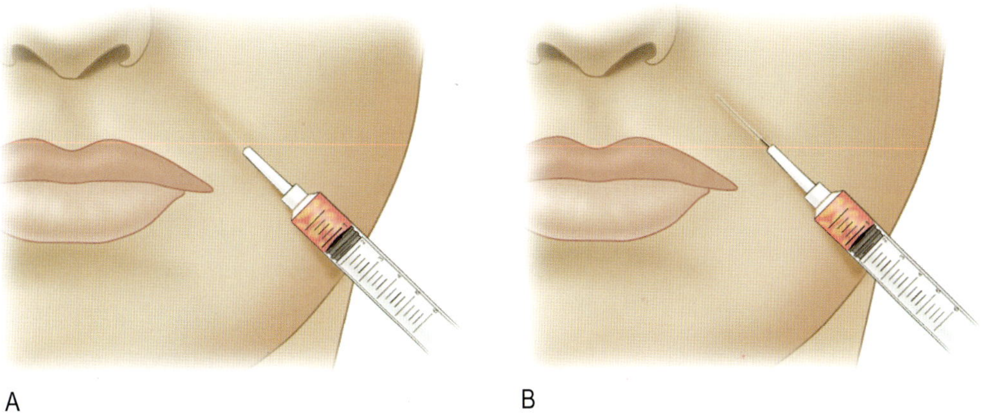

图11.2 A. 正确的注射深度是真皮与皮下脂肪交界处：如果注射得当，针头下压皮肤时针头会被带入皮下脂肪。B. 不应透过皮肤看到针头的灰色，否则会造成浅表结节或嵴状隆起（见图11.5）。

等，而在皱纹处是正常皮肤厚度的1/4。26号针头的外径是0.45mm。因此，所有黏稠的和含微球的注射充填物都应注射在真皮-皮下层 （图11.2A）(Lemperle et al 2006b)。但痤疮瘢痕是一个例外。

痤疮瘢痕和长效充填剂

痤疮瘢痕是液态或微球充填剂行浅表注射的唯一适应证；注射时要通过皮肤看到针的灰色，注射后表面应发白。如果皮肤发白持续数分钟，术者可用指甲压迫使之散开。

针的灰色

除了胶原或透明质酸用于细纹或痤疮瘢痕外，都不应该透过皮肤看到针的灰色。如果看得到，就表明注射得过于表浅，即注射到皮内（图11.2B）。始终能见到针的形状说明注射到了正确的皮下层（图11.2A）。

皮内注射长效充填剂

行浅层注射的唯一适应证是痤疮或手术/外伤瘢痕，因为这类瘢痕不像皱纹那样会移动。治疗这类瘢痕时，几乎没有形成浅表结节的风险，浅表结节可见于鼻唇沟、额纹或颈横纹注射时。

浅表注射

如果用长效充填剂在注射过程中有变白情况（图

11.3A)，则应退针，并以手指压迫充填剂使之分散，然后将针往深处进一针直径的深度注射。过后会出现颗粒，可于病损内行皮质类固醇注射来治疗（图11.3B)，也可行皮肤磨削使之变平。

微小颗粒技术治疗皱纹

液态注射物，例如胶原、透明质酸或硅胶，会向周围流散，因此，此类充填物皮内注射时可以适当地过度充填。相反，微粒充填物在注射处会保持注射时的水泡状或隧道状，不会向周围流动。因此，对于深的皱纹，扇形或交叉隧道注射值得推广（图11.4A)

肌内注射

这是绝对的禁忌证，因为肌肉运动会使任何充填剂不受控制地移位并形成肿块。这与蚌类肌肉形成珍珠的方式相似。

唇部充填

大多数唇部充填后的不良反应是形成可触及或可见的肿块。因此，进行唇红缘充填时必须避免黏膜下的线状充填，因为充填剂会被挤压形成肿块。相反，可以在干湿唇的交界处黏膜下注射30～50个细小微粒。唇红缘的水平状充填是安全的注射方式（图11.4B)。这样注射可以恢复撅嘴的外观并消除邻近的放射状唇纹。对于唇部，理想的麻醉方式（比眶下孔阻滞更快且持续时间更短）是在唇龈皱褶处行局部麻醉（Niamtu 2005）。

眶周充填

眶周充填必须严格行骨膜表面注射，即针尖紧贴骨面注射。需要格外注意的是，不要注射到轮匝肌中进而形成结节。

注射后按摩

注射后按摩不会使注射物变平整、散开或引起水肿、擦伤。含微粒的充填物被认为可在皱纹下起支架作用或弹性夹板作用，从而可避免后期到达深层而失去作用。不平整处必须按摩平整（图11.5A)。因为这些支持作用可使皮肤恢复原有厚度而消除皱纹。因此，这种支持作用不会因按摩而被破坏或消失。一个例外情况是Sculptra™产品和液态注射物中的微粒。必须牢记在心的是，真皮纤维网的空隙是10μm或更少，所以微粒跑不掉。

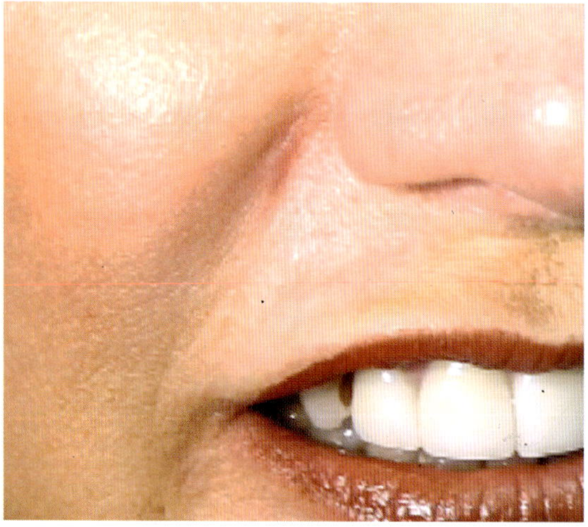
A

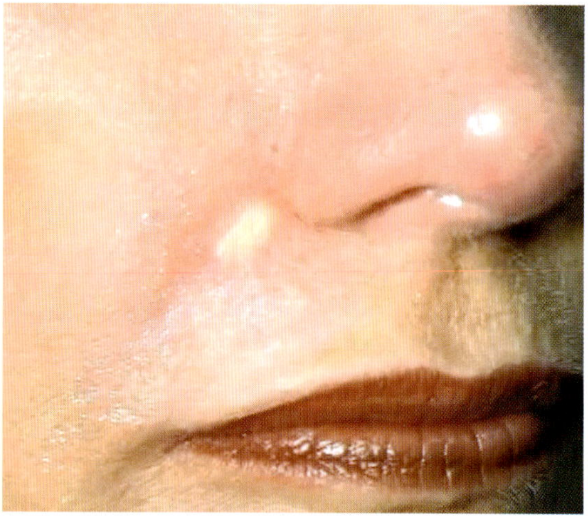
B

图 11.3 A. 皮内注射后的嵴状隆起。B. 在嵴状隆起处的皮内注射一小滴曲安奈德。它会引起暂时性局部皮肤发白。

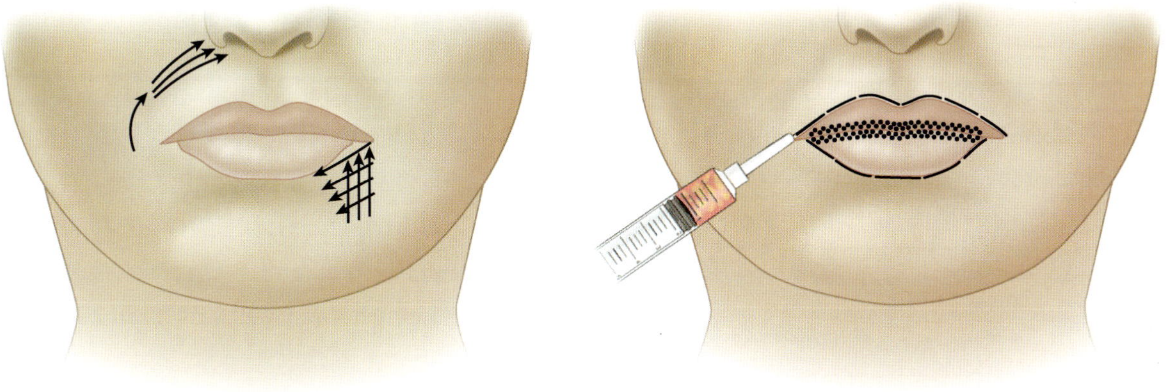

图11.4 A. 鼻唇沟上端的扇形注射和木偶纹的交叉注射。B. 唇红缘充填既安全又简单，因为在此外有天然的“口袋”。黏膜下层和肌内条形注射可致局部肿块形成。因此，只有黏膜下层微粒注射技术值得推广。

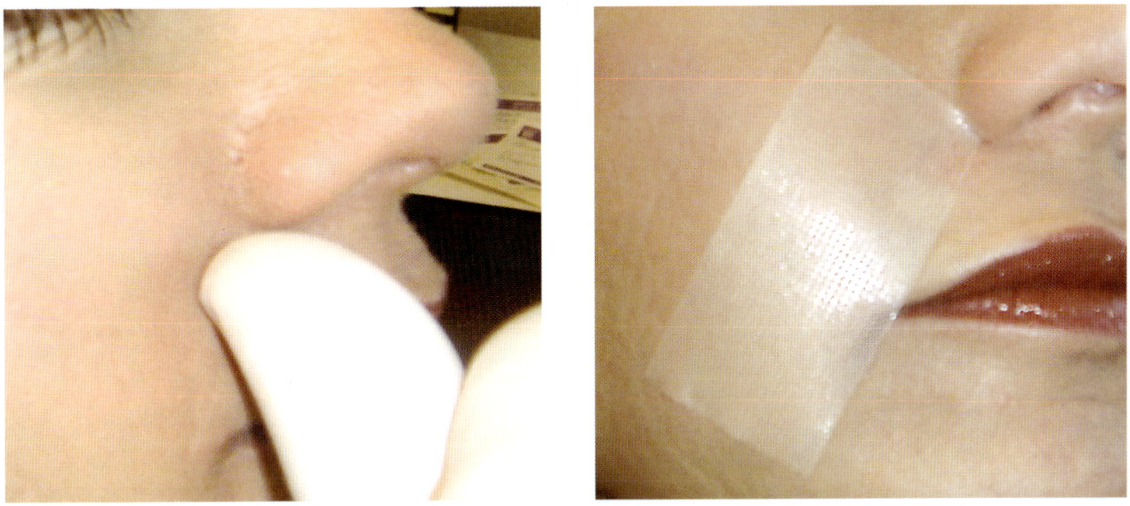

图11.5 A 如果注射长效充填剂后局部明显变白，应立即停止注射并用拇指按摩，以使注射物分散。B. 在鼻唇沟注射后，可在初期几天使用半透明的敷料控制患者的微笑等表情。

注射后护理

注射后生理性水肿无法避免，其会使巨噬细胞和成纤维细胞进入注射物并包裹微粒或微球。冷胶压布可能会使患者感觉舒服，但暂无证据表明此法可防止水肿或擦伤。在注射后4天内尽量避免面部肌肉运动，可防止形成团块（图11.5B）。

“扑克脸”

早期注射后，吃饭、说话、微笑或吸烟时面部肌肉运动可使注射物向皮下脂肪方向移动1/10mm左右深，而使皱纹治疗效果打折扣。因此应嘱患者在注射后3天内减少面部表情运动。

早期并发症：由技术原因所致

注射后不对称

注射时水肿是临床判断的干扰因素，也是造成唇部或其他部位不对称的原因。矫正治疗最好在1～3个月后进行。

注射后变白

注射后变白在注射任何充填剂过浅后立刻发生（图11.3B）。但是在痤疮瘢痕治疗中，进行矫正性充填需要变白，且变白会在5～10分钟内恢复。在治疗所有皱纹或皱褶时，变白处均应用拇指按摩动作予以消除（图11.5A），以使其到达更深层或周边区域。否则会形成持久性的浅表结节。

框11.1　皮肤充填并发症的分类

早期不良反应	红斑、发红
	水肿、隆起
	淤斑、擦伤
	急性变态反应
	疼痛、脱色
	矫正不足或矫枉过正
	皮肤坏死、感染
	栓塞（失明）
	唇疱疹
晚期并发症	慢性炎症
	迟发变态反应
	结节、隆起
	不对称、畸形
	移位、游走
	增生性瘢痕
	毛细血管扩张
充填剂相关并发症	无菌性肉芽肿
	注射后脂肪萎缩

注射后失明

所有类型的注射物都可能引起失明，从自体脂肪注射、鼻部和眼周麻醉到眉间纹的胶原注射（McCleve & Goldstein 1995，Danesh-Meyer et al 2001）。失明极少是由于滑车上动脉和眼动脉的交通支而发生，除非是注射时针始终保持静止。相反，注射黏稠或含微球的充填剂时必须使针往复运动，因为它们的黏度很高。

肿块或结节和肉芽肿之间的区别

肿块在4周内很快出现（图11.6A），多为单发性、界限清楚、位于唇部且不会长大（Lemperle et al 2008）。真性肉芽肿出现较迟（大多在注射后6～24个月），并且是同时发生在注射部位和邻近的部位（图11.6B）。它们生长迅速、对病损内皮质类固醇注射治疗敏感（Lemperle & Gauthier-Hazan 2008）。

永久植入物的消失

较大的颗粒或微球既不会很快分解也不会移位。如果注射后未达美容效果，一定是因为注射层次过深了，即注射到皮下脂肪或过早的表情肌运动把注射物推到了皮下脂肪层。早期的表情肌运动可用局部贴透明胶带的方法控制（图 11.3），在3天内使用以提醒患者避免表情肌运动。

浅表注射后的小颗粒

这种情况可发生于皮内注射太浅表或肌肉内植入（图11.7A），可造成明显的隆起或嵴状突起（图11.7B），必须用皮肤摩削术或切削（植皮术）治疗使其变平。患处愈后不会遗留瘢痕。

唇部肿块

注射后第1周内上唇肌肉的运动会形成肿块，因为此时注射物仍是糊状。原本线状的注射物被压成珠状（图11.8A）。注射Sculptra™或TG TMMP后4周时，当组织长入达最大限度时，肿块的大小可因注射曲安西龙减少50%。由于Radiesse®或Dermalive®引起的肿块不侵犯正常组织，所以激素注射效果不明显，所以不得不将它们切除（图11.8B）(Lambros 2004）。用微粒注射技术可避免唇部肿块形成（图11.4B）。

唇缘内的肿块

充填物注入轮匝肌会发生这种情况。如果患者对这种情况不满意，可用曲安西龙注射治疗或经黏膜切除。

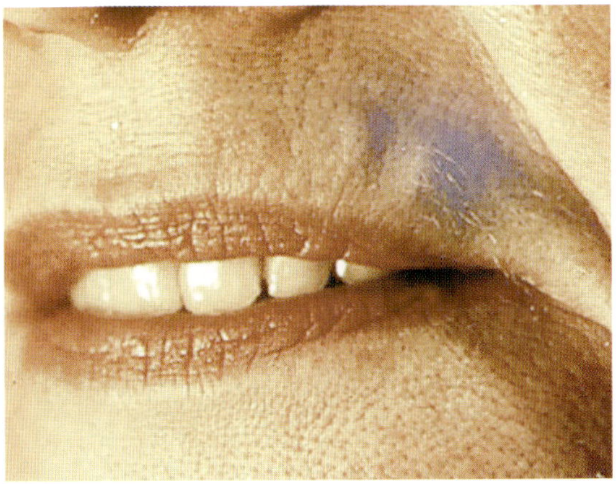

A

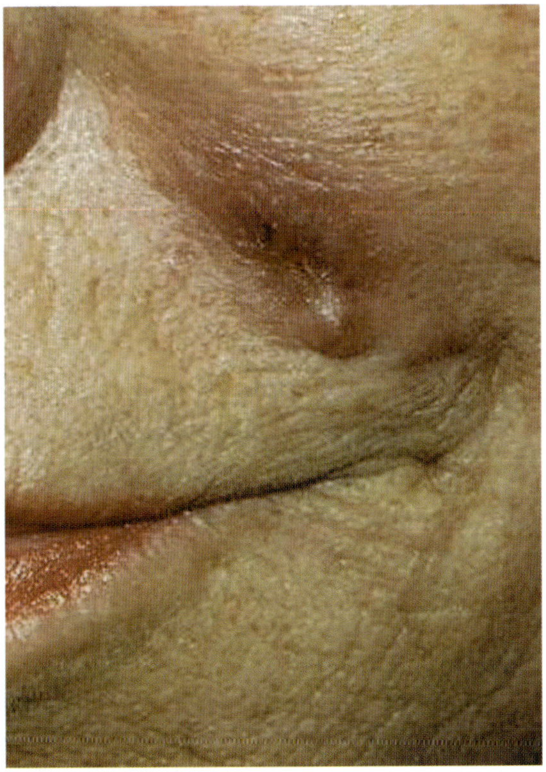

B

图11.6 A. 这两个上唇肿块是因注射后马上抽烟而形成的。线状注射物因撅嘴动作而形成肿块。B. 鼻唇沟透明质酸充填后8个月发生的囊状肉芽肿。无菌性脓肿已经引流，如果不治疗，肉芽肿会持续6～12个月。

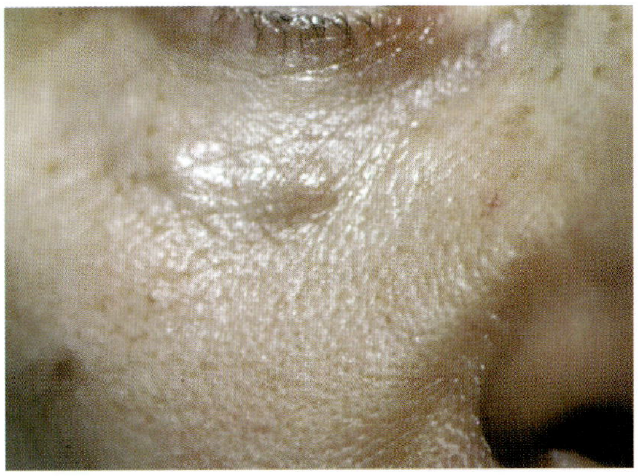

A

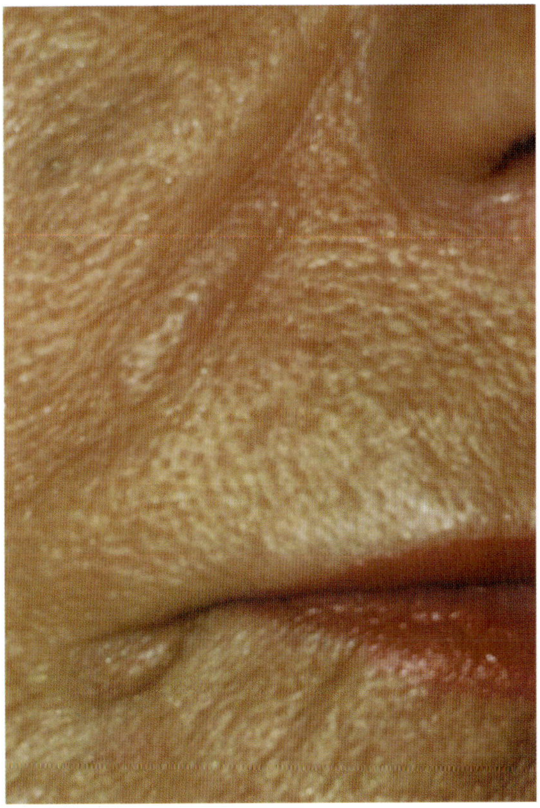

B

图11.7 A. 典型的肉芽肿性丘疹，发生于Sculptra™皮下或肌内注射后。治疗可通过穿刺孔去除，另外激素治疗也有效。B. Restylane®注射过浅后两处嵴状隆起。治疗上可用皮肤磨削术治愈。

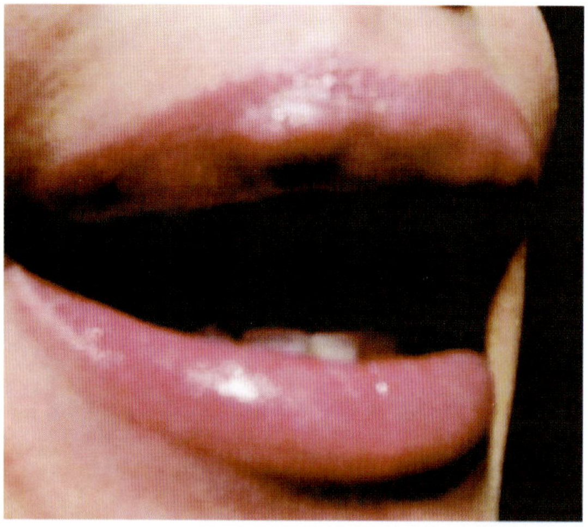

A

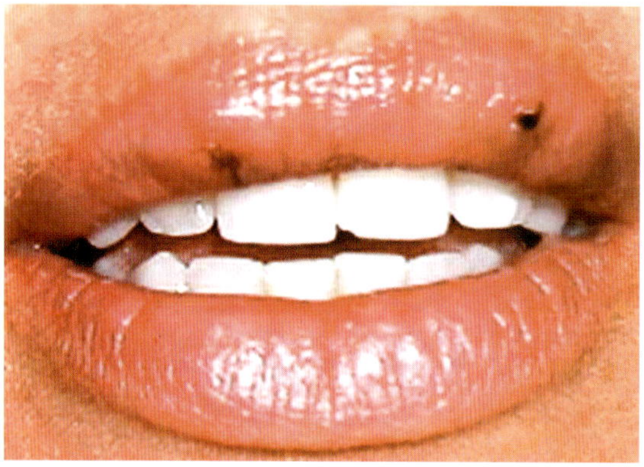

B

图11.8 A. 唇部注射Radiesse®后的小肿块。B. 经精细手术切除唇部肿块可不遗留瘢痕。

鼻唇沟纹或木偶纹注射后肿块

如果是由注射含微粒的充填物形成的，可用类固醇注射来解决（图11.6A）。如果是由早期注射液态充填物形成的，肿块有时可被穿刺抽出。如果是透明质酸，可以用透明质酸酶解决（Zide 2004）。

急性炎症

急性炎症常见于在痤疮瘢痕处行皮内注射时（图11.9A），但行皮质激素注射治疗很有效。

注射后皮肤坏死

这种并发症曾见于Zyplast®和其他充填剂注射后，

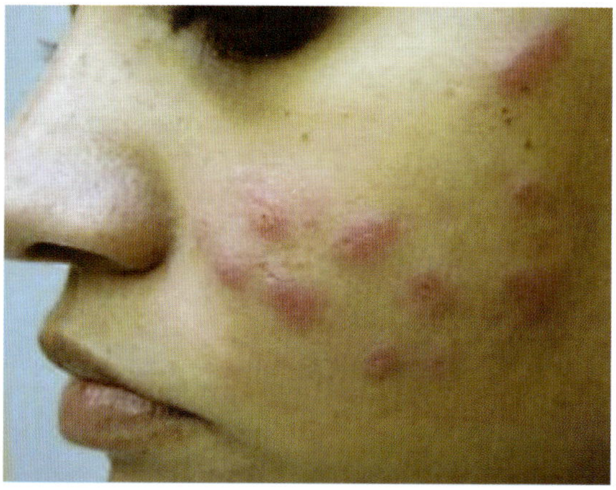

A

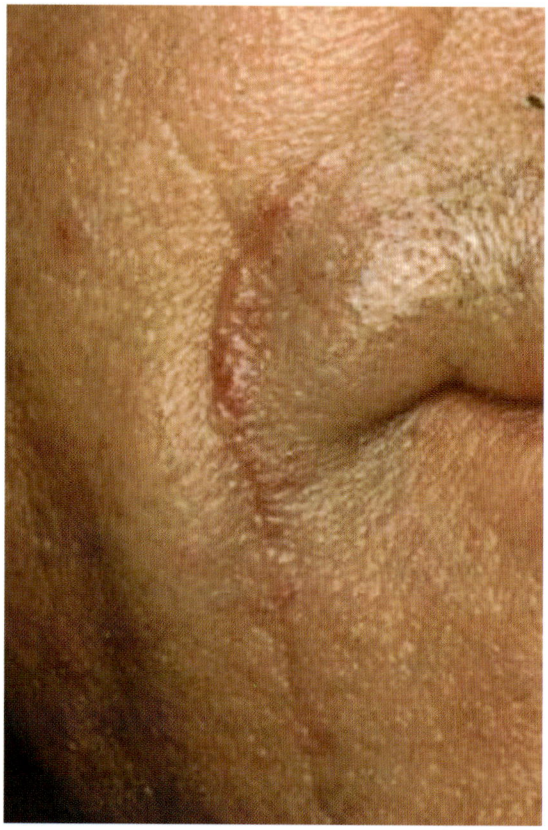

B

图11.9 A. 在痤疮瘢痕处行硅胶皮内注射导致了该患者的急性炎性结节。曲安西龙和5-氟尿嘧啶以1:3配比进行注射治疗，2周即治愈。B. 鼻唇沟处不当的皮内注射形成了增生性瘢痕。类固醇注射可使其变平而不那么显著。

原因是注射时针是静止的，或充填剂堵塞了皮下动脉。相反，注射微粒型充填剂时针不能静止，因为其具有高黏度，注射时必须让针来回往复地运动。这一

表 11.2 皮肤充填剂的潜在并发症

充填剂	早期技术性并发症	晚期可能的并发症
Zyderm®/Zyplast®	发红、嵴状隆起、结节、栓塞、眉间皮肤坏死、急性过敏	迟发性过敏反应、肉芽肿（无菌肿肿、慢性炎症）
Restylane®和其他透明质酸类充填剂	发红、嵴状隆起、结节、急性过敏	迟发性过敏反应、肉芽肿（无菌肿肿、慢性炎症）、脂肪萎缩
TG PMMA	发红、嵴状隆起、结节、急性过敏	结节、慢性炎症、硬肉芽肿
Silikon® 1000	发红、嵴状隆起、结节	慢性炎症、移位、水肿性囊性肉芽肿
Radiesse®	发红、嵴状隆起、结节	慢性炎症、罕见肉芽肿
Sculptra™	发红、嵴状隆起、结节、肿块	结节、硬肉芽肿、脂肪萎缩
Aquamid® Bio-Alcamid®	发红、嵴状隆起、结节、感染	感染、移位、囊性或硬性肉芽肿
Dermalive®	发红、嵴状隆起、结节、瘢痕增生	慢性炎症、常见硬性肉芽肿
自体脂肪	吸收、脂肪囊肿、栓塞	后期肥胖体积增加?

点已得到事证实：迄今为止，额部注射长效充填剂未见皮肤坏死的报道。

注射后水肿

术中水肿对于充填量的判断带来困难，可造成注射后唇部或其他部位的局部不平整。如无特殊情况，在3周后进行矫正治疗是最佳时期。

早期并发症：由于注射物原因所致

注射后痤疮

痤疮与注射充填间无因果关系。如果注射得过浅，到真皮乳头层，充填剂可通过皮脂腺开口挤出，或看起来像小脓疱。另一方面，慢性水肿和发红常见于充填后早期阶段（图11.8B）。

对充填剂的过敏性休克

理论上大多数充填剂都有致敏患者的可能。1997年意大利曾报道过1例在第8次注射Artecoll®后出现过敏反应的患者（Lemperle 2005）。单次全身用氢化可的松1000mg数小时后解决了问题。问题在于注射前交叉过敏试验不能预知这类罕见事情的发生。

对牛胶原和透明质酸的过敏反应

此类过敏反应发生在1%～3%的注射牛胶原的患者和0.1%的注射透明质酸的患者。在皮肤测试中，对牛胶原或透明质酸的急性抗体反应表现为红、肿、热和硬币大小的斑，常在注射后30分钟内出现。在面部，红肿热可始现于隔夜后，在未进行全身肾上腺皮质激素的治疗情况下，这种情况持续3～7天。

注射部位毛细血管变化

扩张的静脉毛细血管是对注射物的过度反应，可在注射处形成蓝线。这种变化可见于各种充填剂的皮内注射时，但可通过几次强脉冲光（IPL）治疗治愈。

唇部注射后的口唇疱疡

人群中1/3的人都受到过单纯性疱疹病毒感染。在这类患者中，病毒可被注射物激活。近期有感染史的患者应先用伐昔洛韦或阿昔洛韦预处理。最佳治疗是用剪刀使大水疱排空并（或者）外用阿昔洛韦软膏。

胶原试验性注射后的荨麻疹

在前臂试验性注射后数周可出荨麻疹。由于这种表现可能是对牛胶原的过敏反应，所以建议在另一侧前臂做第二次试验。

晚期并发症

皮肤充填后的增生性瘢痕

瘢痕增生易发生于亚洲和非洲的患者，可能是因为亚洲和非洲的人群对皮内注射物的反应相似（图11.9A）。病损内注射皮质类固醇晶体（曲安西龙）可使其在数周内变平。

注射后肉芽肿

皮肤充填后异物性肉芽肿很罕见，发生率在0.01%～1.0%（表 11.3）。一般于术后6～24个月同时发生在所有注射部位（图11.6B和11.10A）。治疗方面应立即行病损内类固醇注射（表11.3）（Lemperle et al 2008）而非全身用药。小而硬的Sculptra™注射后肉芽肿是手术切除的治疗方案（图11.7A）。

肉芽肿治愈后行同种注射物充填

肉芽肿并非过敏反应，而是由突然刺激巨噬细胞的记忆导致的。我们就知道两位在成功治愈了Artecoll介导的肉芽肿后要求再次进行Artecoll治疗的患者。这两位患者都曾在几年前进行了第二次Artecoll治疗，二人都没有像以前那样发生病理性反应。

迟发性炎症反应

局限性发红、水肿和感觉异常可于注射各种充填剂数年后发生，在痤疮瘢痕（图 11.9A）和唇缘尤其常见。原因可能是由于局部刺激，因为其他注射区无此反应。治疗应该选择IPL或曲安西龙局部注射。

表 11.3　不同皮肤充填剂注射后异物肉芽肿的发生率（参考文献2）

产品	持续时间	患者数量	上市	肉芽肿发生率	
				作者	厂家提供数据
胶原（Zyderm®和Zyplast®）	6个月	>5 000 000	美国1982年 世界1983年	～1:300	～1:2500
透明质酸（Restylane®和Hylaform®）	6个月	>2 000 000	欧洲1998年 世界2001年 美国2004年	～1:250	～1:2600
多聚乳酸微球（Sculptra™/New-Fill®）	12个月	>150 000	欧洲1999年 美国2004年	～1:400 （悬浮在5ml中）	～1:500
Ca-HA微球（Radiance®/Radiesse®）	12个月	>100 000	美国2002年 欧洲2004年	～1:50 000	
聚甲基丙烯酸羟乙基微粒（Dermalive®）	12个月	>170 000	欧洲1998年 加拿大2003年	～1: 80	～1:450
聚甲基丙烯酸甲酯微球（Artecoll®）	永久性	>400 000	欧洲1994年 世界1998年	～1:800	～1:5000
硅胶（350cSt）	永久性	>400 000	美国1953年 禁止1967年	～1:900	～1:1000
聚丙烯酰胺凝胶（Aquamid®和 Bio-Alcamid®）	永久性	>200 000	俄罗斯1983年 中国1998年 欧洲2002年	～1:300	～1 :5000

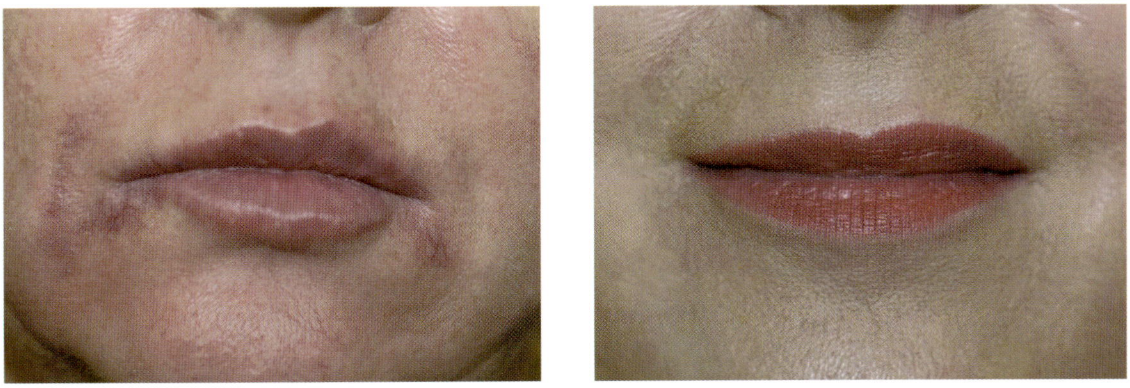

A B

图11.10 A. 双侧鼻唇沟的硬性肉芽肿发生在注射硅胶后8年。B. 于病损内注射80mg泼尼松龙后肉芽肿永久性变平。毛细血管扩张可用IPL治疗。

注射后脂肪萎缩

Voy（2002）和Andre（2002）分别报道5例患者注射后发生类似于接受“高效抗反转录病毒治疗”的HIV患者的面部萎缩。此种情况多见于鼻唇沟注射可吸收充填剂（Restylane®、New-Fill®和Profill™，一种聚丙烯凝胶，以及最近的Restylane®）的双侧面颊，平均为9个月后出现。Voy通过在鼻唇沟做切口进行手术切除纠正了凹陷畸形。Andre未报道治疗方法。

真皮层的隆起

这是由在皮内注射了长效充填剂（图11.7）引起的。此类病例注射层面常常正确（即在皮肤深层），但却因肌肉运动而向上移位。保持注射部位3天内不做运动直到包裹层形成，以预防早期移位。为达成这一目的，可用肉毒毒素局部注射、绷带（图11.5B）或用Velcro®带固定额部、唇部或颈部。治疗方面最好是用皮肤摩削术。浅表的沟应行沟内圆柱状注射，之后会不留瘢痕地愈合。另一种方法是用刀削去浅层皮肤，像从边缘切取断层皮片一样。

类固醇性局部萎缩

此种并发症见于5%～30%的治疗慢性发红、结节（图11.11A）或肉芽肿的患者，与用药的剂量相关。有些患者用药量达到他人的10倍时方可见效。例如，对肉芽肿患者，起始剂量应较大（整个面部要用40mg的曲安西龙），以防抗药性和复发（Lemperle & Gauthier-Hazan 2008）。患者接受治疗前就必须了解这个并发症，胶原或透明质酸注射可使其暂时性变平直，到萎缩自行修复。另一种方法是多次注射5～20ml生理盐水（Schumaker et al 2005）。

毛细血管扩张和肉芽肿

一些浅表硬性肉芽肿（图11.10A）的蓝色变化可用血管靶向的IPL治愈（图11.10B）。小的非炎性肉芽肿对长脉冲532mm激光敏感；较大的炎性肉芽肿对1064mm长脉冲激光敏感。4～5次治疗不仅可阻止新生血管形成还能软化肉芽肿并使其体积缩小，可能是从上方阻断了肉芽肿的血液供应。

充填剂并发症的治疗

对于注射后可能出现的早期不良反应，例如水肿、发红、搔痒、擦伤以及可忍受的疼痛，应该与患者充分讨论使其能够忍受。有效的治疗措施上文已述。除了Sculptra™和Radiesse®结节——对皮质类固醇无反应，肉芽肿（图11.11B）均应尽量避免用手术切除方法。

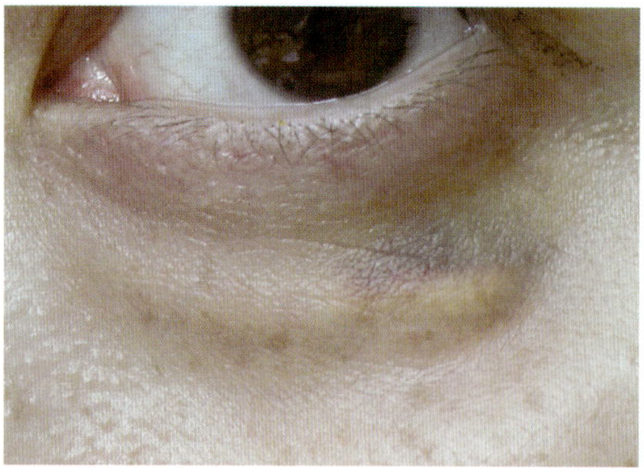

A

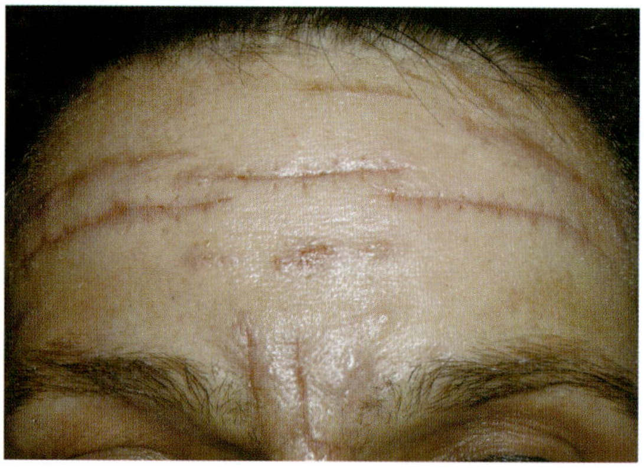

B

图11.11 A. 错误地将Artecoll注射到皮下而不是眶周骨膜下后，左下睑类固醇性萎缩。这种类固醇引起的暂时性缺损可用胶原或透明质酸给予小的马蹄形注入予以平复。B. 肉芽肿的外科切除（此例充填的是Dermalive®）适于额部和鼻唇沟处，但不适于唇或颊。

可的松软膏治疗发硬

所有外用药首先均会被接触到的皮内淋巴管吸收一部分，因而这类药物治疗深层充填物引起的并发症的效果不肯定。

冰袋

我们认为冰袋不能预防水肿和擦伤，但是冰袋却能减轻一些不适感。在20世纪70年代早期，有人曾做过一项临床试验，对20位睑成形术患者的右眼行热敷，左眼行冷敷，24小时后交替进行，结果是：13位患者喜欢冷敷，7位患者更喜欢热敷，4～8天后拍照观察水肿和擦伤，未见明显差别。可惜的是，关于冷敷和热敷的效果没有后续的研究。

肉芽肿

迟发性肉芽肿的形成（图11.6B和11.10A）不可预测。骤然发作的肉芽肿其原因可能是由于巨噬细胞的记忆受到某个启动因素的突然刺激，如全身性感染（Lemperle et al 2008）。在一项包括9例无选择条件的肉芽肿患者的病例研究中，Carruthers（Gelfer 2007）发现，经保守治疗，所有的肉芽肿都可在2年内消退。他们发现，永久性充填剂可引起短暂的问题，但不一定会产生永久性并发症。

真性肉芽肿是组织的过度反应，像增生性瘢痕或瘢痕疙瘩一样也可用类固醇局部注射有效地治疗（图11.12）。由于肉芽肿的形成机制复杂，治疗方案很多，请参见我们的相关文章。那里详细描述了其他可能的无对照治疗方案，如博来霉素、米诺环素、异维甲酸、别嘌呤醇、硫唑嘌呤、咪喹莫特或他克莫司软膏（Lemperle & Gauthier-Hazan 2008）。

对于慢性炎性病变和肉芽肿，基本治疗方式是早期行类固醇注射（框11.2）。尽管会有20%～30%的皮肤萎缩发生率，初始剂量仍然要高，例如，在炎症病灶内要注射10mg/ml的曲安奈德（Kenalog®），在肉芽肿病灶内要注射40mg/ml的曲安奈德（Kenalog）。在两种病理情况下都应尽可能多地将曲安西龙晶体注射进去。最终，如果红色和肉芽肿消退得不理想，可在3～4周后行同样剂量或加倍剂量注射。

初始用低剂量的曲安西龙（5mg/ml和10mg/ml）治疗肉芽肿可能会造成抗药性和复发。曲安西龙、5-FU和利多卡因联合用药似乎可以减少皮肤萎缩的发生率，泼尼松龙和倍他米松联合用药也有此作用。所有这类治疗都要用较大剂量（Lemperle et al 2008），同时要让患者充分理解其皮肤有可能暂时性萎缩1年。这种治疗后仍存在萎缩可用胶原或透明质酸这类暂时性充填剂来解决。

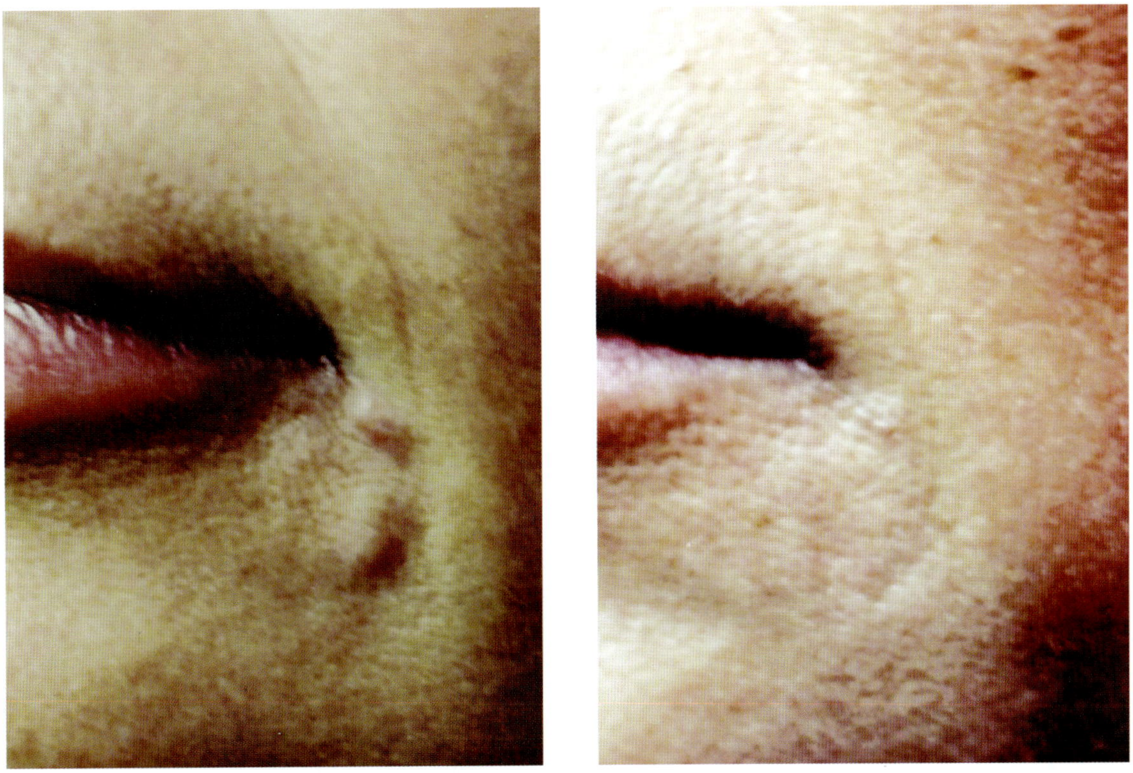

图11.12 A. New-Fill®注射18个月后，两侧鼻唇沟下口角旁的木偶纹处都形成了硬性肉芽肿。（B）经3次局部5mg倍他米松注射治疗后病灶消失。

框11.2 治疗肉芽肿的已验证的方案

曲安奈德（Kenalog®和Volon-A®）20～40mg，病损内注射
倍他米松（Diprosone®）5～7mg，病损内注射
甲基泼尼松龙（Depo-Medrol®）20～40mg，未稀释的1/3的倍他米松（3.5mg）+ 1/3 5-FU（1.6ml）+ 1/3的利多卡因病损内注射
曲安西龙（10mg/ml）+ 5-FU（50mg/ml），病损内注射

还应格外注意，微粒充填剂如Sculptra™、Radiesse®、Silikon® 1000和Artefill®这类产品对注射技术要求很高且需要知识、经验和精练的技术。

并发症的治疗应积极且尽早进行，不论是行类固醇注射还是手术治疗。其中最重要的是，要了解结节（Lemperle et al 2003）和肉芽肿（Lemperle & Gauthier-Hazan 2008）的临床和组织学区别，因为皮质激素对细胞增生有效，而对成群的以微球为中心形成的结节无效。有效治疗并发症和在患者痊愈前使其恢复信心是两个关键点。

结论

大多数皮肤充填剂注射后的不良反应可以通过正确的注射方法来避免。注射方法对于注射长效充填剂尤其重要，因为后者会在皮肤下待很长一段时间。

声明

Gottfried Lemperle医生不是Artes Medical公司（ArteFill®的生产商）的雇员、顾问、代理或代表。本文所阐述的观点并非Artes Medical公司的观点。

（刘 强 罗 谦 译）

参考文献

Andre P, Wechsler J, Revuz J. Facial lipoatrophy: report of five cases after injection of syntethic filler into nasolabial folds. J Cosmet Dermatol 2002; 1: 120–123.

Carruthers J. (Ed): Review of Long-Lasting Dermal Fillers. Medical Insight, Inc., Aliso Viejo, CA, 2006: pp. 6–23

Christensen L, Breiting V, Janssen M et al. Adverse reactions to injectable soft tissue permanent fillers. Aesth Plast Surg 2005; 29: 34–48.

Coleman, S. Structural fat grafting: much more than a permanent filler. Plast Reconstr Surg 2006;118 (Suppl.): 108S–120S.

Danesh-Meyer HV, Savino PT, Sergott RC. Case reports and small case serried: ocular and cerebral ischemia following facial injection of autologous fat. Arch Ophthalmol 2001;119: 777–778.

Duffy DM. Liquid silicone for soft tissue augmentation: Histological, clinical, and molecular perspectives. In: Klein AW (Ed.) Tissue Augmentation in Clinical Practice, 2nd edn. New York: Taylor & Francis; 2006: 141–238.

Gelfer A, Carruthers A, Carruthers J et al. The natural history of polymethacrylate microspheres granulomas. Dermatol Surg 2007; 33: 614–620.

Hexsel DM, Hexsel, L, Iyengar V. Liquid injectable silicone: History, mechanism of action, indications, technique, and complications. Semin Cutan Med Surg 2003; 22: 107–114.

Lambros V. The use of hyaluronidase to reverse the effects of hyaluronic acid filler. Plast Reconstr Surg 2004; 114–277.

Lemperle G, Morhenn VB, Charrier U. Human histology and persistence of various injectable filler substances for soft tissue augmentation. Aesth Plast Surg 2003;27: 354–366.

Lemperle G. What happens to free fat grafts after 20 years in patients who gain weight? Plast Reconstr Surg 2005; 116: 2035–2036.

Lemperle G, De Fazio S, Nicolau P. ArteFill® – a third generation dermal filler and tissue stimulator. Clin Plast Surg 2006a; 33, 4: 551–565.

Lemperle G, Rullan PP, Gauthier-Hazan, N. Avoiding and treating dermal filler complications. Plast Reconstr Surg 2006b; 118, 3S (suppl): 92S–107S.

Lemperle G, Gauthier-Hazan N, Wolters M et al. Foreign body granuloma after all injectable dermal fillers. Part 1: Possible causes. Plast Reconstr Surg 2008; 123: in press.

Lemperle G, Gauthier-Hazan N. Foreign body granuloma after all injectable dermal fillers. Part 2: Treatment options. Plast Reconstr Surg 2008; 123: in press.

McCleve DE, Goldstein JC. Blindness secondary to injections in the nose, mouth, and face: cause and prevention. Ear Nose Throat J 1995; 74: 182–188

Murray CA, Zloty D, Warshawski L. The evolution of soft tissue fillers in clinical practice. Dermatol Clin 2005; 23: 343–363.

Narins RS, Bowman PH. Injectable skin fillers. Clin Plast Surg 2005; 32: 151.

Niamtu J 3rd. Simple technique for lip and nasolabial fold anesthesia for injectable fillers. Dermatol Surg 2005; 31: 1330–1332.

Nicolau PJ. Long lasting and permanent fillers: Biomaterial influence over host tissue response. Plast Reconstr Surg 2007; 119:227–286.

Pellacani G, Seidenari S. Variations in facial skin thickness and echography, with site and age. Acta Derm Venereol 1999; 79: 366–369.

Shumaker PR, Rao J, Goldmann MP. Treatment of local persistent cutaneous atrophy following corticosteroid injection with normal saline infiltration. Dermatol Surg 2005; 31: 1341–1343.

Voy E-D, Mohasseb J. Lipoatrophie als seltene Komplikation nach Auffüllung der Nasolabialfalten mit injizierbaren Implantaten. Magazin Aesth Chir 2002; 3: 36–39.

Zide BM. Radiance: Short-term experience. Aesthet Surg J 2004; 23: 495–499.

Zimmermann US, Clerici TJ. The histological aspects of filler complications. Semin Cutan Med Surg 2004; 23: 241–250.

推荐阅读文献

Al-Qattan MM. Late Artecoll granulomas aggravated by pregnancy. Ann Plast Surg 2007; 58:592.

Al-Shraim M, Jaragh M, Geddie W. Granulomatous reaction to injectable hyaluronic acid (Restylane) diagnosed by fine needle biopsy. J Clin Pathol. 2007; 60:1060–1061.

Andre P, Lowe NJ, Parc A et al. Adverse reactions to dermal fillers: a review of European experiences. J Cosmet Laser Ther. 2005; 7:171–176.

Beer KR. Radiesse® nodule of the lips from a distant injection site: report of a case and consideration of etiology and management. Dermatol Surg. 2001; 27:198–200.

Bigatà X, Ribera M, Bielsa I, Ferrándiz C. Adverse granulomatous reaction after cosmetic dermal silicone injection. J Dermatolog Treat. 2007; 18:112–114.

Born T. Hyaluronic acids. Clin Plast Surg. 2006; 33:525–538.

Burgess CM, Lowe NJ. New-Fill for skin augmentation: a new filler or failure? Dermatol Surg. 2006;32:1530–1532.

Dijkema SJ, van der Lei B, Kibbelaar RE. New-Fill injections may induce late-onset foreign body granulomatous reaction. Plast Reconstr Surg. 2005; 115:76e–78e.

Engelman DE, Bloom B, Goldberg DJ. Dermal fillers: complications and informed consent. J Cosmet Laser Ther. 2005; 7:29–32.

Lloret P, España A, Leache A et al. Successful treatment of granulomatous reactions secondary to injection of esthetic implants. Dermatol Surg. 2005; 31:486–490.

Lombardi T, Samson J, Plantier F et al. Orofacial granulomas after injection of cosmetic fillers. Histopathologic and clinical study of 11 cases. J Oral Pathol Med. 2004; 33:115–120.

Lowe NJ, Maxwell CA, Patnaik R. Adverse reactions to dermal fillers: review. Dermatol Surg. 2005; 31:1616–1625.

Sankar V, McGuff HS. Foreign body reaction to calcium hydroxylapatite after lip augmentation. J Drugs Dermatol 2007; 6:846–847.

Schanz S, Schippert W, Ulmer A et al. Arterial embolization caused by injection of hyaluronic acid (Restylane). Br J Dermatol. 2002; 146: 928–929.

Shafir R, Amir A, Gur E. Long-term complications of facial injections with Restylane (injectable hyaluronic acid). Plast Reconstr Surg 2000; 106:1215–1216.

Smith KC, Melnychuk M. Five percent lidocaine cream applied simultaneously to the skin and mucosa of the lips creates excellent anesthesia for filler injections. Dermatol Surg 2005; 31:1635–1637.

Vargas-Machuca I, González-Guerra E, Angulo J et al. Facial granulomas secondary to Dermalive® microimplants: Report of a case with histopathologic differential diagnosis among the granulomas secondary to different injectable permanent filler materials. Am J Dermatopathol. 2006; 28:173–177.

12

皮肤充填剂肉芽肿的可能病因和治疗

Gottfried Lemperle、Nelly Gauthier和David M. Duffy著

关键点

- 三种临床和组织学变异
- 与结节的区别
- 八种常用皮肤充填剂
- 治疗方案：类固醇局部注射
- 肉芽肿非手术切除

引言

皮肤充填剂注射后肉芽肿形成是少见的并发症，发生率为0.02%～1%。异物肉芽肿（FBG）在注射后数月或数年后发生于注射部位。如果不治疗，二者都可以长成豆粒大小并数年不变，但随后会自然消退。

三种异物肉芽肿的临床和组织学类型：

1. 囊性（或炎性、栅栏样、渐进坏死性、胶原性）肉芽肿是由注射的生物凝胶剂导致的，如胶原和透明质酸。其临床体征有不平整（无菌脓肿）、极度发红和硬结。囊性肉芽肿小而浅表，在第一年内出现，并在出现后一年内自行消退。其周围包绕着大量的巨细胞。

2. 水肿性肉芽肿（或脂肪肉芽肿）是由人工液态充填剂导致的，如硅胶和聚丙烯酰胺。它们表现为注射数年后突发性极度水肿，伴单核细胞和其他炎细胞包绕。

3. 硬性肉芽肿（或结节性、类黄瘤性、脂肪肉芽肿）是由于微粒注射物包含聚甲基丙烯酸甲酯（PMMA）、聚乳酸（PLA）、多羟基甲基丙烯酸乙酯、羟基磷灰石钙盐（CaHA）或葡聚糖微球所致。一般说来，硬性肉芽肿发生于注射后6个月至3年，并且明显可见，常呈蓝色局限性结节。组织学方面，注射物被巨噬细胞、巨细胞、成纤维细胞以及胶原纤维浸润，但罕有炎细胞。

与暂时性注射物相比，永久性注射物并不一定具有较高的肉芽肿发生率。但是永久性注射物形成的肉

芽肿如不正确治疗其临床表现更加显著且更持久。治疗方面同瘢痕疙瘩一样为注射皮质类固醇。通常认为手术切除是真性肉芽肿的禁忌证，因为它们与周围正常组织的边界不清且易于复发。对于硬性肉芽肿，如果注射治疗无效，手术切除可见的结节可能是必要的（如唇部肿块）。

背景

可注射充填剂市场经历了动态成长过程，因为公众渐渐意识到非手术方法也可以去除皮肤皱纹。可吸收的和不可吸收的材料已被注入皱纹和凹陷处的深层。一般而言，所有能发挥积极作用的注射材料也都会带来不良反应。所有现有的皮肤充填剂都有一定的不良反应（Carruthers 2006 André et al 2005）。生物材料诸如胶原和透明质酸可引起肿块、过敏、长久性发红、瘢痕、无菌脓肿和最终的异物肉芽肿。长效人工材料，如医用高分子材料，会引起肿块、永久性发红和迟发性肉芽肿。

肉芽肿的发生率因注射物的化学特性、表面结构和性质及其杂质含量而不同，而与其生物相容性或注射量无关。注射后最初几个月内发生的强烈排异反应并不预示后期肉芽肿发生率会增加。启动肉芽肿突然发生的机制仍是未知的。有关的无对照的研究报告认为，其原因可能是由肉芽肿发生前数月有全身性细菌和（或）病毒感染导致的，或是由局部创伤导致的。未来只有医生和患者都获得了相关经验和知识才能对这一新的注射领域提供真实的例证。目前的情况是对注射治疗既有过于热情和忽视，又有警惕而又假设，既有普遍幸运但也有悲剧性结果的悲喜参半的状态。有关不良反应的仔细的对照研究和准确报告将会对排查上述的无对照报告的肉芽肿原因非常重要。

异物性肉芽肿概述

“肉芽肿”的英文是拉丁文“granulum”和希腊文“onkos”的合成词，前者意思是小颗粒，后者意思是肿瘤或结节。在组织学上，肉芽肿是组织对刺激因素的反应，后者包括：细菌（结核、麻风、牙根尖肉芽）、真菌（放线菌）、表皮寄生虫虫卵、其他刺激物（淋巴肉芽肿病、结节性红斑、环形肉芽肿、肉芽肿淋巴瘤、化脓性或嗜酸细胞性肉芽肿）或异物（针刺或蜇伤、缝线、坏死脂肪、外科粉末、纹绣、注射物）。这是机体试图排出侵入材料的努力。组织学上，肉芽肿是包括组织细胞和上皮样细胞的炎性浸润。它们之间的主要区别在于淋巴细胞、浆细胞、中性粒细胞、嗜酸性粒细胞和多核巨细胞的比例和排列方式不同，以及多形渗出和未被清除的坏死组织的含量不同。

异物肉芽肿的临床表现

不论其组织学特性如何，真性肉芽肿都是一个临床诊断（Lemperle et al 2008）。在注射充填剂后，不论充填剂是胶原、透明质酸、硅胶、聚丙烯酰胺还是高分子微粒，它都既可以进展缓慢也可以进展迅速。在注射表面平滑，微球充填剂（Artecoll®、New-Fill™/Sculptra™）（图12.1A）注射后肉芽肿发生率比表面不光滑锐利的微粒（Bioplastique®、Dermalive®）（图12.1B）注射后肉芽肿发生率明显要低。与长效充填剂（聚丙烯酰胺凝胶、液态硅胶）（图12.2B）相比，注射可吸收充填剂（胶原、透明质酸）后临床表现并不明显（图12.2A）。

从注射到形成肉芽肿的时间约为6～24个月，但是偶发的肉芽肿可在注射10年后出现（Bigata et al 2001，Duffy 2005）。有些肉芽肿仅在第二次或第三次注射后发生，有些发生在注射物已吸收后（Moscona et al 1993）。真性肉芽肿随着时间延长而体积增加。充血的皮肤毛细血管变粗而呈现出蓝色肿块状样。如果没及时应用皮质类固醇治疗，肉芽肿可长至豌豆或大豆大小，并保持其临床表现，但数年后可自愈（Bigata et al 2001，Lombardi et al 2004，Gelfer et al 2007）。

肉芽肿在注射患者中的发生率为1:100到1:5000（1.0%～0.02%），发生率高低取决于不同充填剂的表面结构和化学特性（表12.1）。一般而言，肉芽肿的发生与过敏原无关，因此、典型的肉芽肿（图12.1A）并不是迟发性Ⅳ型变态反应产物（Shapiro et al 1997）。肉芽肿的明确诊断既基于组织学证据，也在很大程度上基于临床表现（Lemperle et al 2008）。

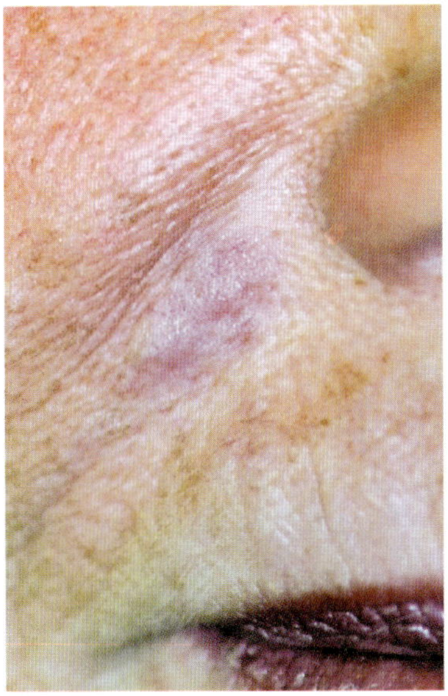

A

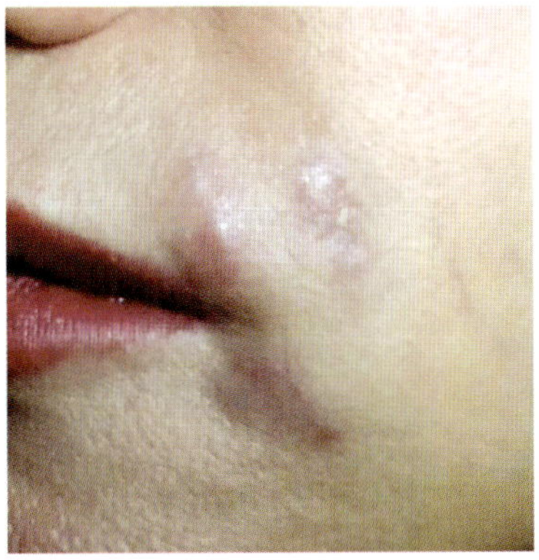

B

图 12.1 A. New-Fill™注射8个月后，在所有注射部位形成了硬性肉芽肿。B. 患者在埃及注射Dermalive®9个月后形成了硬性肉芽肿。

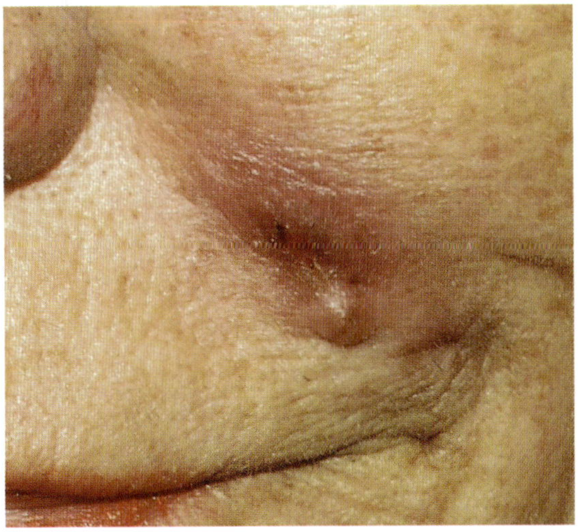

A

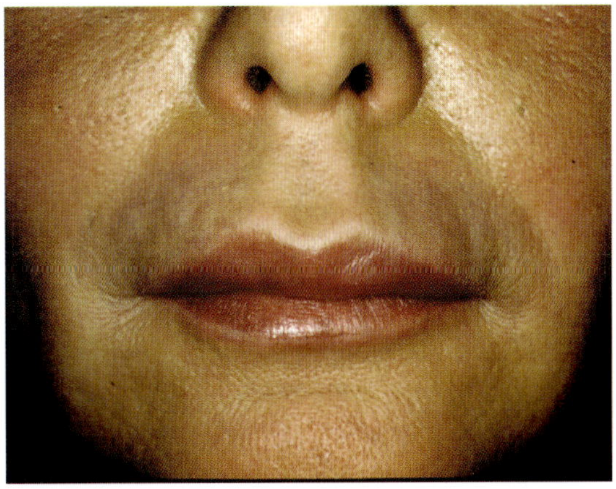

B

图 12.2 A. Restylane®注射5个月后形成了囊性肉芽肿。B. 患者在德国注射后数年形成硅胶硬化性肉芽肿。

表12.1 一项对450例或更多患者进行的研究得出了不同皮肤充填剂异物肉芽肿发生率。斜体字是基于制造商产品销售量算出的使用数量（平均每人2ml）

产品种类	参考数据	数据采集	异物肉芽肿发生数/#总患者数	计算出的异物肉芽肿发生率（%）	
				个体的	总体的
胶原凝胶	Cooperman	1975—1984	15* /5109	0.3	
	Charriere	1986—1988	8* / 656	1.2	～0.34
	Castrow	1981—1982	21*/～7000	0.3	
	Hanke	_1981—1989_	_?*/ 470 000_	_0.04_	_0.04_
透明质酸凝胶	Lowe	1996—2000	3* / 709	0.4	
	Andre'	1997—2001	18*/ 4320	0.4	～0.4
	Friedman	1999	几个/ 14400 0	0.07	
	Friedman	_2000_	_罕见/262 000_	_0.02_	_0.04_
聚甲基丙烯酸甲酯微球	Lemperle （Arteplast®）	1989—1993	15 / 587	2.5	～1.51
	Gauthier （Arteplast®）	1993—1994	9 /～1000	0.9	
	Gauthier （Artecoll®）	1995—1999	3 /～2000	0.15	
	Lemperle （Artecoll®）	1994—1998	7 /～3500	0.24	
	Dansereau**	1998—2005	2/～2000	0.10	～0.16
	Canderm Canada**	_1998—2005_	_14/ 50 000_	_0.03_	_0.02_
	Hafod China**	_2002—2005_	_2 / 30 000_	_0.01_	
	TRM Korea**	_1996—2005_	_9 / 60 000_	_0.01_	
磷灰石钙盐微球	Jansen	2002—2004	＞1/609	0.16	
	BioForm Medical**	_2002—2005_	_＞3 / 35 000_		
					_0.001_
多聚乳酸微球	Gauthier（3ml稀释）	1999—2002	15 /～1500	1.0	1.0
	Gauthier （5ml稀释）	2002—2005	2 /～1500	0.13	
	Bauer	2000—2004	5 / 722	0.7%	～0.25
	Vleggar	2000—2003	3/ 2131	0.14	
	Aventis Germany**	_1999—2004_	_? / 150 000_	_0.2_	_0.2_
聚甲基丙烯酸-2-羟乙酯微粒	DeGoursac**	1998—2000	17 /＞800	2.1	
	Bergeret	1998—2000	9 / 455	2.0	～1.25
	Harrer**	1998—2004	10 / 1630	0.6	
	DermatechFrance**	_1998—2005_	_? / 170 000_	_0.225_	_0.22_
硅胶	Greenberg	1980—1990	1/～1000	0.10	
	Orentreich	自1985起	1 /～5000	0.02	0.12
	Fulton	2002—2005	5 / 608	0.82	
	Jones	2003—2005	1 / 500	0.20	

* 基于我们对肉芽肿的理解，将注射2个月后同时出现在注射部位的“无菌脓肿”和“慢性炎性肿块”归为肉芽肿之列。

** Personal communications in 2005.

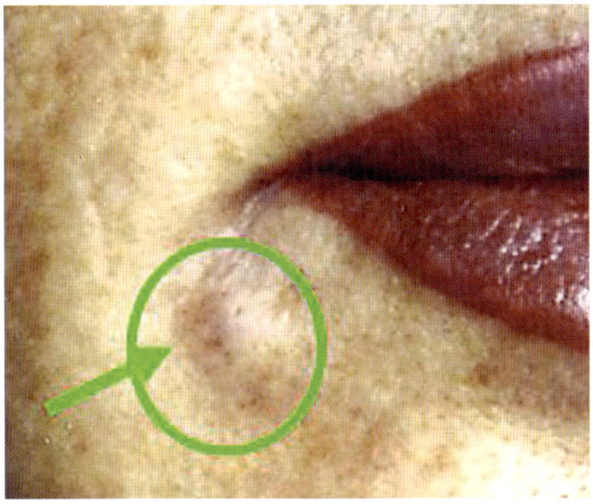

A

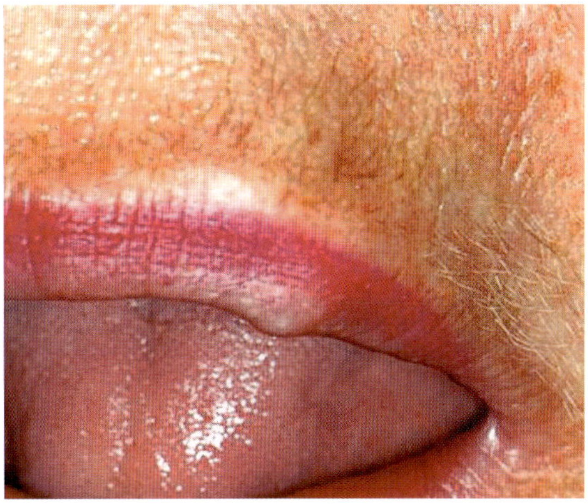

B

图12.3 A. 注射Artecoll® 4周后形成了典型的结节。B. 注射Radiesse® 3周后出现了单个肿块。

结节与肉芽肿的区别

当所有充填剂注射于面部肌肉内或靠近面部肌肉时都存在注射过量、变形或移位的可能。与蚌的肌肉形成珍珠的方式相似，持续的肌肉运动可能会使不当的线状注射物形成结节或“粟粒”。当这种情况发生在口角（图12.3A）和唇部软组织（图12.3B）时尤为明显，在这些部位微粒注射技术可导致包裹形成（Lemperle et al 2006）。这些结节形成可归咎于不恰当的注射技术，这类结节不能与真性肉芽肿混淆。同样道理，硬性肉芽肿可与结节十分相似。如不进行活检，二者难以鉴别，而对于可触及但不可见的结节，没必要进行活检。

结节是发生于注射部位的孤立的单发的肿块（图12.3），不会长大，而且有纤维包裹，因而其与周围组织分界清楚。因其细胞成分较少，故与真性肉芽肿相比更白更硬（图12.4A），它们在注射数周后就能触及或明显可见。注射后结节地组织学表现为密集的异物、巨噬细胞和巨细胞，即为典型的异物反应（图12.4B），与异物肉芽肿有相似之处（Shapiro 1997，Naoum et al 1998）。本质上，巨细胞并非肉芽肿的特征性标志，而更像是被巨噬细胞吞噬的较大异物的标志。这些异物被巨细胞吞噬后作用反应更加强烈（图12.5A）。不幸的是，这种误以为是正常的异物反应的病理误诊会使临床医生更难判断（Mustacchio et al 2007）。

另一种常见的误诊发生于含微球的充填剂注射得过浅（而不是在皮肤与皮下组织交界处）时。在一些病例，注射后2～3个月患者皮肤可能发生明显的增生反应，组织学和临床上都像增生性瘢痕或瘢痕疙瘩，皮肤颜色一样。此类病例中组织学上占主导成分的是成纤维细胞和粗大的胶原纤维束（图12.5B）——将注射的微粒推压围绕成团簇状；而在真性肉芽肿，组织学呈现的是巨噬细胞和巨细胞浸润。这种“增生性瘢痕”对皮质类固醇局部注射反应良好（Lemperle et al 2006）。

植入材料的正常组织学

由皮肤充填剂导致的异物肉芽肿尚未列入现代病理学教科书中，在病理学论著中也很少被提及（Shapiro 1997），所以大多数组织病理学医生都会把异物肉芽肿诊断为对特殊微粒的正常的排异反应（Mustacchio 2007，Hubmer 1999，Rudolph 1999）。这种错误的认识源于这样一个事实：微粒材料植入是为了刺激“异物反应”发生，即细胞长入和每个微粒或微球被纤维组织包裹，由此保证植入体更加柔和和圆滑。只有症状显现后肉芽肿的诊断才能确立。

所有的注射物都可引起初期单核细胞侵入。如果皮肤充填剂含有微球，在注射后巨噬细胞会立即与微球或微粒子贴附，偶尔可转化为巨细胞（正常情况下在100倍视野里可见5～10个巨细胞）。如果是

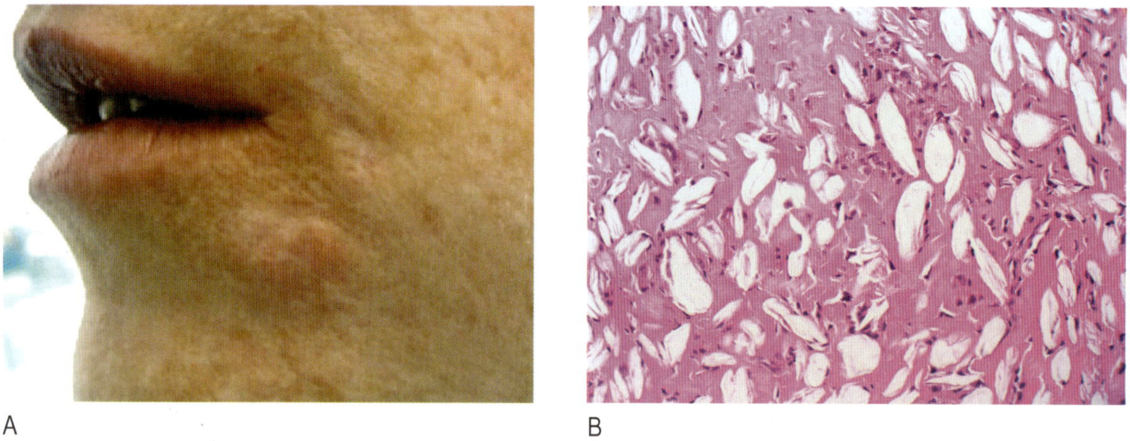

图 12.4 A. 单纯New-Fill®结节。B. New-Fill®注射8个月后的正常组织学变化：聚乳酸微球逐渐分解。

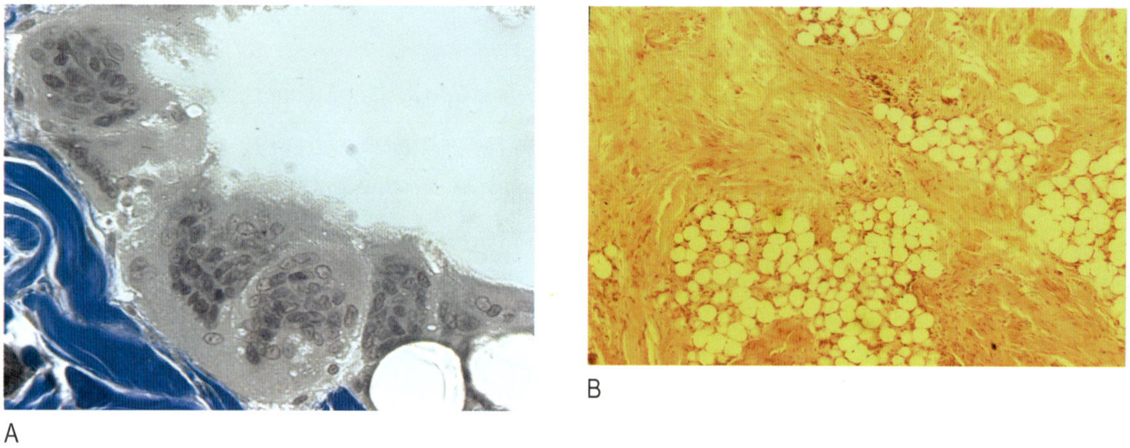

图 12.5 A. 栅栏样巨细胞环绕透明质酸形成囊性肉芽肿。B. Artecoll®注射后形成了增生性瘢痕。

永久性微粒而又无持续刺激，6～12个月后多数巨细胞会减少，而组织学表现会保持不变（Lemperle et al 2003a）。

其他一些可吸收的充填剂注射后会很快消散，如Sculptra™、Dermalive®、Radiesse®、透明质酸或甲基纤维素载体，留下的微粒或微球紧密在很小的空间堆积供自身组织长入（Lemperle et al 2003a）。可吸收的微粒或微球可被酶解，随后在注射后6～12个月内被巨噬细胞和巨细胞吞噬消化（Lemperle et al 2003a）。

真性肉芽肿的诊断

肉芽肿发生的三种临床和组织学类型：

1. 囊性（或炎性、渐进坏死性或栅栏样）肉芽肿可发生在皮内浅表注射生物凝胶剂时，如胶原和透明质酸（图12.2A），也可发生于人工凝胶如硅胶和聚丙烯酰胺注射后（图12.6）。囊性肉芽肿发生于注射2～12个月后，或人工材料注射数年后。强烈的炎性反应、水肿和疼痛是主要的临床表现。尽管牛胶原注射被认为是毒性和刺激性最小（Stegman et al 1988），但其晚期并发症却是“栅栏样异物肉芽肿”（Morgan 1995），其周围有由中性粒细胞、淋巴细胞、巨噬细胞和大量巨细胞组成的细胞带包绕（图12.5A），是不典型的细菌性脓肿的表现（Hanke et al 1991）。渐进坏死性肉芽肿则被描述为：胶原植入后胶原充填剂漂浮在大量中性粒细胞的海洋中（Barr et al 1982）。

2. “瑞士硬干酪样”水肿性肉芽肿（Lombardi et

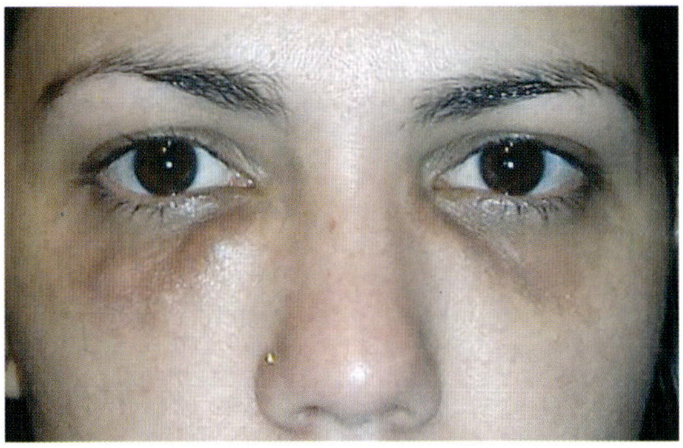

A

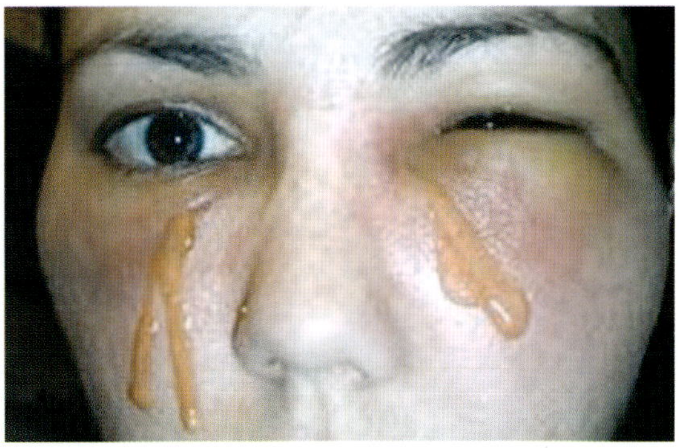

B

图12.6 A. Aquamid注射7个月后形成囊性肉芽肿（courtesy of Dr Piuggros，Spain）。B. 3天后经小切口引出了无菌脓液。

al 2004）、脂肪肉芽肿（Morgan 1995）或蜂窝状肉芽肿会在人工液态材料如硅胶（图12.7A）或聚丙烯酰胺凝胶（图12.7B）注射数年后突然形成。突发的长时间水肿和周围炎性反应是主要的临床表现。如果发生在眉间或颊部，眼睑会肿胀数月，原来的注射物触摸起来感觉更像质软的肿块而不是质硬肿块。注射区红斑也是常见症状。

组织学上，这类肉芽肿表现为周围组织向植入体浸润，浸润的细胞主要是淋巴细胞和巨噬细胞，偶尔是巨细胞。水肿作为浸润的结果（图12.7A）似乎为有利于炎细胞从血管向注射处迁移，无论是什么原因，这正是引起数年后发生超敏反应的原因。治疗应选择局部注射皮质激素，有时需加全身应用。

3. 硬性肉芽肿（或结节性、类黄瘤性、脂肪肉芽肿）是由于皮下注射含微粒注射物导致的（例如Artecoll®、New-Fill®/Sculptra™、Dermalive®、Radiesse®和Matridex）。结节样肉芽肿（Sidwell et al 2006）是一种过时的误称，曾使医患双方都很紧张，因为它被认为与全身性疾病和（或）蛋白质和化学元素有关（Williams & Williams 1983）。硬性肉芽肿一般发生在注射后6～24个月内，如不治疗可持续数年。

临床上，硬性肉芽肿发展缓慢，伴有轻度炎症。几周过后所有注射处都可见，还有水肿、硬块和变蓝（图12.1）。组织切片的特征结构是分得很开的异物微粒或均一的微球，或是酒精溶解而排空的微粒。侵入的巨噬细胞和增生的成纤维细胞以及纤维产物一起可导致微粒或微球的广泛分离。除了肉芽肿有大量巨细胞外，这一点对植入物结节的鉴别诊断非常重要（图12.8）。

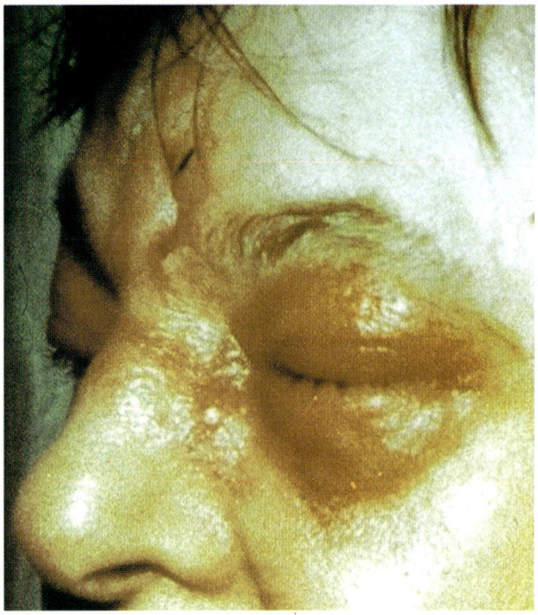

A

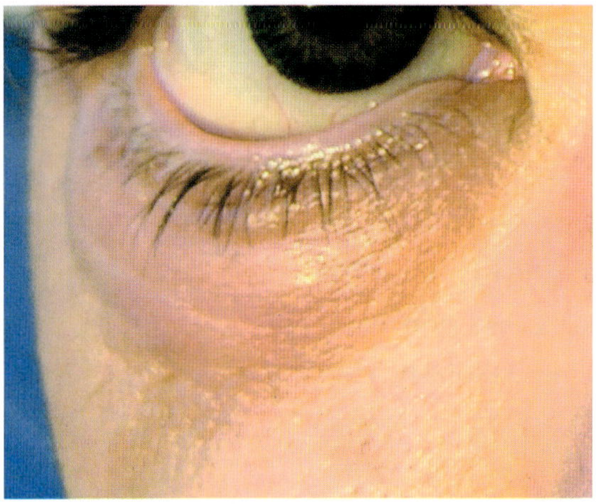

B

图12.7 A. 在德国注射10年后形成了水肿性硅胶肉芽肿。微粒从眉间移至双睑。B. 在伊朗注射9个月后形成了水肿性肉芽肿。

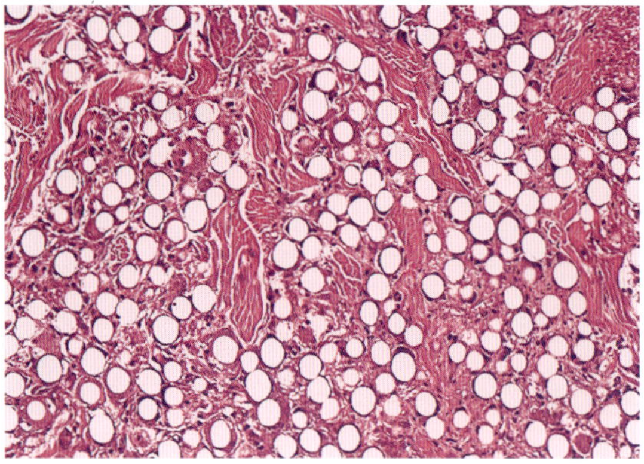

A

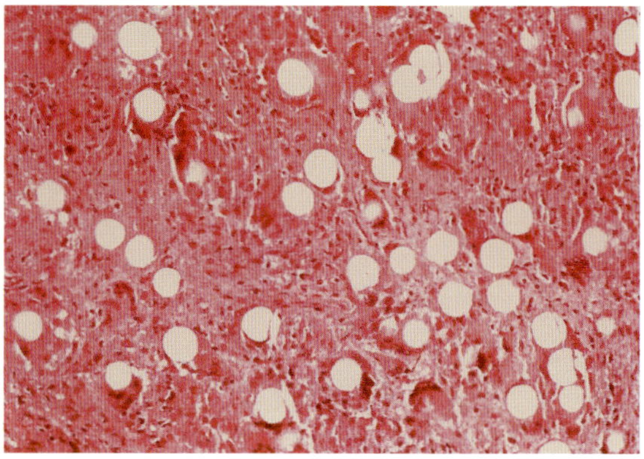

B

图12.8 A. Arteplast®注射10年后的正常组织变化：有线状胶原带和大量巨噬细胞，巨细胞罕见。B. 典型Artecoll®肉芽肿：有大量巨细胞，微球之间的间隙增大。

普通巨噬细胞无法吞噬较大的微粒或微球，但试图消化微粒（Williams & Williams 1983，Coleman et al 1974）。注射物类型（Requena et al 2001）的确认可用偏振光，偏振光可区分双折射（New-Fill®、Sculptra™）和非双折射（胶原、透明质酸、硅胶、Artecoll®、Dermalive®）物质。为阐明本章主题，要用到以下关于肉芽肿的定义：慢性炎性反应，即在所有注射部位最早2个月时出现并至少持续2个月的反应。

不同注射物充填后产生的肉芽肿

液态硅胶

Dow Corning引入了医用级纯度的硅胶（聚二甲基硅氧烷），也叫做液态可注射硅胶（LIS），其黏滞度为350cSt（水的黏滞度为100cSt），20世纪50年代后期用于软组织充填（Duffy 2005，Hexsel et al 2003）。在1964年获FDA许可，但1967年在美国和一些其他国家又被禁用。现在市场上的硅胶产品Silikon™1000（Alcon Labs，Fort Worth，TX）和Silskin™（Richard-James Inc.，Peabody，MA）的黏度为1000cSt，但也有不同之处。然而这类黏稠的硅胶仍含有一定量的低分子聚合物以保持其柔韧性。

组织学上，硅胶制剂刺激仅能形成很薄的纤维包裹，所以在患者的疏松结缔组织中可因重力作用沿筋膜和肌肉平面移位（Lemperle et al 2003a）。（如果我们把移位看做一个动态过程，则在本文中它算是个误称，因为无活性的硅胶滴并不会移动）。游离硅胶周围会逐渐出现迟发硬化反应（图12.2B）（Senet et al 1999），就像我们熟知的初期乳房充填后的“渗出”一样。硅胶肉芽肿表现出典型的直径1～30μm的空泡，周边有大量组织细胞（巨噬细胞）、淋巴细胞、浆细胞、一些嗜酸性粒细胞和分散的巨细胞。巨噬细胞和巨细胞内有多种包含“瑞士奶酪样物质”的细胞质空泡（Lemperle et al 2008）。

在3年随访期后可观察到硅胶肉芽肿自发消退（Bigata et al 2001，Duffy 2005）。如果反应仅局限在坚实的结节内，在硅胶注射物周围的细胞组织中行皮质类固醇注射是最佳选择。全身应用抗生素（米诺环素100mg），每日2次口服（Senet et al 1999），已使2例硅胶异物肉芽肿患者完全缓解。

牛胶原（Zyderm®和 Zyplast®）

Zyderm中的牛胶原及其交联形式Zyplast（Allergan-Inamed Aesthetics，Santa Barbara，CA）分别在1981年和1983年引入。二者都可保持其安全性标准，被认为是皮肤充填剂的金标准（Hanke 1998）。胶原是目前所知的毒性和刺激性最小的生物材料。组织学上，无活性的牛胶原不同于天然胶原，其染色更浅、原纤维更少，且偏振光下是非双折射的。注射牛胶原后，会有轻度的血管周围淋巴组织细胞浸润，最早在注射后7天可出现，在3个月内可逐渐消退（Lemperle et al 2003a）。尚无明确证据表明牛胶原中有活性细胞降解或存在对牛胶原的异物反应，但与此同时其可也未被活性成纤维细胞替代。尽管牛和人胶原充填剂的毒性和刺激性是最低的（Stegman et al 1988），但是在注射部位也可形成皮肤红斑结节（Moscona et al 1993，Hanke et al 1991），并且它们会演化为局限性组织坏死（图12.1B和12.8A），其发生率为1/1000（Hanke et al 1991）。

透明质酸（Restylane、Juvéderm®）

人体内仅含有大约15g的透明质酸（hyaluronic acid，HA），主要存在于结缔组织，其主要作用是将水分保留在组织中。一个注射分子的半衰期只有1～2天。因此，制造商通过分子交联使可注射的透明质酸能维持3～6个月。Restylane®这一产品（Q-Med，Uppsala，Sweden and Medicis，Scottsdale，AZ）于1997年引入并已成为全世界充填剂使用的第一名。尚并无统计学数据表明其持久性优于胶原类产品，但是FDA批准的商标是基于对患者最终结果的观察，声称Restylane®可维持6个月，Juvéderm®可维持12个月。Restylane®的吸收机制与胶原的相似：主要是被水解酶分解，再被巨噬细胞和分散的巨细胞吞噬（Lemperle et al 2003b）。早期报道的并发症如持久性红斑和硬结，已被归咎于马链球菌的酵解作用（Carrruthers 2006，Friedman et al 2002）。在美国，细菌来源的透明质酸产品是Juvéderm®（Allergan-Inamed Aesthetics，Santa Barbara，CA），在法国，是Surgiderm™（Corneal Laboratories，Pringy，France）。

交联透明质酸的晚期并发症似乎与胶原报道的并发症相似。2000—2006年间的许多出版物（Lemperle et al 2008，Ghislanzoni et al 2006）描述了60多例无对照的迟发不良反应，如局限性炎性肉芽肿（图12.2A）。注射透明质酸后的异物肉芽肿发生于注射后2～11个月，如不治疗会持续2～10个月（Ghislanzoni et al 2006）。一些患者接受了曲安西龙局部注射治疗，但是多数在1年内未经治疗而消退。全身或局部应用抗生素无效，但穿刺和挤出白色胶状物可加速恢复进程。手术切除（Lemperle et al 2003b）对于此类细胞反应性病变来说当然是最后的选择方案（表 12.2）。

表 12.2　肉芽肿和注射结节之间的区别

	肉芽肿	结节
表现	突发性，注射后6～24个月	注射后1～2个月，水肿消退后
部位	所有注射部位同时出现	单个结节，近面部肌肉处，尤其是唇部
大小	可长至黄豆大小，伴皮肤脱色、水肿	大小不变，始终为小扁豆或豌豆大小
边界	向周围组织指状生长	被纤维包裹所局限
持续性	如不治疗，1～5年消退	直到被吸收（或永久性）
组织学	异物肉芽肿；散布的微粒或微球	异物反应；微粒或微球聚集
治疗	对皮质激素注射或全身用药均敏感	皮质激素效果欠佳；只能等待吸收或切除
病因	未知	技术失误

聚甲基丙烯酸甲脂微球（PMMA）（Arte plast®/Artecoll®）

Artecoll®（Rofil Medical BV，Breda，The Netherlands）是在牛胶原中含20%的悬浮PMMA微球。PMMA粉曾在数百万患者身上被当作骨水泥使用超过50年。微球的直径约为30～42μm，表面光滑。胶原首先被肉芽组织替代，而后被纤维组织替代。微球留下可起到刺激组织不断再生作用，使得Artecoll®植入物最终包含80%的患者自体结缔组织（Lemperle et al 2003b）。

Artecoll®和其早期产品Arteplast®早在1994年就有注射后硬性肉芽肿（图12.9）的报道（Lemperle et al 2008，Lombardi et al 2004，Gelfer et al 2007，Requena et al 2001），在世界范围的制造商报告的所有病例当中，发生率估计为0.02%（表11.1和12.3）。临床上，肉芽肿的演变在注射后要经历数月或数年。在注射几周内，并且几乎在同时，在注射部位均出现轻度炎性病变。结节变得可见、质硬，并常因毛细血管充血而表面呈蓝色（图12.9A）。作者之一（N.G.-H.）曾见过1例注射后10年的肉芽肿。它对大剂量类固醇局部治疗和脉冲光治疗敏感（图12.10）。

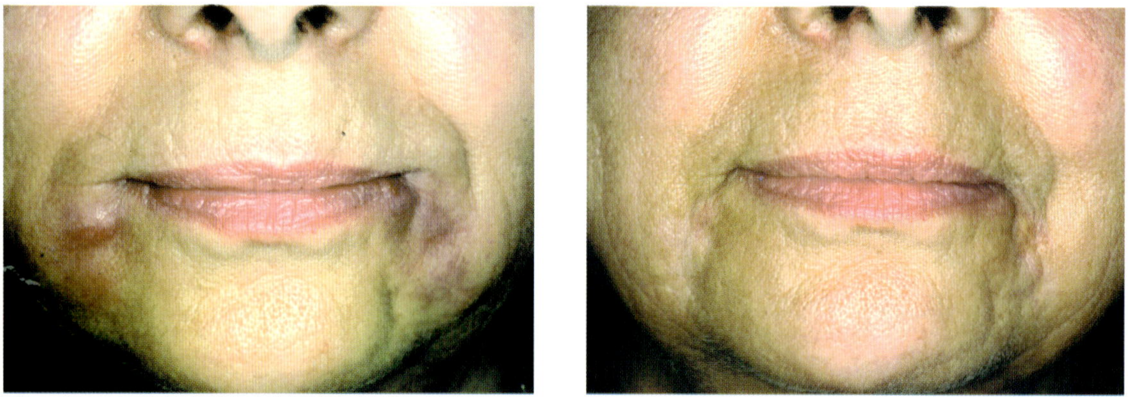
A B

图 12.9 A. Arteplast®注射1年后形成了肉芽肿。B. 单次注射40mg曲安西龙（Volon A®或Kenalog）1个月后。

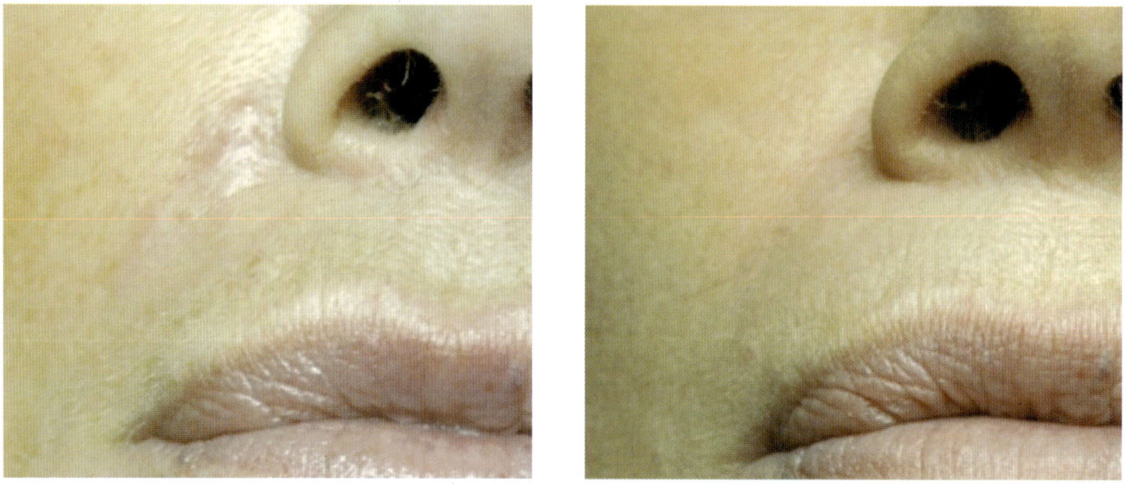
A B

图 12.10 A. Arteplast®注射后10年形成了硬性肉芽肿发作3天后的情况，其发生是在严重支气管炎2周后在所有注射部位出现的。B. 局部注射160mg甲泼尼龙和4次强脉冲光（IPL）治疗后10天完全消退。

表12.3 注射物的持久性（依据文献报道和制造商提供数据估算肉芽肿发生率依表12.1）。所有数据都接受讨论

产品	持久性	患者数	上市年份	肉芽肿发生率	
				作者	制造商
胶原 （Zyderm、Zyplast）	6个月	＞5 000 000	美国1982 世界1983	～1:300	*～1:2500*
透明质酸 （Restylane、Hylaform）	6个月	＞3 000 000	欧洲1998 世界2001 美国2004	1:250	*1:2500*
聚乳酸微球 （Sculptra/New-Fill）	12个月	＞250000	欧洲1999 美国2004	1:400 （在5ml混悬液）	*1:500*
羟基磷灰石钙微球 （Radiance/Radiesse）	12个月	＞150 000	美国2002 欧洲2004	1:10 000	*极少*
聚甲基丙烯酸羟乙基微粒 （Dermalive）	12个月	＞200 000	欧洲1998 加拿大2003	1:100	*1:500*
PMMA微球 （Artecoll）	永久性	＞400 000	欧洲1994 世界1998 美国2006	1:650	*1:5000*
硅凝胶 （3.5cSt）	永久性	＞400 000	美国1953 被禁止1992	1:1000	*1:1000*
聚丙烯酰胺凝胶 （Aquamid、Bio-Alcamid）	永久性	＞200 000	俄罗斯1983 中国1998 欧洲2002	无数据	*1:5000*

组织学显示圆形空泡（PMMA溶于酒精后形成）远远地彼此分隔开（Lombardi et al 2004，Requena et al 2001），跨度为微球直径的2～3倍而非平时的0.5～1倍的距离（图12.8B）。空泡间组织包括：多核巨细胞、贴附于空泡的巨噬细胞以及大量成纤维细胞和胶原纤维。偶尔可见淋巴细胞浸润和少数上皮样细胞。

左旋聚乳酸（PLA）微球（NewFill/Sculptra™）

Sculptra™（曾叫做NewFill®）是含3%的混悬的直径为40～63μm的PLA晶体微球150mg，混悬于5ml的甲基纤维素（Aventis/Dermik，Berwyn，PA）中，2004年在美国上市的。

如将大量晶体状PLA混悬液注入有面部脂肪萎缩的HIV阳性患者的颞、颊部，则可持续长达2年。较多的这类患者（10%～44%）注射数月后出现了可触及但无大碍的结节，大小为3～5mm（图12.11A），在为期96周的整个观察过程中始终存在。PLA部分可被水解酶溶解，部分可被吞噬。乳酸根进入三羧酸循环可被代谢为CO2和水。

PLA微球注射后可引起典型的异物反应（图12.4B），这是注射物起作用的组织学基础，而不是报道的是由于纤维化：最后一个PLA微粒被吸收后的那一刻其介导的“纤维化”作用也就减退了。

组织学上，我们可以发现很多大小和形状不规则的半透明微粒，它们已不能再被称为微球了（图12.5）。有些微粒因表面被水解而变得非常小而尖。在偏振光下微粒是双折射的，周边围绕着巨噬细胞，有轻度淋巴细胞浸润。一些巨细胞包含星形小体。持续

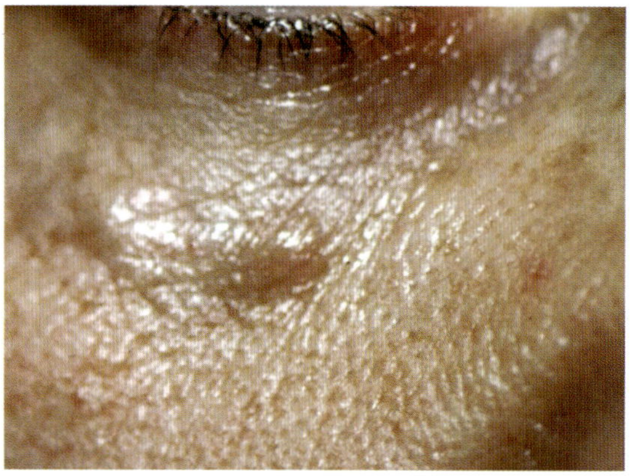

A

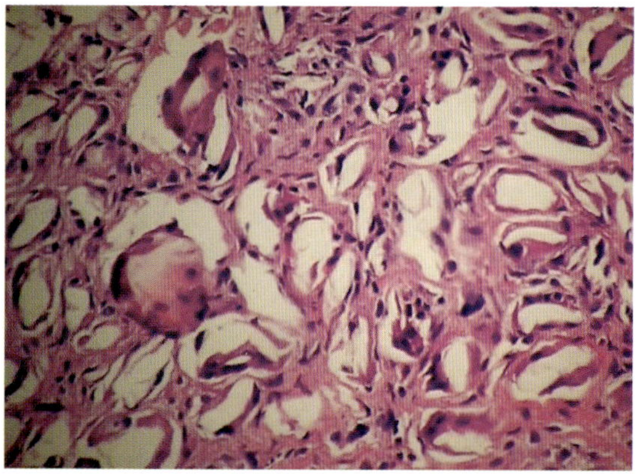

B

图 12.11 A. 双下睑注射Sculptra™5个月后形成了肉芽肿。B. 硬化性New-Fill肉芽肿有多核巨细胞。请与图12.4B比较。

时间较长（大于1年）和较大的结节被归类为PLA肉芽肿，并用相应的方式治疗（图12.1A和12.11）。

多聚羟乙基异丁烯酸盐微粒（Dermalive®）

Dermalive®（Dermatech S.A.，Paris，France）是含有40%的混悬的可吸收的聚2-羟乙基甲基丙烯酸（pHEMA）碎片（10～60μm），与细菌来源透明质酸交联。Dermalive®是生产人工晶体过程中的副产品，本是不显疗效的成分， 1998年在欧洲上市。由于肉芽肿发生率极高，现在只用含有80～110μm大小的pHEMA碎片的DermaDeep®，用于皮肤深层和骨膜表面注射。在注射物中，pHEMA微球是被严密包裹的。

Dermalive®和Radiesse®在注射后早期引起的异物反应最少，但有报道表明，在欧洲Dermalive®引起的晚期异物肉芽肿（图12.1B和12.12 A）的发生率最高（表12.1和12.3）。生产商声称的却很低，仅为0.1%。

Dermalive®的组织学特征决定了其在最初几个月看起来效果很好，表现为亲水多边形、半透明，非双折射的微粒膨胀和聚集。组织长入是完全正常的，就像一种理想的生物材料那样——无生物活性，最终可被完全吸收。在注射后一天内，透明质酸的载体从微粒中分离，在色素沉着区附近可以找到部分载体。

与Artecoll®肉芽肿相似，Dermalive®肉芽肿可见淋巴细胞浸润和纤维网状层增厚。 巨细胞会突然出现，有些巨细胞中还有星形小体，在散布的斑片中形成小岛样结构。有些患者出现色素脱失和毛细血管扩张（同图12.9A），有些在周围皮肤还出现硬性水肿。

羟基磷灰石钙（CaHA）微球 （Radiance/Radiesse）

这种有名的以骨和牙齿的组分组成微球混悬于甲基纤维素中，可用于治疗尿失禁。Radiesse是一种圆而光滑的直径为25～45μm的CaHA微球，混悬于甲基纤维素中，曾在美国用于标示外皱纹治疗和唇部充填。2006年获FDA批准用于治疗HIV患者的脂肪萎缩和鼻唇沟纹。

尽管Radiesse在皱纹下的相容性好，仍不应推荐其用于唇部充填。因为随着口轮匝肌的咀嚼运动，线状注射物可被挤成包块（图12.3B）。较高的结节形成率已使其用于唇部时要格外小心；但真性肉芽肿的形成很罕见。

从正常组织学角度来看，CaHA微球并不提供支架使得“周边组织以原有形式不断长入”。因为并无破骨细胞，钙微球可能主要由于酶活性而被溶解，硬组织同软组织一样可见到巨噬细胞。由于没有组织长入，也无肉芽组织，曲安西龙注射治疗对于Radiesse结节无效，应与避免。在一些患者中，Radiesse微球可导致极少异物反应性肉芽肿，在这种情况下可用皮质激素注射治疗。

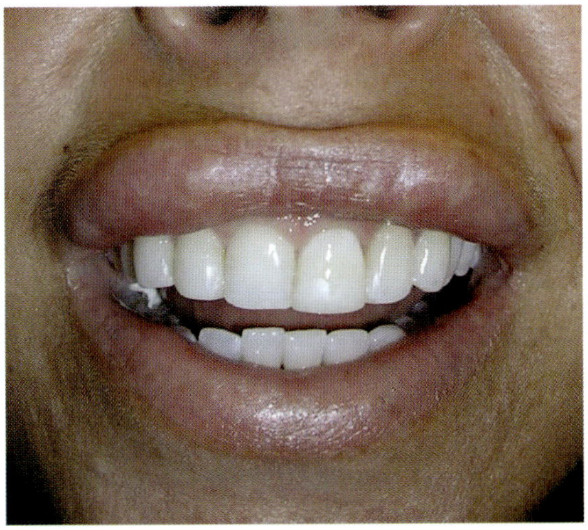

A

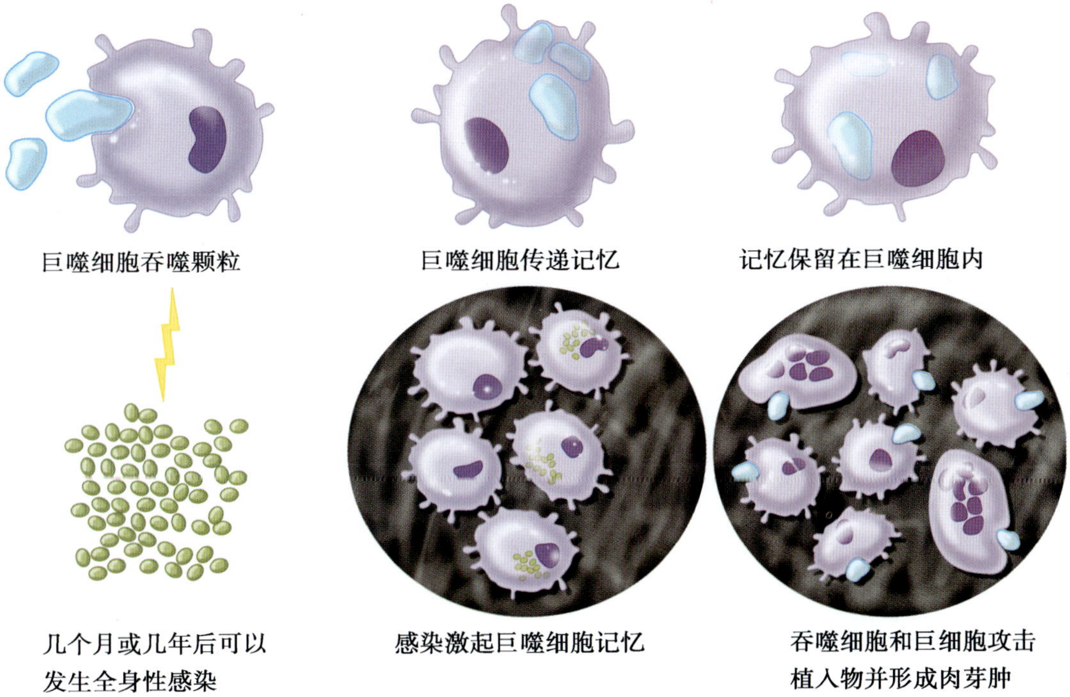

B

图12.12 A. 在加拿大注射Dermalive®1年后形成了硬化性肉芽肿。B. 对肉芽肿形成机制的假设。巨噬细胞将充填剂的化学结构储存并传递给下一代。突发局部或全身性细菌感染能刺激这种记忆并迅速引起巨噬细胞的新的攻击。

聚丙烯酰胺凝胶（Aquamid®和Bio-Alcamid®）

聚丙烯酰胺在净化工业用水时用作絮凝剂，在蛋白电泳时像葡聚糖珠一样。

Aquamid®是澄清的2.5％的聚丙烯酰胺（polyacrylamide，PAAG）交联凝胶（Contura International S.A.，Copenhagen，Denmark），在欧洲已被批准使用，但在美国未被批准。类似产品Bio-Alcamid®（Polymekon，Milan，Italy）的生产商显示了它的化学式是聚烷基酰亚胺。Bio-Alcamid®的基本组成可能是俄罗斯的聚丙烯酰胺，但交联了酰亚胺酰胺和一个烯基。该产品已在欧洲、以色列、加拿大和墨西哥上市。

聚丙烯酰胺作为注射充填材料的应用始于1983年，并已于1990年在俄罗斯以Formacryl®（Interfall Ltd，Kiey，Ukraine，now relocated to Bulgaria）和在中国以Interfall或“魔胶”(富华美容有限公司，深圳，中国）用于数千例患者。由于Interfall在欧洲的专利已到期，至少有五个欧洲公司正在将聚丙烯酰胺作为充填剂在市场上推广，它们分别是：Formacryl®、Interfall®、Argiform™（含抗菌的银离子）、Outline®（可吸收的）、Aquamid®、Evolution®（在快速吸收的聚丙烯酰胺中含不可吸收的微球）和Bio-Alcamid。这些产品在分子量上有差别，故其黏滞性也有差别。

聚丙烯酰胺肉芽肿一般而言是“炎性囊性的”（图12.6）或“水肿性的”(图12.7B)。它们常常开始于肉芽肿期，包含嗜碱性单核细胞和巨细胞浸润；薄膜形成阶段之后是肉瘤样渗出阶段，此时特征是被膜内液体积聚、压力增加、疼痛和周围水肿；血管周围局灶性淋巴样细胞聚集在“内假体周边”，形成抗炎的一道防线；与吞噬了聚丙烯酰胺的巨噬细胞一同作用，这些包膜可导致无菌性脓肿、坏死和穿孔。多处刺孔处广泛瘘形成（图12.6B）。

肉芽肿形成的可能原因

皮肤充填剂的用量被认为是形成异物肉芽肿的原因之一，即使直径为10～20μm的巨噬细胞也无法识别异物直径是2mm还是2cm。应用小点状注射技术重复注射比直接注射1ml提供的接触面积更大。因此，理论上这种注射技术可以刺激更多的巨噬细胞。同样，暂无证据表明在同一部位额外注射其他充填剂会引发或激活对前一种注射物的异物反应。

充填物质中的杂质也被认为是形成迟发性肉芽肿的原因。对于Arteplast/Artecoll而言，肉芽肿的发生率降低与产品中小微粒（20μm）的数量的大幅降低呈正相关。很明显，与少量的大粒子相比，大量的小粒子更能激活吞噬作用和巨噬细胞的免疫记忆（图12.8B和12.11B）。

至于杂质污染液态注射物，如硅胶和聚丙烯酰胺，“医用纯度级别”这个术语并不意味着“杂质更少”。事实上，一种“医用纯度级别”的产品和一种“工业纯度级别”的产品的构成是一样的，只是要经过更多的生物学检测（毒性、致热源性、组织学等等），并且必须放在主文件中向FDA提交。

目前为止只有一个致肉芽肿的原因已确定，即全身性严重感染。注射永久性充填剂的患者应该被告知这一点，并建议在严重感染开始时临时应用抗生素治疗。

有趣的是，巨噬细胞的周转率惊人：它们的半衰期只有几个小时；巨细胞的半衰期却大约为1天。肉芽肿产生的因子必须在细胞内存留很久。我们发觉巨噬细胞起一种“记忆细胞”的作用（像淋巴细胞），即便它们很快被取代或传代后很快被清除，当它们被替代时，如被其他巨噬细胞吞噬时，它们会将它们“对充填剂的记忆”传递给下一代细胞（图12.12B）。

很显然，肉芽肿的形成可以由多种因素启动，包括感染、外伤或药物等刺激（框12.1）。如果早期给予足量皮质激素治疗，其很少复发。

框12.1 肉芽肿发生前6～12个月的感染或外伤等与肉芽肿的可能关联（from Lemperle et al 2008）

全身性感染	甲亢
急性鼻窦炎	溃疡性结肠炎
咽炎	Crohn病
中耳炎	天疱疮
牙脓肿	结节病
支气管炎	乳癌
肺炎	严重精神打击
胸膜炎	吡硫醇
肠炎	面部外伤
类流感综合征	面部提升术
囊肿性痤疮	自身免疫性甲状腺炎
疖	唇疱疹
疫苗接种	干扰素
注射多种物质	怀孕
严重流感	

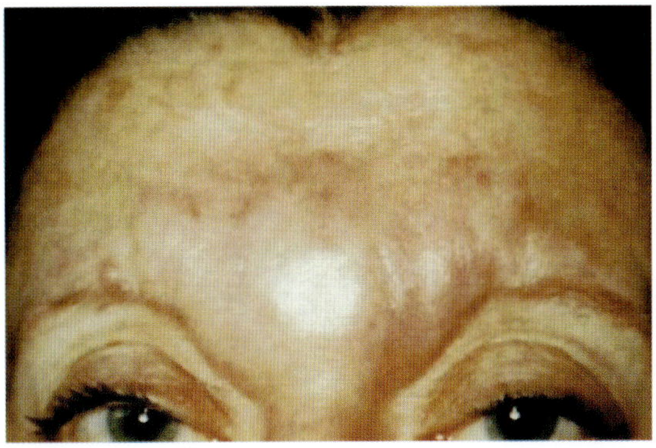

A

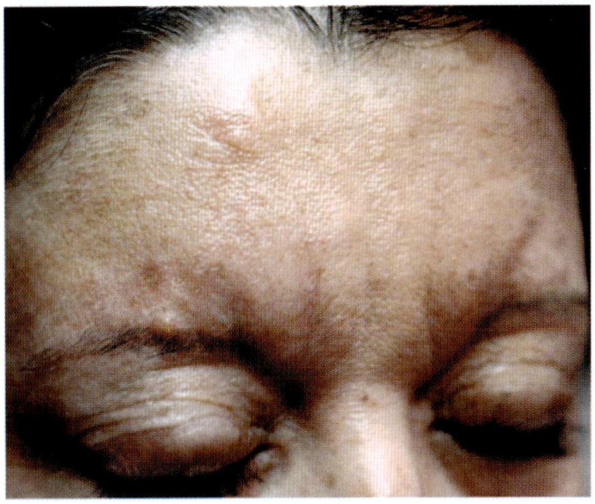

B

图12.13 A. 注射Dermalive®后2年出现了硬性肉芽肿，发作3个月后。B. 甲泼尼龙（Depo-Medrol®）80mg，2次治疗后完全缓解，复发再用倍他米松8mg（Diprosone®）。3年未复发。

肉芽肿和植入物结节的治疗

类固醇局部注射

异物肉芽肿主要包括单核细胞浸润和成纤维细胞增殖，对充填物没有什么影响。肉芽肿的治疗目的是：阻止细胞的浸润和增殖，以及增加间质物质的分泌以使瘢痕最小化。曲安西龙可减少细胞增殖和皮肤成纤维细胞的胶原产生。细胞因子浓度的改变，如皮肤成纤维细胞产生TGF-β-1增加，可调节这些效应。在大鼠模型中，地塞米松可强烈地干扰Ⅰ型和Ⅲ型胶原的合成和分解代谢，并且可明显地减少胶原纤维的含量。这解释了伤口愈合不良和偶发皮肤萎缩是由皮质激素引起的。

因此，治疗应及早进行严格的局部注射：曲安西龙40mg（Kenalog®、Volon A®）（图12.9）或倍他米松7mg（Diprosone®）（图12.13）或甲泼尼龙（Depo-Medrol®，Pharmacia & Upjohn）（图12.10）（框12.2）。后两种药物可不稀释直接用，但是曲安西龙应与利多卡因按1:1的比例稀释后再用。曲安西龙局部注射已获FDA批准用于治疗瘢痕疙瘩、增生性瘢痕和环状肉芽肿，但未获批准用于异物肉芽肿，虽然在20世纪60年代早期曾这么用过。初始剂量必须足够大（图12.9）以避免早期复发，尽管这样有致皮肤凹陷的风险。

另一方面，结节和异物肉芽肿有少量包裹形成和少量组织长入，像胶原或透明质酸注射后的囊性异物肉芽肿，或Radiesse、Dermalive、硅胶和聚丙烯酰胺注射后的结节，对局部皮质激素注射或抗有丝分裂药物注射一点不敏感。手术切除对于消除囊和结节可能是较好的选择，尤其是对于唇部的囊肿。

框12.2 对注射后肉芽肿行局部激素注射治疗的成功方案（from Lemperle et al 2008）
曲安西龙20～40mg
曲安西龙（1mg/ml）+ 5-氟尿嘧啶（50mg/ml）
泼尼松龙20～40mg，不稀释
倍他米松5～7mg + 利多卡因
1/3的倍他米松（3.5mg）+ 1/3的5-FU（1.6ml）+ 1/3的利多卡因

注射技术

利多卡因和曲安西龙（Kenalog®或Volon-A®）40mg按1:1混合，甲泼尼龙（Depo-Medrol®）高至40mg甚至80mg（图12.13），或倍他米松（Diprosone®）高至5mg，可安全地通过1ml胰岛素滑扣式（Luer-Lok）注射器接30号针头注射。必须严格地注入结节，可在进退针时用两指固定结节；注射时会感觉到针尖有强大的阻力。由于皮质激素注射到周围正常组织会引起暂时性皮肤萎缩，故只要注射阻力减小就要停止，然后从其他角度进针。由于细胞成分多，肉芽肿较结节容易注射。有人提出了曲安西龙注射联合冷冻疗法。

同样，激素注射还可以同脉冲光治疗（Flash-lamp）结合，已证实有效，尤其是对因异物肉芽肿造成的皮肤蓝色脱色（框12.3）。因为不同患者对皮质激素反应不同，可以简单地把剂量增加至40mg曲安西龙或7mg倍他米松注入无反应区。注射治疗2～5次，每次必须间隔3周，如果这种治疗开始得早、剂量又足够的话（图12.10），就不用手术切除了。

类固醇致皮肤萎缩

一般很多医生都尽量避免局部应用皮质激素。因为这类药物在20%～30%的患者可导致皮肤萎缩，且无剂量依赖性，患者必须完全了解此并发症。如果患者时间不紧张，可以接受局部激素测试：将未稀释晶体注射在颈部发际线下皮下脂肪层，并等待8周。也可以用逐渐增大剂量的方法来找到合适剂量，进而以较低的剂量避免可能发生的皮肤萎缩。如果治疗2～4周后仍未见效，剂量应加倍。在一些有巨大瘢痕疙瘩的亚洲和非洲患儿，我们曾连续6个月每4周局部注射一次曲安西龙，单次剂量达160mg，直到瘢痕疙瘩变平。我们在这些孩子身上未观察到全身效应。可能与曲安西龙相比，倍他米松和甲泼尼龙较少引起皮肤萎缩。如果皮肤萎缩发生，可暂时用注射胶原和透明质酸使凹陷处变平，直至3～12个月发生自然恢复。

框12.3 对充填剂肉芽肿的无对照的治疗可能（from Lemperle et al 2008）
曲安西龙局部注射 + 冷冻治疗
博莱霉素局部注射（1.5IU/ml）
泼尼松 [1mg/（kg·d）] 口服
泼尼松（60mg/d）口服+布洛芬（1800 mg/d）
可的伐唑（3.75mg/1.5ml局部注射）(N.G.-H.)
米诺环素（2 × 100mg/d） 口服
米诺环素（2 × 250mg/d）+ 泼尼松龙（4mg/d）
环孢素〔5mg/（kg·d）〕口服
别嘌呤醇（200～600mg/d）
异维甲酸 [0.5g/（kg·d）]
5%的咪喹莫特软膏
0.5%的他克莫司软膏
激光532nm和1064nm
局部注射皮质激素 + IPL（N.G-H）
伊那西普抗TFN抗体

抗有丝分裂剂药物

肾上腺皮质激素引起的皮肤萎缩的危险可以被抗有丝分裂剂局部注射降低，如5-氟尿嘧啶（5-FU）混合1/3的倍他米松和1/3的2%的利多卡因（不含肾上腺素），如有必要，每3周注射一次。这种混合剂的抗炎作用惊人：肉芽肿的红肿可很快消退，停止生长，异物肉芽肿也会在几周内消退。倍与曲安西龙相比，他米松和甲泼尼龙对周围组织损伤作用更小。

局部注射5-FU（1.6ml的浓度为500mg/10ml的5-FU溶液）与0.4ml倍他米松（7mg/ml）纯化混合物，可降低细胞增殖和释放肉芽肿内胶原酶活性。Fitzpatrick凭其9年的治疗增生性瘢痕的经验，推荐局部注射纯化的5-FU（50mg/ml）或与1mg/ml的曲安西龙混合进行注射。初期频繁注射即每周1～3次要比单次大剂量注射有效。除了抑制肿瘤生长，细胞生长抑制剂可限制胶原合成，而且对于治疗增生性瘢痕和瘢痕疙瘩也有效。博来霉素（1.5IU/ml）已经成功用于治疗瘢痕疙瘩和增生性瘢痕，也同样适于肉芽肿的治疗。

全身皮质激素治疗和用药选择

一般而言，对于结节和肉芽肿的消退，皮质激素治疗的问题包括剂量、并发症、指导和耐心，这对于医患双方都一样。一些肿块在一次治疗后就可有效减小（图12.9），有些却需要6～10次治疗，需要3～6个月（图12.13）。有些会复发而需曲安西龙治疗，也有些只对倍他米松单一用药或细胞生长抑制剂单一用药敏感。

全身用药量必须比局部用药量大很多。初始量为泼尼松30mg/d，如复发，剂量要增至60mg/d，并且要加用布洛芬（1800mg/d）治疗16周。患者无症状可保持长达2年。

最近发现了一种治疗硅胶肉芽肿的有趣方法，即抗TNF抗体注射治疗。在2005年，曾有3例硅胶肉芽肿用Etanercept（Enbrel®）治疗的报道。这种药也曾用于标示外治疗结节性肉芽肿，由于其他抗-TNF抗体注射剂像Humira®和Remicade®也通过同样机制起效，这些药也应对硅胶肉芽肿有效。

毛细血管扩张的治疗

小的非炎性肉芽肿对长脉冲532nm激光治疗敏感；较大的炎性肉芽肿对长脉冲1064nm激光治疗敏感。小而浅表的硬性肉芽肿可用强脉冲光（IPL）作用于血管处而脱去蓝色（图12.1A、12.9A和12.10A）。4～5个疗程不仅可阻断新生血管，还可软化、减小深部的肉芽肿，其可能的机制是减少了上方的血液供应。

非手术去除

整形外科医生习惯于切除一切不属于原位的肿块，反之皮肤科医生习惯于先用激素软膏。两种方法对于异物肉芽肿都是禁忌。手术无法完全切除真性肉芽肿，因为肉芽肿会侵入性生长，与周围组织无明显边界。试图切除剥出注射物如硅胶、聚丙烯酰胺等会以失败告终，导致瘘管、脓肿、持久性肉芽组织形成和显著的畸形。此外，手术切除还会在面部而不是在唇部留下瘢痕。然而，一些唇部软组织内质硬的结节可能对治疗不敏感而使患者困扰。对于这些罕见的病例，内切口的手术治疗是最好的方式。

一般而言，异物结节可像粉瘤一样被钝性分离取出，因为它们在注射后3～6个月时形成了纤维包裹。如果必须切除已经移位的注射物，切口瘢痕最好隐藏在面部的自然皱褶中，尤其是对于老年患者。

手术在红唇是绝对禁忌的，因为注射物距唇红缘处的薄皮肤过近，而且可能形成严重瘢痕。我们共发现唇部充填后3例行根治性切除手术的病例，1例是1998年在法兰克福，1例是2004年在斯德哥尔摩，1是2005年在雷根斯堡。这三位患者均为口轮匝肌被注射物压了多年且一点都没有恢复。手术对于这些患者就像是熟知的从脂肪组织或乳房中取出硅胶一样。但在这种情况下，我们选择用16号套管针抽吸，同时注入激素以逐渐减少水平面的容积。

结论

异物肉芽肿的发生机制仍然未知。注射过量是否是原因仍在讨论中，也缺乏统计学证据。对于微粒注射技术也一样，它在理论上可以防止肿块硬结形成，但无法防止异物肉芽肿形成。化学药物和微粒杂质被确定为原因之一，因为随着生产工艺的改进，异物肉芽肿的发生率下降了。

随着注射物的应用更长久、更广泛，患者发生相应并发症和发生不良反应的数量增多的可能性更高。在巴西收集的1200例注射后发生肉芽肿的病例中，106例来自Metacrill®和其他PMMA类产品，158例来自于胶原注射，171例来自于透明质酸注射，50例来自Interfall®，452例来自Dermalive®，263来自其他注射物。据统计数据估计，异物肉芽肿发生率为1:100到1: 10 000（表12.3）。

围绕着可吸收与不可吸收注射物的争论，不论站在哪一方，医学团体中都有宗教样热情的信徒。例如，自体脂肪注射移植的效果至今仍然还没有统计学数据。一个无可置否的事实是：注射得越深，异物肉芽肿形成机会越小（见Bioplastique®/Macroplastique®、Dermalive®/DermaDeep®或 New-Fill®/Sculptra™）。到目前为止，皮肤是最敏感和最易于发生过敏反应的器官。因此，骨膜浅面注射比皮下注射或皮肤与皮下接合处注射更少发生异物肉芽肿，后者又比皮内注射发生率小。

所有的充填剂注射都有不良反应，后者只能被减少而不能被消灭。作为医生，我们应该知道每种充填剂的不良反应发生率，而不应该依赖生产商给出的说法，最终应信赖的是由“独立的皮肤充填剂中心登记”发布的报告，后者即将要出版。更好的基础知识和真实报道会促进这一新领域的发展，以及对不良反应的更安全和有效的处理。

声明

Gottfried Lemperle医生不是Artes Medical公司（ArteFill®的生产商）的雇员、顾问、代理或代表。本文所阐述的观点不是Artes Medical公司的观点。

（韩新鸣　杜建龙 译）

推荐阅读文献

André P, Lowe NJ, Clerici TH, Zimmermann U. Adverse reactions to dermal fillers: a review of European experiences. J Cosmet Laser Ther 2005; 7:171–176.

Angus JE, Affleck AG, Leach IH, Millard LG. Two cases of delayed granulomatous reactions to to the cosmetic filler Dermalive®, a hyaluronic acid and acrylic hydrogel. Br J Dermatol 2006; 155:1077–1078.

Apikian M, Goodman G. Intralesional 5-fluorouracil in the treatment of keloid scars. Australas J Dermatol 2004; 45:140–143.

Apikian M, Roberts S, Goodman GJ. Adverse reactions to polylactic acid injections in the periorbital area. J Cosmet Dermatol 2007; 6:95–101.

Barcaro Machado BH 2005 Complicacoes de implantes e preenchimentos em face e corpo. Forum Implantes, Inclusoes e Preenchimentos, Sao Paulo, July 1–2.

Barr RJ, King F, McDonald RM, et al. Necrobiotic granulomas associated with bovine collagen test site injections. J Am Acad Dermatol 1982; 6:867–869.

Beljaards RC, de Roos K-P, Bruins FG. NewFill for skin augmentation: a new filler or failure? Dermatol Surg 2005; 31:772–776.

Bergeret-Galley C, Latouche X, Illouz Y-G. The value of a new filler material in corrective and cosmetic surgery: DermaLive and DermaDeep. Aesthetic Plast Surg 2001; 25:249–255.

Bigata X, Ribera M, Bielsa I, et al. Adverse granulomatous reaction after cosmetic dermal silicone injection. Dermatol Surg 2001; 27: 198–200.

Carroll LA, Hanasono MM, Mikulec AA, et al. Triamcinolone stimulates βFGF production and inhibits TGF-β1 production by human dermal fibroblasts. Dermatol Surg 2002; 28:704–709.

Carruthers J (ed) 2006 Review of long-lasting dermal fillers. Medical Insight, Inc., Aliso Viejo, CA, p 1–23.

Coleman DL, King RN, Andrade JD. The foreign body reaction: A chronic inflammatory response. J Biomed Mater Res 1974; 6:199–211.

Cramer JE. Intra-lesional injection of triamcinolone. Australas J Dermatol 1964; 13: 140–147.

DeBree, R, Middelweerd MJ, van der Waal I. Severe granulomatous inflammatory response induced by injection of polyacrylamide gel into facial tissue. Arch Facial Plast Surg 2004; 6:204–206.

Dijkema SJ, van der Lei B, Kibbelaar RE New-Fill injections may induce late-onset foreign body granulomaous reaction. Plast Reconstr Surg 2005; 115:76e–78e.

Duffy DM. Liquid silicone for soft tissue augmentation. Dermatol Surg 2005; 31:1530–1541.

Espana A, Solana T, Quintanilla E. Bleomycin in the treatment of keloids and hypertrophic scars by multiple needle punctures. Dermatol Surg 2001; 27:23–27.

Evstatiev D. Late complications after injections of hydrogel in the breast. Plast Reconstr Surg 2004; 113:1878–1879.

Friedman PM, Mafong EA, Kauvar NB, et al. Safety data of injectable nonanimal stabilized hyaluronic acid gel for soft tissue augmentation. Dermatol Surg 2002; 28:491–494.

Garcia-Domingo MI, Alijtas-Reig J, Cistero-Bahima A, et al. Disseminated and recurrent sarcoid-like granulomatous panniculitis due to bovine collagen injection. J Investig Allergol Clin Immunol 2000; 10:107–109.

Gelfer A, Carruthers A, Carruthers J, Jang F, Bernstein SC. The natural history of polymethacrylate microspheres granulomas. Dermatol Surg 2007; 33: 614–620.

Ghislanzoni M, Bianchi F, Barbareschi M, Aless, E. Cutaneous granulomatous reaction to injectable hyaluronic acid gel. Br J Dermatol 2006; 154: 755–758.

Gómez-de la Fuente E, Alvarez-Fernández JG, Pinedo F, et al. Cutaneous adverse reaction to Bio-Alcamid implant. Actas Dermosifiliogr 2007; 98:271–275.

Hanke CW, Higley HR, Jolivette DM, et al. Abscess formation and local necrosis after treatment with Zyderm or Zyplast collagen implant. J Am Acad Dermatol 1991; 25:319–326.

Hanke CW. Adverse reactions to bovine collagen. In: Klein AW (ed), Tissue Augmentation in Clinical Practice. Procedures and Techniques. New York: Marcel Dekker; 1998 145–154.

Hexsel DM, Hexsel CL, Iyengar V. Liquid injectable silicone: history, mechanism of action, indications, technique, and complications. Semin Cutan Med Surg 2003; 22:107–114.

Hubmer MG, Hoffmann C, Popper H, et al. Expanded polytetrafluoroethylene threads for lip augmentation induce foreign body granulomaous reaction. Plast Reconstr Surg 1999; 103:1277–1279.

Jansen DA, Graivier MH. Evaluation of a calcium hydroxylapatite-based implant (Radiesse) for facial soft-tissue augmentation. Plast Reconstr Surg 2006; 118(3 Suppl):22S–33S.

Lemperle G, Morhenn VB, Charrier U. Human histology and persistence of various injectable filler substances for soft tissue augmentation. Aesth Plast Surg 2003a; 27:354–366.

Lemperle G, Romano JJ, Busso M. Soft tissue augmentation with Artecoll: 10-year history, indications, techniques, and complications. Dermatol Surg 2003b; 29:573–587.

Lemperle G, Rullan PP, Gauthier-Hazan, N. Avoiding and treating dermal filler complications. Plast Reconstr Surg 2006; 118(3 Suppl):92S–107S.

Lemperle G, Gauthier-Hazan N, Wolters M, Eisemann-Klein M, Zimmermann U, Duffy DM: Foreign body granulomas after all injectable dermal fillers. Part 1: Possible causes. Plast Reconstr Surg 2008; 120.

Lemperle G, Gauthier-Hazan N. Foreign body granulomas after all injectable dermal fillers. Part 2: Treatment options. Plast Reconstr Surg 2008; 120.

Lombardi T, Samson J, Plantier F, et al. Orofacial granuloma after injection of cosmetic fillers. Histopathologic and clinical study of 11 cases. J Oral Pathol Med 2004; 33:115–120.

Manuskiatti W, Fitzpatrick RE. Treatment response of keloidal and hypertrophic sternotomy scars: comparison among intralesional corticosteroid, 5-fluorouracil, and 585-nm flashlamp-pumped pulsed-dye laser treatments. Arch Dermatol 2002; 138:1149–1155.

Morgan AM. Localized reactions to injected therapeutic materials. J Cutan Pathol 1995; 22:289–303.

Moscona RR, Bergman R, Friedman-Birnbaum R. An unusual late reaction to Zyderm I injections: A challenge for treatment. Plast Reconstr Surg 1993; 92:331–334.

Mustacchio V, Cabibi D, Minervini MI, Barresi E, Amato S. A diagnostic trap for the dermatopathologist: granulomatous reactions from cutaneous microimplants for cosmetic purposes. J Cutan Pathol 2007; 34:281–283.

Naoum C, Dasiou-Plakida D, Pantelidaki K, et al. A histological and immunhistochemical study of medical-grade fluid silicone. Dermatol Surg 1998; 24:867–870.

Niedzielska I, Pajak J, Drugacz J. Late complications after polyacrylamide hydrogel injection into facial soft tissues. Aesthetic Plast Surg 2006; 30:377–378.

Oishi Y, Fu ZW, Ohnuki Y, et al. Molecular basis of the alteration in skin collagen metabolism in response to in vivo dexamethasone treatment: effects on the synthesis of collagen type I and III, collagenase, and tissue inhibitors of metalloproteinases. Br J Dermatol 2002; 147:859–868.

Palma PC, Riccetto CL, Martins MH, et al. Massive prolapse of the urethral mucosa following injection of calcium hydroxylapatite for stress urinary incontinence. Int Urogynecol J Pelvic Floor Dysfunct 2006; 17:670–671.

Pasternack FR, Fox LP, Engler DE. Silicone granulomas treated with etanercept. Arch Dermatol 2005; 141:13–15.

Requena C, Izquierdo MJ, Navarro M, et al. Adverse reactions to injectable aesthetic microimplants. Am J Dermatopathol 2001; 23:197–202.

Rudolph C, Soyer HP, Schuller-Petrovic S, et al. Foreign body granulomas due to injectable aesthetic microimplants. Am J Surg Pathol 1999; 23:113–117.

Senet P, Bachelez H, Ollivaud L, et al. Minocycline for the treatment of cutaneous silicone granulomas. Br J Dermatol 1999; 140:985–987.

Schoepe S, Schaecke H, May E, Asadullah, K. Glucocorticoid therapy-induced skin atrophy. Exp Dermatol 2006; 15:406–420.

Shapiro PE Noninfectious Granulomas. In: Lever's Histopathology of the Skin, 8th edn. Philadelphia: Raven Press; 1997: 317 340.

Sidwell RU, McL Johnson N, Francis N, Bunker CB. Cutaneous sarcoidal granulomas developing after facial cosmetic filler in a patient with newly diagnosed systemic sarcoidosis. Clin Exp Dermatol 2006; 31:208–211.

Stegman SJ, Chu S, Armstrong RA. Adverse reactions to bovine collagen implant: clinical and histologic features. Part 2. Surgical agents. J Dermatol Surg Oncol 1988; 14:39–47.

Tanna N, Zalkind D, Glade RS, Bielamowicz SA. Foreign body reaction to calcium hydroxylapatite vocal fold augmentation. Arch Otolaryngol Head Neck Surg 2006; 132:1379–1382.

Vargas-Machuca I, Gonzalez-Guerra E, Angulo J, et al. Facial granulomas secondary to Dermalive microimplants: Report of a case with histopathologic differential diagnosis among the granulomas secondary to different injectable permanent filler materials. Am J Dermatopathol 2006; 28:173–177.

Vleggaar D. Soft-tissue augmentation and the role of poly-L-lactic acid. Plast Reconstr Surg 2006; 118(3 Suppl.):46S–54S.

Williams CT, Williams WJ. Granulomatous inflammation – a review. J Clin Pathol 1983; 36:723–733.

Winn A. Factors in selecting medical silicones. Med Plast Biomater 1996; 3:16–18.

Wolfram D, Tzankov A, Piza-Katzer H. Surgery for foreign body reactions due to injectable fillers. Dermatology 2006; 213:300–304.